beck ^Ische
reihe

W0074253

b ^{sr}

Bei der aktuellen Diskussion um Euthanasie und Sterbehilfe geht es in ethischer und juristischer Hinsicht um die gewichtige Frage der Aufhebung des Tötungsverbotes, ein Verbot, dem in allen Gesellschaften eine konstitutive Rolle zukommt. Udo Benzenhöfer erörtert verschiedene Stellungnahmen zu „Euthanasie" und Sterbehilfe von philosophischer, medizinischer, juristischer und theologischer Seite. Eine vergleichende Überblicksdarstellung, die von der Antike bis in die Gegenwart reicht, gab es bislang nicht. Der Autor geht von der These aus, daß aus der eingehenden Untersuchung existierender Positionen Nutzen für die Debatte gezogen werden kann. Und diese Debatte ist brisant: Rund die Hälfte aller Ärzte in Deutschland mit längerer Berufserfahrung wurde aktuellen Umfragen zufolge schon einmal von einem Patienten um die Gabe eines „tödlichen Mittels" gebeten.

Dr. med. Dr. phil. Udo Benzenhöfer ist apl. Professor an der Abteilung „Medizingeschichte, Ethik und Theoriebildung in der Medizin" der Medizinischen Hochschule Hannover. Zahlreiche Publikationen, u.a. zu folgenden Themen: Paracelsus, Geschichte der Psychiatrie, Geschichte der Psychosomatik, Medizin im Nationalsozialismus, Ethik in der Medizin.

Udo Benzenhöfer

Der gute Tod?

Euthanasie und Sterbehilfe in
Geschichte und Gegenwart

Verlag C.H. Beck

Die Deutsche Bibliothek – CIP-Einheitsaufnahme

Benzenhöfer, Udo:
Der gute Tod? : Euthanasie und Sterbehilfe in Geschichte
und Gegenwart / Udo Benzenhöfer. – München : Beck,
1999
   (Beck'sche Reihe ; 1328)
   ISBN 3 406 42128 6

Originalausgabe
ISBN 3 406 42128 6

Umschlagentwurf: + malsy, Bremen
© C.H. Beck'sche Verlagsbuchhandlung (Oscar Beck), München 1999
Gesamtherstellung: C.H. Beck'sche Buchdruckerei, Nördlingen
Gedruckt auf säurefreiem, alterungsbeständigem Papier
(hergestellt aus chlorfrei gebleichtem Zellstoff)
Printed in Germany

Inhalt

Einleitung

Rund die Hälfte aller Ärzte in Deutschland mit längerer Berufserfahrung wurde nach einer 1996 veröffentlichten STERN-Umfrage schon einmal von einem Patienten um die Gabe eines „tödlichen Mittels" gebeten. In den Niederlanden sind derzeit ca. 3% aller Todesfälle pro Jahr auf „aktive Euthanasie" durch Ärzte oder auf ärztliche Beihilfe zum Suizid zurückzuführen. In den USA machte in den letzten Jahren Dr. Jack Kevorkian, ein ehemaliger Pathologe, Schlagzeilen, weil er sterbewilligen Kranken bei der Selbsttötung half. Drei Beispiele nur, die als Beleg dafür genügen mögen, daß „Euthanasie" und Sterbehilfe (im weitesten Sinn) hochaktuelle Themen sind – in Deutschland wie in anderen Ländern. Das Problemfeld „Euthanasie" und Sterbehilfe ist dabei zweifellos komplex.

Dies zeigt schon ein Blick auf die Begrifflichkeit: „Euthanatos" (griechisch) heißt wörtlich übersetzt „guter Tod". Bei der „Euthanasie" geht es also um den „guten Tod", wobei sich sofort die Ambivalenz eröffnet, ob damit das Eintreten oder die Herbeiführung des „guten Todes" gemeint ist. Ambivalent ist auch der Begriff Sterbehilfe, der im deutschsprachigen Raum häufig in diesem Kontext gebraucht wird. Damit kann Hilfe beim Sterben (im Sinne etwa von Sterbebegleitung) oder Hilfe zum Sterben (im Sinne von „aktiver Euthanasie") gemeint sein.

Ein kurzer Blick auf die Themen, die unter den Stichworten „Euthanasie" und Sterbehilfe behandelt werden, bestätigt, daß es sich um ein vielschichtiges Problemfeld handelt. Zu nennen sind etwa:
- Tötung Schwerkranker auf Verlangen (auch als „aktive Sterbehilfe" bezeichnet),
- Tötung behinderter oder schwerkranker Säuglinge (auch als „Früheuthanasie" bezeichnet),
- ärztliche Beihilfe zur Selbsttötung Schwerkranker,
- Nichtaufnahme oder Abbruch einer Behandlung bei nichteinwilligungsfähigen Sterbenden (auch als „passive Sterbehilfe" bezeichnet),

– Beschleunigung des Todeseintritts als „unbeabsichtigte Nebenfolge" bei unheilbar Kranken durch die Gabe von schmerzlindernden oder beruhigenden Medikamenten (auch als „indirekte Sterbehilfe" bezeichnet),
– „Sterbehilfe" als Begleitung Sterbender.

Diese Übersicht macht evident, daß es (läßt man das zuletzt genannte Feld einmal außer acht) bei der Debatte um „Euthanasie" und Sterbehilfe in ethischer und juristischer Hinsicht um die gewichtige Frage der Aufhebung des Tötungsverbots (jenseits von Notwehr) geht, ein Verbot, dem in allen Gesellschaften eine konstitutive Rolle zukommt. Leichtfertige Rede in diesem Bereich – obwohl leider immer wieder festzustellen – sollte es also nicht geben.

Im vorliegenden Buch soll nun kein „eigener Standpunkt" zu den in Frage stehenden Themen essayistisch entfaltet werden. Der Anspruch ist bescheidener: Es sollen wichtige Stellungnahmen von philosophischer, medizinischer, juristischer und theologischer Seite zu „Euthanasie" und Sterbehilfe (im weitesten Sinn) von der Antike bis in die Gegenwart vorgestellt werden. Dabei erfolgt die Darstellung unter der These, daß man aus der eingehenden Untersuchung existierender Positionen (auch älterer!) Nutzen für die aktuelle Debatte ziehen kann. Denn: Argumente und „Pseudo"-Argumente kehren durchaus wieder. Methodisch versteht sich die vorliegende Studie in gewisser Weise als Kommentar. Die Aufgabe des Kommentators (auch wenn er durchaus einen eigenen Standpunkt in bezug auf die behandelten Themen hat) ist zunächst die korrekte Wiedergabe eines „Textes". Darüber hinaus muß er die vertretene Position und die vorgebrachten Argumente einordnen und erläutern. Schließlich hat er aber auch die Aufgabe, (Denk-)Fehler oder Nachlässigkeiten eines Autors aufzuzeigen und zu kritisieren, um so dem Leser eine Beurteilung zu erleichtern.

Zwar gibt es zahlreiche Untersuchungen zum Thema ältere oder jüngere Geschichte der „Euthanasie" und Sterbehilfe, doch sie alle konzentrieren sich auf bestimmte Epochen oder auf bestimmte Länder. Eine vergleichbare Überblicksdarstellung, die von der Antike bis in die Gegenwart reicht, liegt bislang nicht vor. Es sei betont, daß die Darstellung so oft wie möglich auf Originaltexte zurückgriff, daß sie, falls dies nicht möglich war, Studien

folgte, die – erkennbar z.B. an längeren Zitaten – mit Original-
texten gearbeitet haben. Wegen der Fülle des Materials war naturgemäß eine Auswahl unumgänglich. Zunächst ist die Diskussion
um „Euthanasie" und verwandte Themen in griechischer und römi-
scher Zeit nachzuzeichnen. Dabei ist besonders auf die philosophische (Pythagoras und die Pythagoreer, Platon, Aristoteles sowie Seneca und die späten Stoiker) und die medizinische Literatur
(z.B. der sogenannte „hippokratische Eid" mit seinem berühmten
„Euthanasie"-Verbot) einzugehen. Im zweiten Kapitel werden
jüdische und christliche Aussagen zu den in Frage stehenden
Themen untersucht, wobei die Darstellung bis in die Gegenwart
reicht. Über ausgewählte Beiträge aus dem 16. bis 19. Jahrhundert
informiert das dritte Kapitel. Aus dieser Zeit verdient vor allem
Thomas Morus nähere Beachtung, der immer wieder (wohl zu
Unrecht) als „erster christlicher Apologet" der „aktiven Euthanasie" bezeichnet wird. Im vierten Kapitel wird beleuchtet, wie im
ausgehenden 19. und beginnenden 20. Jahrhundert im Kontext
von Sozialdarwinismus, Rassenhygiene und Eugenik die „Ausscheidung der Schwachen" tendenziell positiv bewertet wurde,
was mittelfristig Auswirkungen auch auf die „Euthanasie"-Dis-
kussion haben sollte. In diesem Zusammenhang wird auch Friedrich Nietzsche zu behandeln sein. Wie das fünfte Kapitel belegt,
veränderte sich der „Euthanasie"-Diskurs in Deutschland in den
Jahren 1895 bis 1933 dahingehend, daß – wenn auch bis zum Ende
der Weimarer Republik ohne Erfolg – zum einen die Legalisierung der Tötung auf Verlangen, zum anderen die „Freigabe
der Vernichtung lebensunwerten Lebens" gefordert wurde. Das
sechste Kapitel beschreibt die direkte Vorgeschichte und die
„tödliche Praxis" der „NS-Euthanasie" (1933–1939), wobei vor
allem zum zeitlichen Ablauf der Planungsphase der „NS-Euthanasie" im Jahr 1939 neue eigene Forschungsergebnisse präsentiert
werden. Im siebten Kapitel wird dann im Überblick die – bislang
wenig untersuchte – Zeit zwischen 1945 und ca. 1980 dargestellt,
die für den deutschsprachigen Raum grob durch die Stichworte
„Aufarbeitung" (bzw. „Nichtaufarbeitung") der „NS-Euthanasie",
„Enttabuisierung" und „Ärztliche Richtlinien zur Sterbehilfe" zu
charakterisieren ist. Um die Entwicklung des „Euthanasie"-Dis-
kurses in Deutschland besser einordnen zu können, werden im
achten Kapitel vier ausgewählte andere Länder behandelt (Groß-

britannien, USA, Australien, Niederlande). Es sind dies Länder, in denen das Problemfeld „Euthanasie" sehr intensiv und kontrovers diskutiert wurde (und noch wird). Im neunten Kapitel wird schließlich die Entwicklung im deutschsprachigen Raum von 1980 bis in die Gegenwart vorwiegend anhand ausgewählter Gerichtsentscheidungen aufgezeigt. Eine kurze Schlußbemerkung sowie ein Textanhang runden den Band ab.

Dank

Für Hilfen und Hinweise danke ich Frau Dr. Karin Finsterbusch (Stuttgart), Herrn Dr. Torsten Passie (Hannover) und Herrn Richter Herbert Schneider (Ludwigsburg).

I. „Euthanasie" und verwandte Themen im antiken Griechenland und Rom

Im folgenden soll – nach einer kurzen Darlegung der Geschichte des Begriffs „Euthanasie" – die Problemgeschichte der „Euthanasie" (im weitesten Sinn) in der Antike dargestellt werden. Vorzugsweise werden die Themen ärztlicher Umgang mit unheilbar Kranken, Selbsttötung aus Krankheitsgründen, Beihilfe zur Selbsttötung, Tötung auf Verlangen und Infantizid behandelt.[1] Dabei werden die Bereiche Recht, Philosophie und Medizin getrennt dargestellt. Das, was sich zur Realgeschichte der „Euthanasie" in der Antike mit einer gewissen Sicherheit sagen läßt, sei zur besseren Übersicht vorab kurz zusammengefaßt.

1. Fakten

Es gab in der Antike zweifellos Fälle, in denen Ärzte unheilbar kranke Patienten „aufgaben", d.h. nicht oder nicht mehr behandelten. Wie häufig dies geschah, ist nicht bekannt.[2] Doch es gab andererseits auch Fälle, in denen Ärzte – aus welchen Gründen auch immer – unheilbar Kranke behandelten (vgl. dazu Kapitel I.5.a.).

Es gab in der Antike Selbsttötungen, bei denen Krankheit als Begründung eine Rolle spielte.[3] So sollen sich die griechischen Philosophen Speusippos und Zeno zumindest nach bestimmten Überlieferungen wegen körperlicher Beschwerden selbst getötet haben,[4] und so hungerte sich der Römer Tullius Marcellinus wegen einer langwierigen Krankheit zu Tode.[5] Über die Häufigkeit solcher Selbsttötungen aufgrund von körperlicher Krankheit ist allerdings nichts bekannt.

Es gab in der Antike sicherlich auch Fälle, in denen Ärzte Kranke auf Verlangen töteten bzw. Beihilfe zum Suizid leisteten.[6] Allein die Tatsache, daß sich der Schwörende im sogenannten „hippokratischen Eid" (vgl. dazu Kapitel I.5.c.) verpflichtete, keine Tötung auf Verlangen bzw. keine Beihilfe zur Selbsttötung durchzuführen, ist ein hinreichender Beweis dafür, daß es entsprechende Anfragen an Ärzte tatsächlich gab und daß manche Ärzte solche Handlungen auch durchführten. Allerdings sind verläßliche Berichte, die eine solche Praxis genau beschreiben, nicht überliefert.[7] Lediglich einige „belletristische" oder quasi-fiktive Quellen lassen sich mit aller Vorsicht als weitere Belege für die Auffassung anführen, daß es in der Antike durchaus möglich war, von einem Arzt ein Mittel für die Selbsttötung zu erhalten.[8]

Es gab in der Antike durchaus Fälle von Infantizid. Dabei ist vor allem an die verbreitete Praxis der Aussetzung von behinderten bzw. unerwünschten Kindern durch die Eltern zu denken.[9] Diese Kinder wurden von den Eltern oft in der Nähe eines Tempels zurückgelassen. Es bestand zwar die Möglichkeit, daß das Kind von Vorbeikommenden „adoptiert" wurde, doch sicher kamen dabei Kinder auch zu Tode. Dadurch, daß die Kinder ausgesetzt und nicht direkt getötet wurden, konnten die Eltern ihr Gewissen beruhigen, denn sie legten die Entscheidung über das Fortleben der Kinder quasi „in die Hände der Götter". Einen Sonderfall der Aussetzungspraxis stellte die Aussetzung „von Staats wegen" in Sparta dar.[10] Wegen ihrer Bedeutung für die spätere Geschichte der „Kinder-Euthanasie" sei die einschlägige Schilderung des römischen Schriftstellers Plutarch (46–ca. 120 n. Chr.) wiedergegeben: „Bei dem Kinde entschied keineswegs der Wille des Vaters über dessen Aufziehung. Der Vater nahm es nur und brachte es an einen gewissen Ort, der Lesche hieß. Dort saßen die Ältesten seines Stammes und untersuchten das Kind. Wenn es festgebaut und recht kräftig war, so befahlen sie die Aufziehung und teilten ihm eins von den 9000 ‚Losteilen' (an Güterbesitz) zu. War es dagegen schwach und mißgestaltet, so schickten sie es in die sogenannten ‚Apothetä', einen abgegrenzten Ort am Taygetus. Nach ihrer Meinung war es für ein Wesen selbst, das nicht gleich anfangs eine gesunde, kräftige Organisation besaß, ebensowenig als für den Staat von Nutzen, wenn es am Leben blieb."[11] Warum ließen nun die Spartiaten nicht den Vater entscheiden, ob er seine Kinder großziehen wollte? Das Interesse des Staates an „starken" und „wehrfähigen" Bürgern allein erklärt den staatlich kontrollierten Selektionsmodus nicht, denn diesbezüglich konnte man sich darauf verlassen, daß die auf körperliche Ertüchtigung ausgerichtete Erziehung mit dem harten Lagerleben schon dafür sorgen würde, daß Behinderte und Schwache aus der Bürgerschaft ausgeschlossen blieben. Die Gründe für die staatliche Kontrolle der Selektion dürften eher darin zu suchen sein, daß man fürchtete, gesunde und starke Kinder könnten „verloren" gehen, wenn die Väter, die ihr Erbteil zusammenhalten wollten, mit Rücksicht auf schon vorhandene Söhne sich für die Aussetzung „überzähliger" Söhne entschieden.[12]

2. Geschichte des „Euthanasie"-Begriffs

Der Begriff „Euthanasie" wurde in der Antike geprägt.[13] Der früheste Beleg für den Begriff, und zwar in Gestalt des Adverbs „euthanatos" (εὐθανάτως), findet sich bei dem griechischen Dichter Kratinos (um 500 – um 420 v. Chr.), der neben Aristophanes als einer der Hauptvertreter der sogenannten alten attischen Komödie gilt. In einer seiner Komödien (der Titel ist nicht bekannt), aus welcher der griechische Grammatiker Pollux (2. Jahrhundert n.Chr.) kurz zitierte,[14] heißt es: „Es aber möchte wohl diesen geschehen, auch todkrank zu sein, so wie Herodot schwer starb, wohingegen Kratinos von einem guten Tod spricht."[15] Der Kontext ist unklar. Es wird jedoch soviel deutlich, daß Kratinos mit dem „guten Tod" das Gegenteil von dem bezeichnete, was „todkrank" Gestorbene (wie z.B. der „schwer gestorbene" Herodot) erlitten hatten. Hier wird also zu Beginn der Begriffsgeschichte der „gute Tod" als „leichter Tod", als Tod ohne vorhergehende lange Krankheit, wohl auch als relativ schnell eintretender Tod charakterisiert.

Auch der Dichter Menandros (342/341–293/292 v. Chr.) gebrauchte das Adverb „euthanatos", und zwar in der Bildung euthanatos aperchesthai (εὐθανάτως ἀπέρχεσθαι), was soviel bedeutet wie „durch einen guten Tod scheiden". Menandros war der berühmteste Vertreter der neuen attischen Komödie. In seinem Werk finden sich einige Stellen, die zeigen, daß er das Altwerden und das Alter äußerst kritisch beurteilte. So stammt von ihm beispielsweise das geflügelte Wort „Wen die Götter lieben, der stirbt jung".[16] Menandros nun ließ eine seiner Figuren in der nur in Bruchstücken erhaltenen Komödie „Der Wechselbalg oder der Bauer" den „guten Tod" wie folgt beschreiben:

„Den nenne ich den Glücklichsten, o Parmeno,
der diese heil'gen Dinge ohne Leid geschaut
und wieder wegging, schnell, woher er kam – es sind:
Die Sonne, die gemeinsame, die Sterne und
das Wasser, Wolken, Feuer – diese, ob du nun
noch hundert Jahre lebst, ob deines Lebens Frist
dir kurz bemessen ist, sie wirst du immerdar
doch gegenwärtig sehn und niemals wirst du schau'n
noch heiligere Dinge, als es diese sind.
So halte du die Zeit, von der ich redete,
für eine Volksversammlung oder Wanderschaft,
auf der ein Haufe Volks, der Markt, auch Diebe dir
begegnen, Würfelspiel, Geschwätz und Zeitvertreib.
Sobald bei Zeiten du die Herberge verläßt,
gehst du hinweg mit besserm Reisegeld, indem
du niemandem verfeindet bist. Wer aber dort
verweilt und sich in das Getümmel stürzt, der geht
zugrunde: endet als ein jammervoller Greis!
Und unversehens wird ihm nachgestellt: Du siehst –
der stirbt nicht selig [wörtlich: gut; U.B.], der zu Jahren kam!"[17]

Das Leben ist nach dieser Stelle nur lebenswert als „junges" Leben. Die Jugend wird als Zeit der Feste und der Vergnügungen gepriesen, das Alter wird als Zeit des Überdrusses und des Verfalls abgewertet. Der „gute Tod" ist folgerichtig ein rechtzeitiger Tod, genauer: ein frühzeitiger Tod. Soll man nun, so könnte man fragen, diesen Tod nur passiv „erhoffen"? Die von Menandros suggerierte Antwort ist wohl: Nein! In dem zitierten Abschnitt ist auch eine indirekte Aufforderung zum aktiven „frühzeitigen" Verlassen des Lebens enthalten. Der „gute Tod" kann demnach auch als selbstgewählter frühzeitiger Tod, als „Freitod" interpretiert werden.

Menandros ist es auch, bei dem erstmals das Adjektiv „euthanatos" (εὐθάνατος) nachweisbar ist. In seiner Komödie „Die Fischer" spricht ein gewisser Tyrann Dionysios die folgenden Worte: „Als persönlich begehrenswert scheint mir einzig dieser

Tod ein guter Tod zu sein, mit dickem Bauch feist auf dem Rük-
ken zu liegen, mit Mühe lallend und kurzatmig, essend und
sprechend: ‚Ich faule vor Lust'."[18] Aus der Perspektive des kurz
zuvor als „fettes Schwein" im Text bezeichneten Tyrannen wird
hier der „gute Tod" ironisch als Tod im übervollen Lebensgenuß
dargestellt.[19] Es ist nicht anzunehmen, daß dies der Idealvor-
stellung des Dichters Menandros entsprach, offenkundig sollte die
Figur durch diese Äußerung dem Spott der Zuschauer preisge-
geben werden.

Ein weiterer griechischer Dichter ist an dieser Stelle zu erwähnen, der nach derzeitigem Kenntnisstand zum ersten Mal das
Substantiv „Euthanasia" (εὐθανασία) gebrauchte. In der Komödie „Myrmex" des Poseidippos (ca. 300 v. Chr.) heißt es: „Von
dem, was von den Göttern ein Mensch zu erlangen fleht, wünscht
er nichts Besseres als den guten Tod."[20] Da der Kontext fehlt, ist
nicht genauer zu klären, was Poseidippos unter dem „guten Tod"
verstand, wahrscheinlich war aber auch ein leichter Tod – wie bei
Kratinos etwa – gemeint.

Daß die Wortbildung vom „guten Tod" – wie es scheint – anfangs vorzugsweise von Dichtern gebraucht wurde, ist wohl kein
Zufall, denn die Vorstellung vom „guten Tod" wich doch deutlich
von der „common sense"-Auffassung ab. Sicherlich wurde in der
Antike der Tod – zumindest nach der großen Mehrheit der überlieferten Texte – nicht als „gut" im Sinne von „begrüßenswert"
angesehen. Er galt zumeist als beklagenswertes Ende des Menschenlebens. Die Seelenwanderungslehre, ohnehin nur in bestimmten Kreisen vertreten, rechnete zwar mit Unsterblichkeit,
aber eben nur der Seele.[21] Es bedurfte von daher dichterischer
Sprach- und Denkgewalt, einen solchen (zunächst fast paradox
anmutenden) Begriff zu prägen. Doch offensichtlich gewöhnte
man sich an ihn, denn schon bald gebrauchten nicht nur Dichter,
sondern auch Philosophen und andere schriftstellerisch Tätige den
Begriff – und zwar bemerkenswerterweise durchweg mit positiver
Konnotation.

Im Vorgriff sei hier zunächst auf den jüdisch-hellenistischen
Schriftsteller Philo von Alexandria (um 20 v. Chr. – um 50 n. Chr.)
hingewiesen. Philo beantwortete in seinem Werk „Über die Geburt Abels und die Opfer, die er und sein Bruder Kain darbringen" die Frage nach den höchsten menschlichen Gütern wie folgt:

„Wer weiss nun nicht, dass ein glückliches Alter und ein guter Tod die höchsten menschlichen Güter sind."[22] Näheres wurde nicht ausgeführt. Es läßt sich nur erschließen, daß Philo den „Euthanasie"-Begriff so verwandte, wie es vor ihm schon Kratinos und Poseidippos getan hatten, daß er also einen leichten bzw. schnellen Tod meinte.

Doch die Wortbildung „Euthanasia" konnte in der griechischen und römischen Antike noch in einem weiteren Sinn gebraucht werden und einen würdigen bzw. „rechten" Tod im weitesten Sinne bezeichnen.

Für die Stoiker stellte sich einem anonymen und undatierten Fragment – wohl aus dem 3. Jahrhundert v. Chr. – zufolge die „Euthanasie" so dar: „Ein gutes Alter als auch einen guten Tod habe einzig der Weise: Ein gutes Alter zu haben nämlich bedeute, mit einem irgendwie beschaffenen Alter nach der rechten Art zu Neige zu leben, eines guten Todes zu sterben aber heiße, mit einem irgendwie beschaffenen Tod nach der rechten Art zu enden."[23] Der Weise, der die stoische „Ataraxia", die „Unbewegtheit" des Gemüts, besitzt, muß das Sterben bzw. den Tod nicht fürchten. Jedes Sterben, wenn es „nach der rechten Art" gestorben wird, ist ein „gutes Sterben". Primäres Ziel ist demnach nicht, einen bestimmten „guten Tod" zu haben, sondern: ein Weiser zu werden.[24]

Ein weiterer Beleg für die Verwendung des „Euthanasie"-Begriffs im Sinne eines „rechten", eines „würdigen" Todes findet sich im Werk des hellenistischen Historikers Polybios (um 200 – um 115 v. Chr.). In seiner „Geschichte" heißt es über das Schicksal des ehemaligen Spartanerkönigs Kleomenes, daß dieser im Exil in Alexandria nach einem Komplott gegen ihn verhaftet wird: „In dieser Lage und voll schlimmster Erwartungen für das, was ihm bevorstand, entschloß er sich, das Äußerste zu wagen, nicht als ob er auf ein Gelingen gehofft hätte – denn die Aussichten waren in der Tat gering –, vielmehr *wünschte er, einen ehrenvollen Tod zu finden* [Hervorhebung U.B.] und nichts erdulden zu müssen, was seiner und seiner tapferen Taten unwürdig wäre, wohl auch, so scheint mir, weil ihm, wie es bei Männern hohen Sinnes der Fall ist, jene Verse als Wahlspruch vor Augen standen [Ilias 22, 304]: Doch nicht kampflos will ich noch ruhmlos finden mein Ende, sondern nach mutiger Tat, von der einst die Enkel noch künden."[25] Der „gute Tod" ist also in der Darstellung des Polybios für Kleomenes der „ehrenvolle Tod" im Kampf. Der Ausgang der Geschichte ist ebenfalls für das Thema „Euthanasie" von Interesse: Der Ausbruch aus dem nicht sehr gut bewachten Haus, in dem Kleomenes und seine Freunde festgehalten werden, gelingt. Das „Äußerste", der nachfolgend angezettelte Aufstand, mißlingt jedoch. Kleomenes und seine Getreuen legen „Hand an sich selbst, als tapfere Männer, lakonischer Art getreu". Der – so könnte man interpolieren – „gute" Tod (ohne daß der Euthanasie-Begriff an dieser Stelle verwendet wird) war für die Spartaner in dieser Situation, in der sie befürchten mußten, in die Hände ihrer Feinde zu fallen und nach schmählicher Verurteilung hingerichtet zu werden, die ehrenvolle Selbsttötung.

Im Sinne eines würdigen und ehrenvollen Todes verwandte den Begriff „Euthanasie" auch Atticus, ein Freund Ciceros. Um diese Verwendung verstehen zu können, muß man die komplizierte Vorgeschichte kennen: Cicero, wie Atticus ein Gegner des Antonius (der die Nachfolge des ermordeten Caesars einnehmen will), fühlt sich bedroht und beschließt im Sommer des Jahres 44 v. Chr., für eine gewisse Zeit das „Vaterland" zu verlassen. Das Schiff, das ihn von der Küstenstadt Leukopetra aus nach Griechenland bringen soll, wird jedoch durch ungünstigen Wind wieder zurückgetrieben. In Leukopetra revidiert Cicero seinen Entschluß, er will nun doch im „Vaterland" bleiben. Als dieser Entschluß gerade gefallen ist, trifft ein (nicht erhaltener) Brief von Atticus ein. Atticus hatte ursprünglich seinen Entschluß zum zeitlich begrenzten Weggang gebilligt. In seinem Brief aber schreibt Atticus – dies geht aus dem Antwortbrief Ciceros vom 19. August des Jahres 44 v. Chr hervor – folgendes an Cicero: „Großartig! Da redest Du immer von ehrenvollem Tod! Großartig! Verlaß Dein Vaterland!"[26] Im Original heißt es: „[…] bene igitur tu, qui euthanasian [im Original: εὐθανασίαν], bene! relinque patriam."[27] Atticus bezieht sich m. E. mit dem Wort „Euthanasie" direkt auf einen Brief Ciceros vom Juni des Jahres 44 an ihn, in dem Cicero erklärt hatte, daß er das Vaterland verlassen wolle, „nicht um zu fliehen, sondern in der Hoffnung auf einen anständigeren Tod".[28] Cicero dachte seinerzeit wohl an einen möglichen „anständigeren Tod" im Verlauf eines Aufstandes gegen Antonius. Atticus wirft Cicero nun aber vor, daß er sich feige den Nachstellungen des Antonius habe entziehen wollen. Er rede zwar „immer" von „Euthanasie", doch der wirklich „ehrenvolle Tod" – so Atticus – sei außerhalb des Vaterlands nicht zu erlangen.

Es bleiben noch zwei Stellen darzulegen, an denen der „Euthanasie"-Begriff einen „schnellen Tod" bezeichnete. Zunächst ist eine Stelle aus den „Jüdischen Altertümern" des jüdischen Historikers Flavius Josephus (37/38 – ca. 100 n. Chr.) anzuführen. Josephus beschreibt die Belagerung der Stadt Samaria, in welcher der israelitische König Joram eingeschlossen ist, durch die Syrer. Von dieser Belagerung sind auch vier „aussätzige" Männer betroffen, die außerhalb der Stadtmauer leben: „Damals wohnten nun [...] vier Männer vor den Thoren, die, da ihnen bei der herrschenden Hungersnot niemand Speise brachte und sie auch die Stadt nicht betreten durften, der Meinung waren, es sei besser, wenn sie sich den Feinden preisgäben, als an dem Orte, wo sie sich aufhielten, vor Hunger umzukommen. Sie dachten, die siegreichen Feinde würden ihrer schonen; müßten sie aber dennoch ihr Leben lassen, so würden sie wenigstens *schnell* [Hervorhebung U.B.] sterben."[29] Offensichtlich ist der von den Aussätzigen gegenüber dem Hungertod favorisierte „gute Tod" ein „schneller" Tod durch Feindeshand. Übrigens kommt es nicht zu diesem „schnellen Tod". Die Aussätzigen finden das Lager von den Syrern verlassen vor. Die Belagerung ist aufgehoben.

Die vielleicht wichtigste Stelle zur Begriffsgeschichte der Euthanasie bleibt noch zu erwähnen. Es ist der „gute Tod" des Kaisers Augustus im Jahre 14. n. Chr., von dem der Historiker Sueton in seinem Werk „Cäsarenleben" (um 120 n. Chr.) berichtet. Auf einer Schiffsreise vor der Kampanischen Küste zieht sich der „göttliche Kaiser" ein „Darmleiden" mit Durchfall zu. Der Gesundheitszustand des 75jährigen verschlechtert sich, so daß er sich auf der Rückreise von Benevent nach Rom in Nola „niederlegen" muß. Seinen Tod beschreibt Sueton dann in einer stilisierten Passage wie folgt: „An dem letzten Tag seines Lebens erkundigte er sich wiederholt danach, ob das Volk auf der Straße über seinen Zustand schon beunruhigt sei, ließ sich einen Spiegel reichen, sein Haar kämmen und die herabsinkenden Kinnladen heraufziehen. An die Freunde, die er vorgelassen hatte, richtete

er die Frage, ob sie nicht dächten, daß er seine Rolle in der Komödie des Lebens ganz artig gespielt hätte, und fügte dann die auf
der Bühne übliche Schlußformel auf griechisch hinzu: ‚Hat das
Ganze euch gefallen, nun so klatschet Beifall unserm Spiel, und
entlaßt uns freudig alle insgesamt mit Beifallsruf.' Darauf verabschiedete er alle Anwesenden. Während er sich bei den eben aus
Rom Eingetroffenen nach dem Befinden der kranken Tochter des
Drusus erkundigte, verschied er plötzlich in den Armen seiner
Gattin Livia mit den Worten: ‚Livia, gedenke unserer glücklichen
Ehe und lebe wohl!' leicht und schmerzlos, wie er es sich immer
gewünscht hatte. Denn fast stets, wenn er früher vernommen
hatte, daß jemand schnell und ohne Qualen gestorben sei, bat er
die Götter für sich und die Seinen um die gleiche ‚Euthanasie',
denn dies griechische Wort pflegte er zu gebrauchen."[30] Der Kaiser stirbt einen kaiserlichen Tod. Eitel wie er ist, läßt er sich für
den Tod, den er kommen sieht, äußerlich herrichten. Seine Einstellung zum Tod ist stoisch. Und während er sich nach Alltäg-
lichkeiten erkundigt, stirbt er laut Sueton plötzlich den von ihm
zeitlebens gewünschten „guten", d.h. leichten und schmerzlosen
Tod.

Der begriffsgeschichtliche Befund läßt sich nun grob schema-
tisch zusammenfassen. Mit „Euthanasie" konnte in der Antike
folgendes bezeichnet werden (die einzelnen Bedeutungsschichten
sind z.T. nicht strikt voneinander zu trennen):

1. Der leichte Tod ohne vorhergehende Krankheit (so haben Kratinos, Poseidippos und Philo den Begriff gebraucht).
2. Der schnelle Tod mit zwei unterscheidbaren Untergruppen:
   a) der leichte und schmerzlose schnelle Tod (so der Wortge-
      brauch von Augustus laut Sueton);
   b) der schnelle Tod durch Feindeshand (so Josephus).
3. Der rechtzeitige Tod im Sinne eines frühzeitigen Todes, eines
   Todes in der Jugend (so der Wunsch eines Unbekannten in der
   Komödie „Der Wechselbalg" des Menandros).
4. Der Tod im übervollen Lebensgenuß (ironisch gemeint; der
   „Wunsch" eines fetten Tyrannen in der Komödie „Die Fischer"
   des Menandros).
5. Der würdige Tod mit zwei unterscheidbaren Unterguppen:
   a) der Tod „nach tugendhafter Art" (so das stoische Idealkon-
      zept des Todes eines Weisen);

b) der ehrenvolle Tod im Kampf bzw. bewaffneten Aufstand (das Ziel des Königs Kleomenes laut Polybios; auch das „Ziel" Ciceros laut Atticus – von Atticus allerdings ironisch gemeint).

Festzuhalten ist auf jeden Fall, daß mit dem Begriff „Euthanasie" (läßt man die „ironischen" Verwendungen einmal außer acht) ein Ideal, ein Wunschbild ausgedrückt wurde. Festzuhalten ist auch, daß „Euthanasie" nicht im medizinischen Kontext – etwa in bezug auf die Handlung eines Arztes – gebraucht wurde. Festzuhalten ist ferner, daß (obwohl sich bei Menandros und Polybios Andeutungen fanden, daß der „gute Tod" mehr als nur „erwartet" werden könnte) Beihilfe zur Selbsttötung oder Tötung auf Verlangen in der Antike nicht mit dem Begriff „Euthanasie" bezeichnet wurden.

3. Recht

Einen Tatbestand „Euthanasie" bzw. „Sterbehilfe" gab es im antiken Recht nicht. Aus der rechtlichen Regelung der Tötungsdelikte und des Suizids lassen sich jedoch Schlüsse auf die in Frage stehenden Themen ziehen.

Im klassischen Athen wurde zwischen zwei Arten von Gerichtsverhandlungen unterschieden: Zum einen gab es die „graphe" (bei Verbrechen „gegen die Polis"), zum anderen die „dike" (bei Verbrechen „gegen ein Individuum").[31] Auf die Unterschiede dieser Verfahren kann hier nicht eingegangen werden, wichtig ist an dieser Stelle nur die Feststellung, daß die Tötung eines Menschen immer in einer „dike" behandelt wurde, denn man ging davon aus, daß es sich um eine Angelegenheit ausschließlich zwischen der Familie des Opfers und dem Täter handle. Die Wurzeln dieser Auffassung reichen bis in die homerische Zeit zurück. Schon damals wurde der Homizid nicht als Verbrechen gegen das Gemeinwohl angesehen. Doch dies bedeutet nicht, daß die Polis kein Interesse an der Ahndung von Tötungsdelikten gehabt hätte. Schon vor der klassischen Zeit läßt sich z. B. in Athen die Auffassung nachweisen, daß der Mörder bzw. Totschläger mit seiner Blutschuld das Gemeinwesen „verunreinige", auch dann, wenn er den Tod des Opfers nicht absichtlich verschuldet hatte. Exil war die zwangsläufige Strafe für ein solches Vergehen. Dieser Ansatz ist auch im klassischen Athen nachzuweisen: Man unterschied nun aber nicht nur die „absichtliche Tötung" (die mit der Todesstrafe belegt wurde, es sei denn, der Beschuldigte gab seine Schuld zu und ging dauerhaft ins Exil) und die „unabsichtliche Tötung" (die normalerweise mit einem Jahr Exil bestraft wurde), sondern man kannte auch die „gerechtfertigte Tötung", die ohne Bestrafung blieb.[32] Es gibt keinen Hinweis darauf, daß die Tötung eines Patienten durch einen Arzt auf dessen Verlangen als „gerechtfertigt" angesehen worden wäre. Demnach konnte also ein Arzt, der so etwas tat, bestraft werden, da er den Patienten absichtlich getötet hatte. Doch, wie oben schon erwähnt, ist kein einziger Fall überliefert, wonach ein Arzt wegen der absichtlichen Tötung eines Patienten (aus welchen Gründen auch immer) angeklagt und verurteilt wurde. Ob dieses Ergebnis nur auf die schlechte Quellenlage zurückzuführen ist oder ob tatsächlich keine solche Anklage erhoben wurde, muß offenbleiben.

Die rechtliche Wertung der Selbsttötung im antiken Griechenland knapp darzustellen, ist nicht einfach.[33] Es scheint so gewesen zu sein, daß der Suizidversuch nicht strafbewehrt war. In bestimmten Fällen wurde er jedoch sanktioniert, z. B. wenn er von Soldaten bzw. von Männern im wehrfähigen Alter ausgeübt wurde. War der Versuch erfolgreich, wurde er in Athen oder Sparta dadurch „geahndet", daß kein ehrenvolles Begräbnis erfolgte.

Sicherlich nicht die Regel waren die Verhältnisse auf der Insel Keos, über die z. B. Strabo berichtete.[34] Hier soll – „wie es scheint", so Strabo – der „Brauch" geherrscht haben, daß sich die über sechzig Jahre alten Bewohner durch den „Schierlingsbecher" selbst töteten, damit den übrigen Bewohnern ausreichend Nahrung bliebe. Ob es hier tatsächlich ein Gesetz gegeben hat, das den Alten bzw. Kranken den Suizid vorschrieb, ist ungewiß. Ähnlich unklar sind auch die Berichte über die griechische Kolonie Massilia (das heutige Marseilles) in Gallien.[35] Hier soll laut Valerius Maximus eine „Vorschrift" bestanden haben, wonach Suizidenten die Freigabe der Selbsttötung bei der Obrigkeit zu erbitten hatten. Näheres hierüber ist nicht bekannt.

Für das römische Recht gilt im Prinzip dasselbe wie für das griechische. So war z. B. nach der „Lex Corneliae de sicariis et veneficis" aus dem 1. Jahrhundert v. Chr. jeder, der einen anderen

Menschen vergiftete oder dazu Hilfestellung leistete, des Homizids schuldig.[36] Demnach konnte also ein Arzt verurteilt werden, wenn er einem Patienten bei der Selbsttötung half. Doch auch im Bereich des römischen Rechts gibt es offensichtlich kein sicheres Zeugnis dafür, daß ein Arzt jemals wegen Beihilfe zur Selbsttötung verurteilt wurde.

Wie für das griechische Recht gilt wohl auch für das altrömische Recht, daß der Suizid bzw. der Suizidversuch nicht generell als strafwürdig betrachtet wurde.[37] Einen Sonderbereich bildete aber der Bereich des religiösen Rechts. So verordneten die Pontifikalbücher, daß derjenige, der sich erhängt hatte, nicht bestattet werden sollte. Doch spätestens zur Zeit der Republik wurden wohl auch von der Priesterschaft dem Suizidenten die Bestattungsriten nicht mehr verweigert, nicht zuletzt aus Rücksicht auf dessen Familie. Geahndet wurde von staatlicher Seite jedoch der Selbstmord bzw. der Selbstmordversuch bei Soldaten. Die Strafe nach einem Suizidversuch erfolgte abgestuft: Waren etwa Krankheit, Schmerzen oder Lebensüberdruß der Grund, wurde der Soldat mit unehrenhafter Entlassung bestraft. War das Ziel, sich dem Dienst zu entziehen, wurde die Todesstrafe verhängt. Bemerkenswert ist, daß zur Zeit des Rechtsgelehrten Ulpian die Sklaven nach römischem Recht verpflichtet waren, einen möglichen Suizidversuch ihres Herrn zu verhindern. Dadurch kamen natürlich Sklavenärzte, die ihrem Herrn ein tödliches Mittel geben sollten, in ein Dilemma, da sie einerseits ihrem Herrn zum Gehorsam verpflichtet waren, andererseits der besagten gesetzlichen Bestimmung unterlagen.[38]

4. Philosophie

Vom Recht zur Philosophie. Im folgenden können natürlich nicht alle einschlägigen Äußerungen vorgestellt werden. Wegen ihrer geistesgeschichtlichen Bedeutung wurden vier Philosophen bzw. philosophische Richtungen ausgewählt, die eingehender zu betrachten sind: 1. Pythagoras und die Pythagoreer, 2. Platon, 3. Aristoteles und 4. Seneca und die späten Stoiker.

a) Pythagoras und die Pythagoreer

Pythagoras, geboren ca. 580/570 v. Chr. auf der Insel Samos, ließ sich etwa um 530 v. Chr. in der Stadt Kroton (Süditalien) nieder und wurde hier zum Begründer einer Gemeinschaft, die rasch politischen Einfluß gewann und auch in anderen griechischen Städten Süditaliens Anhänger fand.[39] Etwa um 500 v. Chr. wurde Pythagoras, wohl durch einen Aufruhr, der sich gegen ihn und seine Anhänger richtete, gezwungen, Kroton zu verlassen und in das etwas nördlicher liegende Metapont überzusiedeln, wo er wenig später verstarb. „Pythagoreer" waren weiter in einflußreichen Positionen tätig, bis kurz vor 450 v. Chr. in vielen Städten Aufstände gegen sie stattfanden, wohl wegen ihrer konservativ-aristokratischen Herrschaftsauffassung. Nur kleine Gruppen konnten sich in Unteritalien halten, einige Pythagoreer flohen ins griechische Mutterland. Ende des 4. Jahrhunderts scheint die Bewegung (mit gewissen Ausnahmen in Unteritalien) weitgehend erloschen zu sein. Pythagoras und seine älteren Schüler hinterließen keine schriftlichen Aufzeichnungen, so daß ihre Lehren aus Texten späterer Autoren rekonstruiert werden müssen.

Nach allem, was man weiß, vertraten die Pythagoreer nicht die z.B. in den homerischen Epen obwaltende Auffassung von der Existenz der Toten als seelenlose Schattenwesen, sie gingen vielmehr von der Fortexistenz der Seele nach dem Tod des Einzelwesens aus.[40] Sie glaubten, daß die Seele göttlichen Ursprungs und unsterblich sei. Porphyrios überlieferte diese Auffassung in seinem „Leben des Pythagoras" wie folgt: „[Pythagoras] behauptete [erstens], die Seele sei unsterblich; zweitens, daß sie sich ändere, indem sie in andere Lebewesen eingehe; außerdem, daß das Entstehende nach gewissen Perioden erneut entstehe und daß es überhaupt nichts Neues gebe; schließlich, daß man alles Entstehende, das beseelt sei, als verwandt betrachten solle."[41] Die Pythagoreer glaubten also, wie auch die Orphiker und verwandte „Sekten", an die Seelenwanderung. Über das Schicksal der Seele entschied ihrer Auffassung nach die Art der Lebensführung. Nur die „reine", d.h. die „rein gewordene" (z.B. durch Askese oder durch wissenschaftliche Bemühungen) Seele könne in die Region des Göttlichen zurückkehren. Reinheit hieß bei den Pythagoreern nun aber auch, daß man nicht töten dürfe.[42] Wie jede Form der Fremdtötung waren demnach auch Abtreibung und Infantizid untersagt. Abzuleiten ist ferner, daß die Selbsttötung als Verstoß gegen das Gebot der „Reinheit" für die Pythagoreer ausgeschlossen war.

In diese Richtung läßt sich auch eine Aussage interpretieren, die dem Philolaos, einem allerdings etwas „jüngeren" Pythagoreer, der um 425 v. Chr. lehrte, zugesprochen wurde. Demnach sei der Körper das „Grab der Seele", die Seele sei von den Göttern „zur Strafe" an den Leib gebunden.[43] Deshalb dürfe auch der Leib nicht „eigenmächtig" verlassen werden. Daß Philolaos gegen den Suizid argumentierte, geht im übrigen auch aus einer Stelle im „Phaidon" Platons hervor, auf die im nächsten Unterkapitel näher einzugehen ist. Jedenfalls wurden zu Platons Zeiten die Pythagoreer als entschiedene Gegner der Zulässigkeit der Selbsttötung angesehen.

Zusammenfassend kann man sagen, daß Pythagoras und die älteren Pythagoreer wohl nicht nur die Tötung anderer Lebewesen, sondern auch die Selbsttötung (auch die Beihilfe hierzu) aus religiösen Gründen ablehnten. Hinzuweisen ist an dieser Stelle schon darauf, daß eine ähnliche Auffassung auch im sogenannten „Hippokratischen Eid" (siehe dazu Kapitel I.5.c.) vertreten wurde.

b) Platon

Platon (428/27 – 348/47 v. Chr.),[44] über dessen Leben hier nichts weiter ausgeführt werden muß, hielt – so kann man z. B. bestimmte Aussagen im „Phaidon" deuten – ebenso wie die Pythagoreer die Seele des Menschen für unsterblich. Im Augenblick des Todes befreie sie sich aus ihrem körperlichen Gefängnis. Zumindest die durch Philosophie geläuterte Seele könne nach diversen Reinkarnationszyklen zu den Sternen „emporwachsen" und einen Platz am Himmel einnehmen. Doch trotz der offensichtlichen Nähe in bezug auf die Seelenlehre sind die Ansichten Platons zu Tötung und Suizid sehr verschieden von denen der Pythagoreer. Dabei ist schon vorab festzuhalten, daß Platons diesbezügliche Aussagen vor allem in den drei Schriften „Phaidon", „Politeia" und „Nomoi" nicht ganz einheitlich sind.[45]

Zunächst zum „Phaidon", einer Schrift, die zu den sogenannten „Übergangsdialogen" gerechnet wird (nach 387 v. Chr. entstanden).[46] Im „Phaidon" ging Platon an einer Stelle ausführlich auf die Frage der Legitimität der Selbsttötung ein.[47] Der verurteilte Sokrates, der im Gefängnis auf den Tod wartet, stellt die These auf, daß der Philosoph zwar zu sterben wünsche (um in die Region des Göttlichen zu kommen), daß es aber unrecht sei, sich selbst etwas anzutun.[48] Er erläutert dies in einem (von Platon sicher bewußt so konzipierten) nicht ganz klar gefaßten Abschnitt wie folgt: Zunächst zitiert er die (orphischen) „Geheimnisse", wonach „wir Menschen wie in einer Feste sind und man sich aus dieser nicht selbst losmachen und davongehen dürfe" (Platon [1974], S. 17 = 62 b). Dann führt er aus, daß es richtig gesprochen sei, „daß die Götter unsere Hüter und wir Menschen eine von den Herden der Götter sind" (Platon [1974], S. 17 = 62 b). Demnach dürfte man sich also nicht selbst töten, wollte man nicht vom „Hüter" (sozusagen posthum) bestraft werden. Eine klare Position, wie es scheint! Doch Sokrates fügt noch hinzu, daß „man nicht eher sich selbst töten dürfe, bis der Gott irgendeine Notwendigkeit dazu verfügt hat, wie die jetzt uns gewordene" (Platon [1974], S. 19 = 62 c). An dieser Stelle sagt Sokrates also unmißverständlich, daß es in bestimmten Situationen doch zulässig sei, sich zu töten. War dies nur die Auffassung des Sokrates? Oder sprach hier Platon selbst? Diese Frage wird sich wohl nicht klären lassen. Jedenfalls: Platon verwies im „Phaidon" auf gängige Aussagen, nach denen die Selbsttötung verboten sei, doch begründete Ausnahmen waren – zumindest in der Sicht des platonischen Sokrates – zugelassen.

Die wichtigste Schrift Platons zum Thema „Euthanasie" im weitesten Sinne ist sicher die „Politeia".[49] Sie entstand wahrscheinlich nach dem „Phaidon" und wird zu den „mittleren Dialogen" gezählt.[50] Um die Abschnitte zum Thema „Euthanasie" im weitesten Sinne, die im Zentrum der Analyse stehen sollen, verstehen zu können, ist ein gewisser Anlauf nötig. Zunächst ist daran zu erinnern, daß Platon in der „Politeia" seinen Protagonisten Sokrates einen „idealen" Staat skizzieren läßt, von dem er – wie aus Äußerungen im Text eindeutig hervorgeht – aber durchaus annahm, daß er Wirklichkeit werden könne. Die entwickelten Gedanken sind also nicht nur „reine Phantasie". Wie sollte dieses ideale Staatswesen gestaltet sein? Sokrates entwirft in den Büchern II bis VII der „Politeia" das Modell eines Ständestaates mit drei unterschiedlichen Bevölkerungsschichten: den Arbeitenden, d.h. Bauern, Handwerkern usw. („Demiurgoi"), den Wächtern („Phylakes") sowie den Herrschern („Archontes"). In den Büchern II bis IV wird das Problem der rechten Erziehung des Wächterstandes entfaltet.[51] Die Wächter müssen demnach nicht nur körperliche Vorzüge und charakterliche Anlagen wie Tapferkeit und Wachsamkeit mitbringen, sie müssen auch eine ihrem Amt entsprechende Erziehung durchlaufen haben, um als qualifiziert zu gelten. Die wichtigsten Elemente dieser Erziehung sind die musische und die – mehr als nur das rein Körperliche umfassende – „gymnastische" Ausbildung.[52] Die Erwähnung der gymnastischen Bildung der Wächter gibt Platon im dritten Buch Gelegenheit zu einem Exkurs über die Medizin und über die Rechtspflege, der nun genauer zu betrachten ist.[53]

Einleitend erwähnt Sokrates (der seine Gedanken im Zwiegespräch mit seinem Bruder Glaukon entfaltet) bezüglich der gymnastischen Erziehung, daß ein tüchtiger Körper sich niemals durch seine Tüchtigkeit eine gute Seele verschaffe, sondern im Gegenteil vervollkommne sich eine tüchtige Seele durch ihre Kraft im Körper. Die Ausbildung des Geistes der Wächter hat also vor der Ausbildung des Körpers zu erfolgen. An dieser Stelle kommt die Medizin ins Spiel. Für Sokrates steht fest, daß eine verfehlte Lebensführung zum Resultat habe, daß sich die ärztliche Kunst „wichtig" mache (dies gilt analog auch bei Überhandnehmen der Zügellosigkeit für die richterliche Kunst), „zumal wenn sich Freie eifrig ihrer annehmen". Es sei ein Beweis für eine schlechte und schmähliche Erziehung in einem Staat, wenn nicht nur die geringen Leute und Handwerker nach bedeutenden Ärzten (und auch Richtern) rufen würden, sondern auch jene Männer, die vorgeben, in freier Haltung erzogen zu sein. Die solcherart schlecht erzogenen Bürger würden die Ärzte dann nicht etwa nur wegen Wunden oder wegen einiger jahreszeitlicher Krankheiten konsultieren, also wegen unvermeidlicher Zufälle, sondern auch deshalb, weil sie „infolge von Faulheit und verfehlter Lebensweise" den Leib „mit Säften und mit Winden vollfüllen wie einen Sumpf".

In diesem Zusammenhang wird die zeitgenössische Heilkunst getadelt, welche „die Krankheiten geradezu aufpäppelt". Eine solche Heilkunst habe es vor der Zeit des Herodikos nicht gegeben.

Dieser, ein noch nicht lange verstorbener Arzt und Turnlehrer, habe laut Sokrates, als er kränklicher wurde, die Gymnastik mit der Heilkunst verbunden und damit vor allem sich selbst, aber auch andere gequält. Auf die erstaunte Frage Glaukons, wieso er dies getan habe, führt Sokrates aus: „In dem er sich das Sterben lange machte. Denn er beobachtete ganz genau seine Krankheit, die tödlich war, ohne sie heilen zu können, wie ich glaube; ohne sich für anderes Zeit zu nehmen, versuchte er sich sein Leben lang mit der Heilkunst und quälte sich ab, sobald er nur ein wenig von seiner gewohnten Lebensweise abgewichen war: in einem schweren Kampf mit dem Tod erreichte er durch sein Wissen ein hohes Alter" (Platon [1991], S. 189 = 406 b). Sokrates argumentiert also gegen eine Lebensverlängerung um jeden Preis. Welche Gründe lagen seinen Ausführungen zugrunde?

Er betont im folgenden, daß der mythische Arzt Asklepios, der Sohn des Gottes Apollon,[54] diese Art der Lebensverlängerungsmedizin seinen Nachfahren nicht aus Unkenntnis vorenthalten habe, sondern deshalb, weil in einem „wohlgeordneten Staat jeder Einzelne seine Aufgabe zugewiesen und daher keiner die Zeit [habe], ein Leben lang mit Kuren dahinzusiechen" (Platon [1991], S. 190 = 406 c). Deshalb habe Asklepios nur für solche Kranke, deren Leib von Natur und Lebensweise her eigentlich gesund sei, die Heilkunst gelehrt: „Mit Heilmitteln und Operationen vertrieb er die Krankheit und trug ihnen dann ihre gewohnte Lebensweise auf, um nicht das Leben des Staates zu stören. Aber er versuchte nicht, durch Diätbehandlung innerlich ganz sieche Körper bald etwas zu schröpfen, bald wieder zu füllen und dadurch den Menschen ein langes, aber elendes Leben zu geben, ja noch Nachkommen zu zeugen, die ihnen, wie anzunehmen ist, ähnlich würden; sondern wer in dem ihm bestimmten Leben nicht zu leben vermochte, den glaubte er nicht behandeln zu müssen, weil er weder für sich selbst noch für den Staat einen Nutzen bedeutete" (Platon [1991], S. 191 = 406 d/e).

Nun ist es heraus. Sokrates macht unmißverständlich klar, daß er die Medizin nicht nur als Heilkunde für das Individuum betrachtet, sondern auch und vor allem als Staats-Heilkunde. Konkret bedeutet dies, daß der gute Arzt den „innerlich ganz siechen", den unheilbar Kranken nicht am Leben erhalten müsse, ja, vom Standpunkt des Staates aus betrachtet, sogar nicht am Leben erhalten dürfe. Bestätigt sieht sich Sokrates durch die homerischen Schilderungen, wonach auch die Söhne des Asklepios kränkliche und zügellose Menschen nicht behandelt hätten, denn ein solcher Kranker „nütze, so glaubten sie, durch sein Leben weder ihnen noch den andern; für solche Leute dürfe ihre Kunst nicht dasein, auch wenn sie reicher wären als Midas" (Platon [1991], S. 192 = 407 b).

Der Gesprächspartner Glaukon fragt dann, ob man nicht im Staat gute Ärzte haben müsse, und gute Ärzte seien eben die, die „möglichst viele Gesunde und Kranke" gesehen hätten, ebenso, wie gute Richter mit verschieden gearteten Menschen zu tun gehabt haben müssen, um gerecht urteilen zu können. Sokrates geht in seiner Antwort sowohl auf die Frage nach der Erziehung des späteren guten Arztes wie des späteren guten Richters ein. Er setzt voraus, daß der Arzt mit der Seele über den Leib gebiete, der Richter dagegen mit der Seele über die Seele herrsche. Die fähigsten Ärzte seien von daher diejenigen, die schon seit ihrer Kindheit mit möglichst „vielen und schweren Kranken" beisammen gewesen seien, und Ärzte, die selbst „an allen Krankheiten" gelitten hätten oder leiden würden, die also „Leiberfahrung" der Krankheit hätten, ohne daß ihre Seele Schaden genommen habe. Die Richter dürften allerdings, vor allem in jungen Jahren, nicht mit „schlechten Seelen", d.h. mit Verbrechern, zusammenkommen; die Gefahr, daß durch den Umgang mit Verbrechern ihre Seele Schaden nehme, sei zu groß.

Sokrates resümiert nun in einer vielzitierten Stelle: „Also wirst du zugleich mit einer solchen Rechtspflege auch eine Heilkunst, wie wir sie geschildert haben, in unserem Staat gesetzlich verankern; sie sollen die Bürger, die an Leib und Seele wohlgeraten sind, betreuen, die andern aber nicht. Wer siech am Körper ist, den sollen sie sterben lassen, wer an der Seele mißraten und unheilbar ist, den sollen sie sogar töten!" (Platon [1991], S. 194 = 409 e/410 a).[55] Was ist damit gemeint? Bei rascher Lektüre könnte man versucht sein, die pluralischen Aussagen der zweiten Satzperiode – „[sie] sollen sie sterben lassen" (ἐάσουσιν) und „[sie] sollen sie [...] töten" (ἀποκτενοῦσιν) – so zu deuten, als ob hier den Ärzten nicht nur das Sterbenlassen von unheilbar körperlich Kranken empfohlen würde, sondern auch die Tötung von „seelisch Kranken", in die heutige Sprache übersetzt: von Geisteskranken. Doch bezieht man den Kontext mit ein, dann wird deutlich, daß hier nicht der Mord an Geisteskranken gemeint ist. Die Empfehlung des Sterbenlassens bezieht sich auf die Heilkunde, die Tötungsempfehlung aber gilt der Rechtspflege: Sie soll die Verbrecher töten.[56] Diese, die Verbrecher, waren zuvor ja als „schlechte Seelen" bezeichnet worden. Erweisen sie sich als „unheilbar", dann darf, dann muß sogar im Staatsinteresse die Todesstrafe an ihnen vollstreckt werden.[57]

Platon war also aus Gründen des „Staatsinteresses" ein Befürworter des „Sterbenlassens" bzw. der Nichtbehandlung von unheilbar körperlich Kranken (ein Prinzip, das auch im „Corpus Hippocraticum" begegnet – siehe dazu unten Kapitel I.5.a.), nicht jedoch der Eliminierung der Geisteskranken. Dies heißt nicht, daß er nur „passive Euthanasie" im heutigen Sinne propagierte. Denn er argumentierte in der „Politeia" auch für den Infantizid, wie nun kurz zu zeigen sein wird.

Eingebettet war seine entsprechende Argumentation in ein „eugenisches" Programm. Dabei wurde Platon sicher durch das in Sparta obwaltende Modell beeinflußt. Auf die von ihm ins Auge gefaßten Maßnahmen der „positiven" Eugenik (z.B. Ehegesetze) sei hier nicht eingegangen. Erwähnt seien nur die vorgeschlagenen „negativen" eugenischen Maßnahmen des „Idealstaats": So sollten Kinder, die von Männern gezeugt wurden, die das beste Zeugungsalter überschritten hatten, abgetrieben werden. Werde eine solche unerwünschte Frucht aber doch geboren, dann sei „sie so zu behandeln, als ob für ein solches Kind keine Pflege vorhanden wäre" (Platon [1991], S. 259 = 461 c). Die Kinder waren also auszusetzen, was – wie schon in Kapitel I.1. der Untersuchung erwähnt – nicht für alle, aber doch für einige den Tod bedeutete. Daß nicht nur „mißgestaltete", sondern auch staatlich „unerwünschte" Kinder von „schwachen" Eltern ausgesetzt werden sollten, geht aus zwei weiteren Stellen in der „Politeia" hervor: So hieß es zum einen, daß man die Kinder von schwachen Eltern nicht aufziehen dürfe, „wenn die Herde möglichst auf der Höhe bleiben soll" (Platon [1991], S. 257 = 459 d/e). Und nur wenig später: „Sie [gemeint sind die „Behörden"] übernehmen die Kinder der Tüchtigen und bringen sie in eine Anstalt zu Pflegerinnen, die abseits in einem Teil des Staates wohnen; die Kinder der Schwächeren oder irgendwie mißgestaltete verbergen sie an einem geheimen und unbekannten Ort, wie es sich gehört" (Platon [1991], S. 258 = 460 c).

Es ist festzuhalten, daß in der „Politeia" der Suizid nicht explizit erwähnt wurde. Auf dieses schon im „Phaidon" behandelte Thema kam Platon aber in dem Dialog „Nomoi" („Die Gesetze"), in seinem staatstheoretischen Spätwerk also, noch einmal zu sprechen.[58] In den „Nomoi" propagierte er eine Art „realistische" Zwischenlösung auf dem Weg zum „idealen" Staatswesen. Im Abschnitt über die Gesetzgebung zum Bereich Tötung wird von den drei Gesprächspartnern – der eine stammt aus Kreta, der andere aus Sparta, der dritte aus Athen – die unfreiwillige Tötung, die Tötung im Affekt, die Tötung in Notwehr und die „freiwillige" Tötung besprochen. Als Sonderfall wird die Selbsttötung behandelt. Der „Athener" führt dazu aus, daß derjenige, der sich „aus Schlaffheit und unmännlicher Feigheit" töte, in einem Einzelgrab im Grenzgebiet begraben werden solle. „Schlaff" und „feige" nennt er den, der „gewaltsam das ihm vom Schicksal bestimmte Lebenslos verkürzt, ohne daß es der Staat durch einen Richtspruch angeordnet hat und ohne daß er durch ein über die Maßen qualvolles unentrinnbares Unglück, das ihn ereilte, dazu gezwungen ist und auch ohne daß er von einer ausweglosen Schmach bedrückt wird, die ihm das Leben verleidet [...]" (Platon [1977], S. 235/237 = 873 c). Daraus läßt sich ex negativo bestimmen, daß für Platon eine „gerechtfertigte Selbsttötung" bei „qualvollem unentrinnbarem Unglück" (z.B. auch bei terminaler Krankheit) zulässig war.

Faßt man die Aussagen Platons (unter Aussparung der relativ frühen „Phaidon"-Passage) zu den in Frage stehenden Themen zusammen, so ist festzuhalten: Platon propagierte eine am Interesse der Polis, heute würde man sagen, des Staates, orientierte Politik bezüglich der Nichtbehandlung Schwerkranker und bezüglich des Infantizids (der „Aussetzung"). Wegen seiner Ausrichtung auf das Staatsinteresse argumentierte er in den „Nomoi" gegen die Selbsttötung, ließ jedoch eine „gerechtfertigte" Selbsttötung z.B. bei unheilbarer Krankheit zu. Im Vergleich zur „respect for human life"-Ethik[59] der Pythagoreer eine vollständig andere Position!

c) Aristoteles

Aristoteles (384–322 v. Chr.),[60] der nächste zu behandelnde griechische Denker, der – zunächst als Schüler, dann als Lehrer – zwei Jahrzehnte lang Mitglied der Akademie Platons in Athen war, ging durchaus eigene philosophische Wege (nicht zuletzt im Bereich der Ethik, die er anders als Platon als eigenständige Disziplin betrachtete). Wie stellte er sich zu den ethischen Problemen im Bereich von „Euthanasie" bzw. Sterbehilfe im weitesten Sinn?[61] Bevor auf Einzelheiten einzugehen ist, sei vorab vermerkt, daß er zwar in der „Nikomachischen Ethik" den Tod als das „Furchtbarste" für den Menschen bezeichnete, daß aber dennoch Tötung für ihn nicht generell ausgeschlossen war. Wie schon für Platon war auch für ihn Tötung zulässig, wenn das Staatsinteresse berührt wurde. Dies geht explizit aus seiner „Politik" („Politika") hervor, in der er Abtreibung und Infantizid unter bestimmten Umständen legitimierte.

In diesem wohl ca. 335 bis ca. 323 v. Chr. redigierten Werk (einzelne Textabschnitte sind sicherlich älter) konstatierte Aristoteles, daß der Staat dafür sorgen müsse, daß gesunde und kräftige Kinder „nachwachsen" würden.[62] Dazu sei es notwendig, daß die Eltern bei der Zeugung nicht zu jung und nicht zu alt seien. So sollte die Frau erst mit etwa 18, der Mann erst mit etwa 37 Jahren heiraten. Die Eltern sollten auch nicht älter als 50 Jahre sein, sonst würden Kinder geboren, deren Körper und Geist schwach sei. Aristoteles schlug explizit vor, daß ein Gesetz zu verabschieden sei, wonach nichts „Verstümmeltes", d. h. also kein mißgebildetes Kind, aufgezogen werden sollte. Ein solches Kind sollte ausgesetzt werden. Im folgenden machte er noch Vorschläge für den Fall, daß der Staat feststelle, daß die Bevölkerung zu sehr gewachsen sei. Laut Aristoteles müsse der Staat dann handeln, und zwar im Hinblick auf die „Ordnung der Sitten", die Aussetzung in einem solchen Falle verbiete, schon vor der Geburt des „überzähligen" Kindes. Dies bedeutete nichts anderes, als daß er eine Abtreibung empfahl.[63] Wie schon Platon ließ also auch Aristoteles die Abtreibung „überzähliger" und die Aussetzung mißgebildeter Kinder (was nicht immer, aber doch zumindest gelegentlich den Tod bedeutete) im Interesse des Staates zu.

In bezug auf die Legitimität der Selbsttötung bezog Aristoteles – entschiedener als der späte Platon – aus Gründen des Staatsinteresses eine ablehnende Position. Aristoteles fürchtete, daß eine Freigabe des Suizids den Staat seines wichtigsten Kapitals, seiner wehrfähigen Bürger, berauben würde. Deshalb hieß es in der „Nikomachischen Ethik" im Fünften Buch: „Wer sich nun im Zorn selbst umbringt, tut freiwillig gegen die rechte Einsicht, was das Gesetz nicht gestattet. Er begeht also ein Unrecht [...]. Darum straft ihn auch der Staat, und es hängt über dem, der sich selbst tötet, eine Ehrlosigkeit als auf einem Menschen, der sich gegen den Staat vergangen hat" (Aristoteles [1986], S. 179 = 1138a). Derjenige, der sich selbst tötet, begeht also ein Verbrechen, das mit dem Verlust des Bürgerrechts auf eine ordnungsgemäße Bestattung einhergeht, denn er zerstört ein Leben, das dem Staat gehört. Doch Aristoteles geht noch weiter. Nicht nur Affekt, auch Krankheit wird explizit als ethisch akzeptabler Grund für die Selbsttötung ausgeschlossen. Dies wird im Dritten Buch der „Nikomachischen Ethik" im Kontext der Unterscheidung von Feigheit, Tollkühnheit und – als „Tugend der Mitte" – Tapferkeit entwickelt: „Wie gesagt also, ist die Tapferkeit eine Mitte im Bezug auf Zuversicht und Furcht in den genannten Bereichen; sie entscheidet sich und harrt aus, weil es edel ist oder weil das Gegenteil schimpflich ist. Dagegen zu sterben, um der Armut oder einer Liebe oder irgendeinem Schmerze zu entgehen, zeigt nicht Tapferkeit, sondern eher Feigheit" (Aristoteles [1986], S. 116f. = 1116a). Der Selbstmörder flieht also aus Schwäche, nicht aus edler Gesinnung. Eine Beihilfe zum Suizid etwa durch Ärzte war für Aristoteles daher natürlich nicht zulässig.

d) Seneca und die späten Stoiker

Als Gründer der Stoa gilt Zeno von Kition auf Zypern, der um 300 v. Chr. in der „Bunten Säulenhalle" (Stoa Poikile) in Athen Vorlesungen zu halten begann.[64] Der Grundgedanke der stoischen Philosophie war die „Entwertung des Unverfügbaren". Dieser Grundgedanke kam auch in ihrer Auffassung vom „guten Tod", genauer: vom „guten Sterben", zum Tragen. Wie oben schon erwähnt (vgl. Kapitel I.2.), bedeutete für die älteren Stoiker „Euthanasie", als „Weiser" mit einem „irgendwie beschaffenen Tod nach der rechten Art zu enden". Dieser sprichwörtlich gewordene „stoische" Umgang mit dem Tod wurde auch von den späteren Stoikern gelehrt. Als Beispiel hierfür sei nur kurz auf Seneca eingegangen. Seneca (4 v. Chr. – 65 n. Chr.), unter Kaiser Claudius acht Jahre nach Korsika verbannt, wurde nach seiner Rückkehr zum einflußreichen Berater Neros. Nachdem er bei Nero in Ungnade gefallen war, zwang ihn dieser bekanntlich im Jahre 65 n. Chr. zum Selbstmord.

Seneca ging, noch wesentlich akzentuierter als etwa Platon, davon aus, daß der Tod der „große Befreier" des Menschen und „aller Schmerzen Lösung" sei.[65] Er führe ihn ganz zu sich selbst, indem er den reinen Geist von der lästigen Körperlichkeit scheide. Der Tod sei also nichts Schreckliches, das Sterben aber sei eine Prüfung. Es gelte für den Menschen, sich zeitlebens auf diese Prüfung vorzubereiten. Seneca schrieb dazu in „Über die Kürze des Lebens": „[…] leben muß man das ganze Leben lernen und, worüber du mehr vielleicht dich wundern wirst, das ganze Leben muß man sterben lernen."[66]

Für Seneca war es demnach ein hohes Gut, das Leben selbstbestimmt verlassen zu können.[67] Er schrieb im 70. seiner „Briefe an Lucilius", quasi einer Apologie des Freitods, folgendes: „Nichts Besseres hat das ewige Gesetz geleistet, als daß es uns einen einzigen Eingang in das Leben gegeben, Ausgänge viele. Ich soll warten auf einer Krankheit Grausamkeit oder eines Menschen, obwohl ich in der Lage bin, mitten durch die Qualen ins Freie zu gehen und Widerwärtiges beiseite zu stoßen? Das ist das einzige, weswegen wir über das Leben nicht klagen können: niemand hält es."[68] Dies, wohl angesichts der erwarteten Aufforderung zur Selbsttötung durch Nero formuliert, läßt sich natürlich auch auf die Selbsttötung im Falle einer unheilbaren Krankheit beziehen. Im 77. Brief beschreibt Seneca dann auch – quasi folgerichtig – die Selbsttötung des Tullius Marcellinus, der, im Alter an einer langwierigen und beschwerlichen Krankheit leidend, den Freitod durch Verhungern (in einer Badewanne mit warmem Wasser liegend) wählte.[69] Er starb, so ein ungenannter Stoiker, den Seneca zitiert, einen „anständigen" Tod.

Doch Senecas Thanatologie wäre unvollständig dargestellt, wenn man ihn nur als monomanen Apologeten des „Freitods" charakterisieren würde. Im 78. Brief an Lucilius wies er ausdrücklich darauf hin, daß der Mensch Verpflichtungen anderen Menschen gegenüber habe, die auch den Bereich der Selbsttötung beträfen. Angesichts einer eigenen schweren Krankheit habe er überlegt, das Leben „wegzuwerfen". Doch das hohe Alter seines Vaters habe ihn zurückgehalten: „Ich überlegte nämlich nicht, wie tapfer *ich* sterben könne, sondern wie *er* tapfer Sehnsucht zu ertragen nicht vermöge."[70] So empfahl er dem kranken Lucilius dann auch die Mittel, die ihn selbst wieder aufgerichtet hatten: vor allem philosophische Reflexion und Zuspruch von Freunden.

Nach diesem raschen Durchgang durch die „Eu- und Dysthanatologie" antiker Philosophen ist nun zu fragen, wie sich die antiken Ärzte bzw. die medizinischen Autoren zu den in Frage stehenden Themen stellten.

5. Medizin

a) Zur Frage der Nichtbehandlung unheilbar Kranker im „Corpus Hippocraticum"

Wie oben dargestellt, plädierte Platon gegen eine Verlängerung des Lebens von schwerkranken Patienten um jeden Preis. Dieses Problem wurde auch im sogenannten „Corpus Hippocraticum" erörtert, der wichtigsten Quelle überhaupt für die Erkundung der griechischen Medizin. Diese „Sammlung" umfaßt ca. 60 Schriften aus allen Bereichen der Medizin, die – wohl in hellenistischer Zeit – von unbekannten Redaktoren zusammengestellt und dem damals schon legendären Arzt Hippokrates zugeschrieben wurden.[71] Hippokrates war zweifellos ein historischer Arzt. Wahrscheinlich wurde er ca. 460/459 v. Chr. auf der Insel Kos geboren, hinsichtlich seines Todesjahres schwanken die Angaben in der Literatur zwischen ca. 399 v. Chr. und ca. 370 v. Chr. Welche der in der Sammlung enthaltenen Werke der historische Hippokrates verfaßte, darüber – hier macht der Gemeinplatz guten Sinn – streiten sich die Gelehrten. Es besteht jedoch Konsens, daß nur wenige der ca. 60 Schriften vom „Meister" selbst stammen. Für die Zwecke dieser Studie ist die „hippokratische" Frage allerdings nicht von Bedeutung, denn mit an Sicherheit grenzender Wahrscheinlichkeit wurden alle Schriften der Sammlung, die im folgenden zitiert werden, nicht von Hippokrates selbst verfaßt.

Bevor auf Einzelheiten eingegangen werden kann, ist festzuhalten, daß es nur sehr wenige Textstellen zur Frage der Behandlung bzw. Nichtbehandlung unheilbar Kranker im „Corpus Hippocraticum" gibt. Diese dürfen von daher interpretativ nicht überstrapaziert werden. So sucht man etwa in den älteren Schriften der Sammlung, die ins 5. Jahrhundert datiert werden, vergeblich nach expliziten Erörterungen des Problems, obwohl in diesen Schriften häufig unheilbar Kranke erwähnt werden und oft auch über den Tod von Patienten berichtet wird.[72] Erst in späteren Schriften des „Corpus" scheint die Nichtbehandlung Unheilbarer Thema geworden zu sein.[73] So hieß es in der Schrift „Über die ärztliche Kunst" („De arte"), die ein unbekannter Autor, wohl kein Arzt, sondern ein Sophist, in der Zeit um 400 v. Chr. verfaßte: „Es gibt aber auch Leute, die wegen der Ärzte, die Patienten mit zu weit fortgeschrittenen Krankheiten nicht behandeln wollen, die Heilkunst schelten [...]."[74] Demnach wollten zumindest einige Ärzte im antiken Griechenland Patienten nicht behandeln, bei denen keine Heilungsaussicht, genauer: keine Heilungsaussicht mehr, bestand. Demnach gab es aber auch Menschen, die diese Ärzte deswegen tadelten. Der Verfasser der Schrift „Über die ärztliche Kunst" verteidigte die beschriebene therapieabstinente Einstellung der Ärzte bei Moribunden mit dem Hinweis darauf, daß man nicht von der „Kunst" verlangen dürfe, was sie nicht leisten könne. Er definierte die Aufgabe der Heilkunst allgemein wie folgt: „Die Kranken gänzlich von ihren Leiden befreien, die Heftigkeit der Krankheiten abstumpfen [d.i. mildern] und bewußt keine Behandlung versuchen bei denen, die von der Krankheit überwältigt sind."[75]

Während hier epistemologische Gründe für die Nichtbehandlung von Moribunden (die „Kunst" hat ihre Grenzen, man sollte den Arzt als „Handwerker" nicht überfordern) angeführt wurden, wurde an mehreren anderen Stellen im „Corpus Hippocraticum" dem Arzt geraten, mit Rücksicht auf seine Reputation, die Schaden nehmen könnte, von einer Behandlung Schwerkranker abzusehen. Sehr deutlich erschien dieses Motiv etwa in der Schrift „Über die Frauenkrankheiten" („De mulierum affectis"). Es wurde darin empfohlen, eine Patientin mit einer sogenannten Molenschwangerschaft, deren Prognose schlecht sei, entweder nicht zu behandeln oder zumindest die Prognose in aller Deutlichkeit mitzuteilen, um so bei dem zu erwartenden Tod der Patientin vor Anwürfen geschützt zu sein.[76]

In drastischer Form wurde dieses Motiv des Reputationsschutzes auch in der Schrift „Über die Brüche" („De fracturis") des „Corpus Hippocraticum" expliziert. Der Verfasser, ein chirurgisch tätiger Arzt, erörterte die Vorgehensweise bei einem komplizierten Oberschenkel- oder Oberarmknochenbruch, wobei er zu dem Schluß gelangte: „Der Behandlung derartiger Fälle muß man sich so gut wie möglich zu entziehen suchen, falls man eine gute Ausflucht hat; denn der Hoffnungen sind da nur wenige, der Gefahren aber viele; und wenn man die Einrichtung nicht vornimmt, wird man den Anschein erwecken, als verstünde man nichts von der Kunst, während man andererseits, wenn man die Einrichtung vornimmt, den Patienten eher dem Tode als der Heilung entgegenführt."[77]

b) Exkurs: Palliativmedizin in der Antike

Diese und ähnliche Stellen sollten jedoch nicht zu dem Schluß führen, den der verdiente Medizinhistoriker Henry E. Sigerist sicherlich etwas zu forciert zog. Wenn der Zustand des Kranken hoffnungslos und seine Krankheit unheilbar gewesen sei, dann – so Sigerist – wollte der griechische Arzt nichts mit ihm zu tun haben: „Eine Behandlung wäre dann sinnlos gewesen, da das Ziel, die Wiederherstellung der Gesundheit, doch nicht erreicht werden konnte."[78] Doch es gibt genügend Hinweise im „Corpus Hippocraticum", daß antike Ärzte unheilbar Kranke behandelten.[79] Es ist anzunehmen, daß die Übernahme einer solchen Behandlung nicht ganz selten aus Ehr- bzw. Ruhmsucht geschah (man wird natürlich höher angesehen, wenn man eine „unheilbare Krankheit" geheilt hat!). Andererseits dürfte es auch um die Verbesserung der Kenntnisse des Arztes gegangen sein, um zukünftigen Patienten „zu nützen oder wenigstens nicht zu schaden"[80], wie die bekannte Maxime lautete (verkürzt: „Nil nocere"). In diese Richtung zielte auch die vielzitierte Aussage des Verfassers von „Über die Einrenkungen" („De articulis"): „[...] ferner aber muß man die unheilbaren Zustände verstehen, damit sie nicht unnötig Schaden verursachen."[81] Während hier nur von „verstehen" die Rede war (gemeint war wohl die theoretische Auseinandersetzung mit der „unheilbaren Krankheit"), wurde an anderer Stelle auch die Beschäftigung mit unheilbar Kranken im Sinne der konkreten Behandlung gefordert. In der Schrift „Über die Krankheiten" („De morbis") hieß es: „Fachgerecht ist es, bei der Behandlung diejenigen Krankheiten, die heilbar sind, bis zur Heilung zu behandeln, von den unheilbaren aber zu wissen, warum sie unheilbar sind, und bei der Behandlung der Patienten, die an derartigen Krankheiten leiden, zu nützen, indem man die Behandlung nach der Heilbarkeit ausrichtet."[82] In der Übersetzung von F. Kudlien wird der erwähnte Aspekt noch deutlicher: „Im Bereich der Therapie soll man die bewältigbaren Fälle zu Ende behandeln; bei den nicht zu bewältigenden aber soll man wissen, weshalb sie so sind, und man soll sich bei der Behandlung solcher Fälle um den ‚größtmöglichen Nutzen' kümmern."[83] Hier sind durchaus Ansätze einer Palliativmedizin im modernen Sinn zu erkennen, deren Hauptziel bei der „Behandlung von Patienten mit einer nicht heilbaren, progredienten und weit fortgeschrittenen Erkrankung mit begrenzter Lebenserwartung" die Verbesserung der „Lebensqualität" ist, wobei naturgemäß die Schmerzlinderung im Vordergrund steht.[84] Daß es diese Art der Palliativmedizin schon in der Antike gab, dafür spricht auch die folgende Stelle aus dem „Corpus Hippocraticum". In der Schrift „Über die inneren Leiden" („De internis affectionibus") bemerkte der Verfasser, daß man, auch wenn man die Krankheit nicht überwinden könne, so doch die Symptome, vor allem den Schmerz lindern solle, denn „auf diese Weise dürfte er [der Patient] es nämlich am leichtesten ertragen".[85]

c) Der sogenannte „Hippokratische Eid"

Es bleibt nun noch ein Text zu besprechen, der im Bereich der Diskussion um die „Euthanasie" eine ungeheure Wirkung entfalten sollte: der sogenannte „Hippokratische Eid".[86] Die genaue Entstehungszeit dieses Eides ist nicht bekannt, eine Abfassung im 4. Jahrhundert v. Chr. hat jedoch eine gewisse Wahrscheinlichkeit für sich.[87] Die Verfasserfrage ist nicht geklärt, aber mit einiger Sicherheit wurde der Eid, der übrigens an keiner anderen Stelle im

„Corpus Hippocraticum" Erwähnung fand, nicht von Hippokrates selbst formuliert.

Was beschwor nun der angehende Schüler der medizinischen Kunst in diesem Eid (vollständiger Text siehe Anhang) genau? Zunächst verpflichtete er sich, einen Lehrvertrag einzuhalten. Damit war nicht nur ein formales Lehrverhältnis gemeint, denn durch den Schwur wurde der Schüler quasi als Familienmitglied in die Sippe seines Lehrers aufgenommen. Auf diesen sogenannten Vertragsteil des Eides folgten der sogenannte Sittenkodex und schließlich die Abschlußformel. In der Übersetzung von Edelstein lauten diese Abschnitte folgendermaßen:

„Ich will diätetische Maßnahmen zum Vorteil der Kranken anwenden nach meinem Können und Urteil; ich will sie vor Schaden und Unrecht bewahren.

Ich will weder irgend jemandem ein tödliches Medikament geben, wenn ich darum gebeten werde, noch will ich in dieser Hinsicht einen Rat erteilen. Ebenso will ich keiner Frau ein abtreibendes Mittel geben. In Reinheit und Heiligkeit will ich mein Leben und meine Kunst bewahren.

Ich will das Messer nicht gebrauchen, nicht einmal bei Steinleidenden, sondern will davon abstehen zugunsten der Männer, die sich mit dieser Arbeit befassen.

In alle Häuser, die ich besuche, will ich zum Vorteil der Kranken kommen, mich frei haltend von allem vorsätzlichen Unrecht, von aller Schädigung und insbesondere von sexuellen Beziehungen sowohl mit weiblichen wie mit männlichen Personen, seien sie frei oder Sklaven.

Was ich etwa sehe oder höre im Laufe der Behandlung oder auch außerhalb der Behandlung über das Leben von Menschen, was man auf keinen Fall verbreiten darf, will ich für mich behalten, in der Überzeugung, daß es schändlich ist, über solche Dinge zu sprechen.

Wenn ich diesen Eid erfülle und ihn nicht verletze, sei es mir vergönnt, mich des Lebens und der Kunst zu erfreuen, geehrt durch Ruhm bei allen Menschen auf alle künftige Zeit; wenn ich ihn übertrete und falsch schwöre, sei das Gegenteil von all diesem mein Los."[88]

Wichtig für die Zwecke dieser Studie ist der Satz: „Ich will weder irgend jemandem ein tödliches Medikament geben, wenn ich darum gebeten werde, noch will ich in dieser Hinsicht einen Rat erteilen" – im griechischen Original: Οὐ δώσω δὲ οὐδὲ φάρμα-κον οὐδενὶ αἰτηθεὶς θανάσιμον οὐδὲ ὑφηγήσομαι ξυμβουλίην τοιήνδε.[89] Es ist davon auszugehen, daß hier auf die Beihilfe zur Selbsttötung bzw. auf die Tötung auf Verlangen Bezug genommen wurde und nicht auf Beihilfe zum Giftmord. Dafür sind vor allem zwei Argumente anzuführen: Zum einen war Giftmord in der Antike wie jede ungerechtfertigte Tötung vom Gesetz mit Strafe bedroht; eine Verpflichtung, nicht bei einem Giftmord zu helfen, wäre eine „sinnlose Verdopplung der bestehenden Gesetze" gewesen.[90] Zum anderen legt der Kontext nahe (es wird nur vom Arzt und von Patienten gesprochen), daß sich auch das Verbot der Gabe von tödlichen Mitteln direkt auf einen Patienten als Gegenüber des Arztes bezieht.[91] Es mußte – dies wurde in Kapitel II.1. schon erwähnt – also Fälle gegeben haben, in denen man den Arzt um Beihilfe zur Selbsttötung bzw. Tötung auf Verlangen bat, sonst wäre die Verpflichtung sinnlos gewesen. Fragt man nun, wie diese Verpflichtung begründet wurde, so stößt man zunächst ins Leere. Eine ethische Deduktion ist im „Eid" nicht enthalten. Doch eine solche Begründung ist durchaus erschließbar, wenn man, wie L. Edelstein dies in ingeniöser Weise tat, den philosophischen Hintergrund des „Eides" beleuchtet.[92]

Edelstein suchte zunächst die Frage zu beantworten, auf welche philosophische Grundanschauung das Verbot der Gabe von „Euthanasie"- und von Abtreibungsmitteln zurückgehen könnte. In beiden Verboten sah er pythagoreische Lehre zutage treten.[93] Die Pythagoreer hätten aufgrund ihrer Überzeugung von der „Heiligkeit des Lebens" sowohl gegen eine Beihilfe zur Selbsttötung als auch gegen die Abtreibung argumentiert. Die Formulierung „rein und heilig will ich mein Leben verbringen" verwies nach Edelstein auf die pythagoreischen Prinzipien der Reinheit und Heiligkeit: „Es ist vielleicht möglich, Reinheit als eine Bestimmung zu erklären, auf die der praktizierende Arzt Gewicht legt, der sich der Verpflichtungen seiner Kunst bewußt ist. Die Forderung nach Heiligkeit kann jedoch kaum als aus praktischem Denken hervorgegangen verstanden werden. Heiligkeit gehört einem anderen Reich von Werten an und deutet auf Normen anderer, höherer Art".[94] Zu einer pythagoreischen Provenienz des Eides passe nach Edelstein auch die auf den ersten Blick merkwürdig erscheinende Passage des Eides (es ist bekannt, daß viele griechische Ärzte die Chirurgie ausübten), die den Gebrauch des Messers (sogar bei Steinleidenden) verbot.[95] Auch die weiteren ethischen Vorschriften (z.B. das Verbot des geschlechtlichen Umgangs mit Patienten und das Schweigegebot) lassen sich nach Edelstein am ehesten mit dem Pythagoreismus in Verbindung bringen, sie schließen zumindest eine pythagoreische Provenienz nicht aus.

Wie auch immer man zu den Darlegungen Edelsteins stehen mag, der „Eid" erweist sich in seinem „ethischen Teil" als durchaus konsistenter Text. Dies erklärt vielleicht auch seine enorme Wirkkraft, die bis in die Gegenwart reicht.

II. „Euthanasie" und verwandte Themen im Judentum und Christentum

Für das Judentum wie für das Christentum gilt, daß „Euthanasie" im Sinne etwa der Tötung Schwerkranker auf Verlangen erst in der neueren Zeit zum Thema direkter Erörterung wurde. Dennoch ist aus der Behandlung der einschlägigen „verwandten" Themen wie z.B. Legitimität der Fremdtötung bzw. Selbsttötung oder Umgang mit Schwerkranken jeweils so etwas wie eine „Grundeinstellung" zur „Euthanasie" schon in früherer Zeit zu erschließen.

1. Judentum

Bevor das eigentliche Thema – „Euthanasie" (im weitesten Sinne)[1] – behandelt werden kann, müssen einige Bemerkungen zu den Grundlagen der jüdischen Religion vorausgeschickt werden.[2] Wichtigster Bezugspunkt für jeden „religiösen" Juden ist auch heute noch das jüdische Religionsgesetz (Halacha). Halacha bedeutet „Gehen" im Sinne des Gehens auf Gottes Wegen. Die Halacha ist, zusammen mit der Aggada, die eher erzählerischen Charakter hat, in zwei großen älteren Komplexen enthalten: in der sogenannten schriftlichen Tora und in der sogenannten mündlichen Tora. Schriftliche Tora bezeichnet die fünf Bücher Mose, die nach jüdisch-religiöser Auffassung Mose von Gott selbst auf dem Berg Sinai offenbart wurden. „Mündliche Tora" – man kennt heute natürlich nur die Teile, die schriftlich fixiert wurden – bezeichnet die „Tradition", die im Laufe der Zeit neben die „heilige Schrift" trat und diese erklärte und ergänzte. In bezug auf die Geltung ist die „mündliche Tora" der schriftlichen Tora gleichgestellt. Halachisches Material ist vor allem in den folgenden Schriften der sogenannten „mündlichen" Tora niedergelegt: in der Mischna[3], in der Tosefta[4], in den sogenannten halachischen Midraschim[5] und im Talmud. Für das folgende ist nur der Talmud (wörtlich: „Studium, Belehrung") bedeutsam. Der Talmud liegt in zweifacher Gestalt vor: Die Redaktion des praktisch wichtigeren sogenannten babylonischen Talmuds[6] wurde etwa um 500 n. Chr., die des sogenannten palästinischen Talmuds[7] um ca. 400 n. Chr. abgeschlossen. In nachtalmudischer Zeit entstanden grundlegende Kommentare und Erläuterungen der schriftlichen und der „mündlichen" Tora. Zu den bekanntesten zählen etwa im Mittelalter und in der frühen Neuzeit der Tora- und Talmud-Kommentar Raschis (1040–1105), die „Mischne Tora" („Wiederholung der Tora") des Moses Maimonides (1135–1204) und der „Schulchan Aruch" („Der gedeckte Tisch") des Rabbi Josef Karo (1488–1575).[8] Oft genug unterscheiden sich dabei die Auslegungen nicht unerheblich. Doch nicht nur deshalb hat das jüdische Religionsgesetz – trotz des naturgemäß konservativen Grundzugs – keine monolithische Struktur. Zum einen wurden Probleme der (schon bestehenden) Halacha immer wieder unter den Rabbinen kontrovers diskutiert. Zum anderen mußten aufgrund der sich verändernden Lebensumstände seit jeher Streitfälle bzw. unsichere Fragen entschieden werden, die zu einer Erweiterung der Halacha führten. Auch dabei gab es nicht selten Differenzen zwischen den Autoritäten, die in die Literatur eingingen. Die Halacha ist von daher in gewisser Weise „in Bewegung".

In bezug auf die „Euthanasie"-Problematik ist der Spielraum halachischer Auslegung jedoch relativ gering. Nach einhelliger jüdischer Auffassung eignet dem menschlichen Leben ein hoher Wert.[9] Es ist laut Tora (erinnert sei nur an das 5. Gebot) verboten, einen (unschuldigen) Menschen zu töten.[10] Doch gilt diese Auffassung auch für das Leben eines Sterbenden?

In einem der sogenannten „außerkanonischen" (aber doch mit hoher Autorität versehenen) Traktate des babylonischen Talmuds, dem Traktat Ebel Rabbati („Großer Traktat über die Trauer"), der auch als Traktat Semachot („Freuden") bekannt ist, heißt es im ersten Kapitel über den Sterbenden: „Der Sterbende ist in jeder Beziehung wie ein Lebender zu behandeln [...]".[11] Und weiter (zitiert nach der Paraphrase von Grünewald): „Man bindet seine Kiefer nicht. Man verschließt keine Öffnung seines Körpers. Man gibt kein Metallgefäß oder andere kühlende Gegenstände auf seinen Leib. Man bewegt ihn nicht, und man legt ihn nicht in den Sand. Man bettet ihn nicht in Salz. Man verschließt ihm nicht die Augen. Und wer einen Sterbenden berührt und ihn bewegt, ist wie einer, der Blut vergießt. Denn Rabbi Meir hat gelehrt, daß ein Sterbender einer tropfenden Kerze gleicht, die, wenn man sie anfaßt, erlischt. So wird einer, der die Augen eines Sterbenden verschließt, so angesehen, als ob er ihm die Seele nähme."[12]

Dem entspricht eine weitere Stelle im Traktat Shabbat des babylonischen Talmuds: „Wer einem Sterbenden die Augen verschließt, gleicht einem, der Blut vergießt, und er ist jemandem zu vergleichen, der seinen Finger auf ein erlöschendes Licht legt und es dadurch zum Erlöschen bringt."[13] Der mittelalterliche Kommentator Raschi erläuterte hierzu, daß man durch die geringfügige Handlung des Verschließens der Augen den Tod beschleunigen könne.[14] Auch Maimonides (Hilchot Ebel IV, 5) äußerte sich in diesem Sinne.[15] Maimonides war es auch, der im Kommentar zu einer weiteren einschlägigen Stelle (Babylonischer Talmud, Traktat Sanhedrin 78a) formuliert hatte: „Gleichgültig, ob einer einen Gesunden oder einen Sterbenskranken erschlägt, selbst wenn er einen Sterbenden tötet, ist er des Todes schuldig."[16] Und Rabbi Josef Karo, der Verfasser des „Schulchan Aruch", hatte in seinem Maimonides-Kommentar festgehalten, daß sich „derjenige, der einen Menschen erschlägt, welcher infolge einer Krankheit (durch die Hand des Himmels) im Sterben liegt, schuldig macht".[17] Dies akzentuierte Rabbi Babad (1800–1875) im 19. Jahrhundert noch einmal: „Sogar wenn der Prophet Elias erscheinen würde – das heißt, daß wir mit absoluter Sicherheit wüßten, daß dieser Todkranke nur noch eine Stunde, oder einen Bruchteil einer Stunde leben würde, so ist doch jede Tat verboten, die den Tod dieses Menschen nähern könnte. Denn die Tora unterschied (in ihren Verboten des Tötens) nicht zwischen einem, der ein Kind tötet, das noch viele Jahre zu leben gehabt hätte, und zwischen einem, der einen hundertjährigen Greis tötet."[18]

Aus den angeführten Stellen ergibt sich eine Grundposition, die ein Rabbiner um 1900 folgendermaßen zusammenfaßte: „Wir haben im Talmudtraktat S[e]machot gelernt, daß der Sterbende in jeder Beziehung als Lebender gelte [...] und daß es verboten sei, seinen Tod zu beschleunigen. Und obwohl wir sehen, daß er sich beim Sterben quält und der Tod gut für ihn wäre, trotzdem ist es uns verboten, etwas zu tun, was seinen Tod beschleunigt, denn die

Welt und was sie füllt gehört dem Ewigen, gepriesen sei er, und so ist sein gepriesener Wille."[19]

Der Arzt hat nach jüdischer Auffassung die Aufgabe, Menschen zu heilen und Leiden zu lindern.[20] Was sagt nun die Halacha darüber aus, wenn ein schwerkranker Patient einen Arzt ausdrücklich darum bittet, ihn „von seinen Leiden zu erlösen" oder ihm zumindest bei der Selbsttötung zu helfen? Hat der Patient halachisch ein Anrecht darauf? Die Antwort ist hier eindeutig: Nein! Zwar wurde in der schriftlichen Tora, in der einige wenige Fälle auch erwähnt werden, die Selbsttötung (und die Beihilfe dazu) nicht explizit verboten. Daraus ist jedoch nicht zu schließen, daß damit die Selbsttötung legitimiert wurde. Die entsprechenden Taten fanden entweder unter Ausnahmebedingungen statt (Richter 16, 23–32: Simson; 1. Samuel 31: Saul und sein Waffenträger – siehe dazu unten), oder die einschlägigen Texte lassen eine eindeutige Tendenz erkennen, wonach die Selbsttötung implizit als folgerichtiger Abschluß eines sündhaften Lebens gewertet und damit indirekt verurteilt wurde (2. Sam. 17, 23: Ahitofel; 1. Könige 16, 15–20: Simri). Was in der schriftlichen Tora noch nicht explizit war, wurde dann im Talmud (Traktat Baba Kama 91 b) unzweideutig fixiert: „Jedoch euer Blut, das euren Seelen angehört, werde ich fordern [Genesis 9, 5] – von euren Seelen werde ich euer Blut fordern, das heißt, daß Selbstmord von Gott geahndet wird."[21] Diese Aussage entsprach anderen, wonach das Leben nicht als Besitz des Menschen, sondern als ausschließlicher Besitz Gottes aufgefaßt wurde.[22] Vor allem unter Bezug auf die beiden Schöpfungsberichte (Genesis 1) ging man davon aus, daß das menschliche Leben der alleinigen Verfügungsgewalt Gottes unterliege. Demnach könne auch nur Gott nehmen, was er gegeben habe (Ausnahme: Todesstrafe bei bestimmten Vergehen, z.B. nach Exodus 22, 17ff.). Diese Auffassung schließt natürlich die Legitimierung der Selbsttötung (und damit auch die der ärztlichen Beihilfe zur Selbsttötung) aus.

Damit ist nicht gesagt, daß es nicht doch ein gewisses Verständnis bei den halachischen Autoritäten für die Selbsttötung in Fällen gibt, in denen unerträgliches Leid als Grund anzuführen ist. Dieses Problem wurde in der Überlieferung anhand der Selbsttötung König Sauls (und seines Waffenträgers) diskutiert (1. Samuel 31).[23] Sauls Heer hatte im Kampf mit den Philistern eine Niederlage erlitten. Schwer verwundet bat er seinen Waffenträger, ihn zu erstechen. Dieser lehnte das Ansinnen des Königs ab, worauf Saul sich selbst tötete (der Waffenträger tötete sich darauf ebenfalls).[24] Die meisten rabbinischen Autoritäten – Meinungsverschiedenheiten bestanden durchaus – gelangten zu der Auffassung, daß unter den besonderen Umständen, die im Falle Sauls vorlagen, die Selbsttötung nicht als Selbstmord im halachischen Sinn anzusehen war. Von daher kann man durchaus schließen, daß in Fällen von schwerstem Leid die Selbsttötung bzw. die Beihilfe zur Selbsttötung zumindest nicht kategorisch verdammt wurde.[25] Das heißt jedoch nicht, dies gilt es abermals zu betonen, daß sie damit legitimiert wäre.

Wenn auch die „aktive Euthanasie" im Sinne der Tötung eines Kranken – wie dargelegt – halachisch verboten ist, der Arzt das Leben eines Patienten also nicht aktiv verkürzen darf, so bleibt doch die Frage nach der Möglichkeit, durch einen Akt der Unterlassung (in jüdischer Sicht klar abgegrenzt von einem Akt des Tuns)[26] das Sterben in seiner „natürlichen" Form zuzulassen.[27] Bei der Diskussion dieses Problems wird häufig eine Stelle im „Buch der Frommen" (Sefer ha-Chassidim) des berühmten Rabbi Jehuda ha-Chassid (gestorben 1217) zitiert. In dieser Abhandlung heißt es: „Man darf nichts dazu tun, damit der Tod eines Menschen verzögert wird. Wenn z. B. in Hörweite eines Sterbenden Holz gehackt wird, so daß der Lärm den Tod aufhält, so entfernt man den Holzhacker. Ebenso darf man kein Salz auf die Zunge eines Sterbenden legen, um damit den Eintritt des Todes hinauszuschieben."[28] Ähnlich argumentierte auch Rabbi Moses Isserles (1525–1572) in seinem Kommentar zum „Schulchan Aruch" (Jore Dea 339, 1): „Wenn jedoch irgendein Hinderungsgrund den natürlichen Eintritt des Todes aufhält, so darf man diese Behinderung entfernen, wie zum Beispiel den Holzhacker oder das Salz auf der Zunge. Denn dies ist kein aktiver Eingriff in den Prozeß des Sterbens, sondern eine Entfernung der Behinderung des natürlichen Prozesses."[29] Dabei wäre es nach Rabbi Isserles sogar zulässig, den Sterbenden zu berühren, um das Salz auf der Zunge zu entfernen (entgegen der oben zitierten Talmud-Stelle im Traktat Ebel Rabbati, wonach der, der „einen Sterbenden berührt und ihn bewegt […] wie einer [ist], der Blut vergießt").

Die Auffassung, daß der natürliche Vorgang des Sterbens nicht „gestört" werden dürfe, kann sich auf eine talmudische Erzählung (also eine Aggada, die diesfalls aber auch halachisch zu verwerten ist) im Traktat Awoda Sara stützen, und zwar auf die vom Märtyrertod des Rabbi Chananja ben Teradjon, der zur Zeit Hadrians in Rom lebte. Rabbi Chananja weigerte sich zwar auf dem Scheiterhaufen, den Mund zu öffnen, damit der Rauch des Feuers in ihn dringen könne und so sein Leiden verkürzt werde: „Soll lieber derjenige, der (die Seele in den Körper) hineingetan hat, sie wieder herausholen. Keiner aber darf sich selbst ein Leid antun."[30] Er nahm jedoch das Angebot des Exekutors an (dafür mußte der Rabbi versprechen, ihm das Leben der zukünftigen Welt zu bringen), die zur Verlängerung der Leiden auf den Brustkorb gelegten feuchten Wollsträhnen zu entfernen und die Flamme zu schüren, so daß die Seele den Körper schneller verlassen konnte. Auf diese Stelle bezogen schrieb Rabbi Salomon Eger (1785–1852) in seinem Kommentar zum „Schulchan Aruch" explizit sogar, daß es verboten sei, den Eintritt des Todes durch Medikamente zu verzögern.[31] Dabei, dies muß sehr genau bedacht werden, bezieht sich diese Aussage wie die oben zitierten auf Fälle, in denen der Tod des Patienten unmittelbar bevorsteht.[32] Nur dann darf man nach Ansicht der halachischen Autoritäten den Versuch unterlassen, ein Leben zu verlängern.

Die bislang zitierten Aussagen zur „passiven Sterbehilfe" bezogen sich noch nicht direkt auf die Möglichkeiten der Lebensverlängerung der modernen Medizin. Welche Positionen nahmen neuere halachische Autoritäten zu den dadurch aufgeworfenen Problemen ein?

Dazu führte Rabbi M. Feinstein, der sich eingehend mit Fragen der Medizinethik auseinandersetzte, im Jahre 1976 folgendes aus: „Ein Kranker, der an und für sich nicht mehr leben würde, und der nur durch künstliche Mittel am Leben erhalten wird, darf er so am Leben erhalten werden? Mir scheint, daß man dies nicht darf. Es wird ja mit diesen Mitteln sein Leben nur künstlich verlängert, denn geheilt werden kann er damit nicht, und ohne diese künstlichen Mittel wäre er schon tot. Da er durch diese künstliche Lebensverlängerung Qualen erleidet – denn jede Behinderung des Todeseintritts eines Sterbenden verursacht ihm Qualen – ist sie nicht erlaubt."[33]

Während Feinstein offensichtlich das Abschalten von Beatmungsgeräten bei unheilbar Kranken, die nur durch technische Mittel am Leben erhalten werden, durch den Arzt billigte, nahm Rabbi Elieser Waldenberg, der sich ebenfalls auf medizinethische Probleme der Halacha spezialisiert hatte, in seiner 1978 veröffentlichten Responsensammlung „Ziz Elieser" einen etwas anderen Standpunkt ein.[34] Er argumentierte dahingehend, daß ein Beatmungsgerät abgeschaltet werden dürfe, wenn es nur einen „Hinderungsgrund des Todeseintritts" darstelle. Es müsse deshalb geklärt werden, ob der Patient „kein selbständiges Leben mehr" habe. Wie könne dies geschehen? Hierfür schlug Waldenberg ein (utopisches) Modell vor, das, wie Sternbuch schrieb,[35] auf den „ersten Blick fremd anmutet, [das] bei näherer Betrachtung jedoch [seine] halachische und moralische Berechtigung hat": „Bei jedem Kranken, bei dem dies notwendig wird, soll sofort jede mögliche und nötige Wiederbelebung unternommen werden, was den Anschluß an alle nötigen Geräte einschließt. Jedoch sollen diese Geräte an automatische Uhren angeschlossen sein, die sie nach kürzeren Zeitspannen, etwa 12–24 Stunden, abschalten. In dieser Zeit sollen die Ärzte alle relevanten klinischen Untersuchungen durchführen, ebenso Labor, Röntgen usw. Nachdem sie alle relevanten Daten gesammelt haben, soll folgendes getan werden: Wenn die Ärzte bei ihren Untersuchungen festgestellt haben, daß der Patient noch selbständiges Leben hat, er die Geräte also nur zur Unterstützung dieses Lebens benötigt, dann soll die Funktion der Geräte verlängert werden, bis zur nächsten Untersuchung. Stellen die Ärzte jedoch fest, daß der Patient kein selbständiges Leben mehr hat – z.B. bei Gehirnzerstörung –, dann soll man die Uhren die Geräte automatisch abschalten lassen. Ist dies geschehen, so soll während 10–20 Minuten wiederholt untersucht werden, wobei genau beobachtet wird, ob der Kranke allein leben und selbständig atmen kann. Sieht man Anzeichen, die darauf hinweisen, so schließt man ihn sofort wieder an die Hilfsgeräte an. Sieht man jedoch eindeutig, daß dies nicht der Fall ist, so muß man der Natur ihren Lauf lassen. Es ist dann halachisch sogar verboten, die Geräte wieder einzuschalten. Hat man es jedoch getan, so muß man sie wieder abschalten."[36] Dabei kommt eine besondere Form der „Entschuldigung" des Arztes zum Tragen: Indem man den Kranken von vornherein für eine begrenzte Zeit an die Geräte anschließt, ist das

Abschalten beim Anschließen schon „mitgesetzt". Dieses Abschalten wird nach jüdischer Auffassung deshalb nicht direkt vom Arzt ausgeführt; es fällt unter den Begriff der „Gerama".[37] Darunter werden in der Halacha alle Schäden verstanden, die dem Geschädigten vom Schädiger „indirekt" zugefügt werden; in solchen Fällen hat der Schädiger keine Sanktionen zu erwarten. Dieser Vorschlag Waldenbergs setzte sich allerdings in der Praxis nicht durch.

Gegenwärtig gibt es bezüglich der Möglichkeit der künstlichen Lebensverlängerung unter den halachischen Autoritäten zwar auch keine einheitliche, aber doch so etwas wie eine „herrschende" Auffassung.[38] Nur eine Minderheit unter den Rabbinern der Gegenwart argumentiert für eine Lebensverlängerung bei Sterbenden um jeden Preis (mit der Begründung, daß das Leben an sich einen so hohen Wert habe, daß jede Maßnahme ergriffen werden müsse, es zu erhalten).[39] Die meisten halachischen Autoritäten halten aber dafür, daß zwar jede aktive Beschleunigung des Sterbevorgangs verboten, daß jedoch in terminalen Situationen das Vorenthalten bestimmter Behandlungsformen zulässig sei.[40] Die Frage, welche der „modernen" Behandlungsmethoden im Falle einer „terminalen" Situation vorenthalten werden dürfe, wird nach der Mehrheitsmeinung auf der Basis folgender Unterscheidung zu beantworten sein: Wenn sie der „direkten" Behandlung der terminalen Krankheit gilt (z.B. Wiederbelebung und Beatmung nach Herzstillstand bei terminal Kranken – der Herzstillstand wird hier als „direkter" Ausdruck der terminalen Krankheit verstanden) – dann darf sie vorenthalten werden. Wenn die Behandlungsform quasi „natürlich" ist und auf die Behandlung von üblicherweise beherrschbaren Situationen zielt (z.B. die Gabe von Nahrung, Flüssigkeit, Sauerstoff, aber auch die Gabe von Antibiotika bei einfachen Infektionen im Falle terminaler Grundkrankheit), dann darf sie nicht vorenthalten werden. Auch das Abschalten von Beatmungsgeräten ist demnach – so die Meinung der meisten zeitgenössischen halachischen Autoritäten – untersagt.[41]

2. Christentum

Ebensowenig wie im Judentum gab und gibt es auch im Christentum eine einheitliche Position zum Thema „Euthanasie" bzw. Sterbehilfe.[42] Dennoch gab und gibt es auch im Christentum so etwas wie eine „Grundeinstellung" zu dem Problembereich. Diese soll zunächst quasi idealtypisch aus Aussagen der Bibel und der christlichen Tradition zu Themen wie Verfügungsgewalt über das menschliche Leben, Erlaubtheit der Fremd- bzw. Selbsttötung oder Umgang mit Schwerkranken rekonstruiert werden. Anschließend können ausgewählte Äußerungen von Theologen aus dem 20. Jahrhundert zur „Euthanasie"-Problematik daraufhin geprüft werden, ob sie der rekonstruierten „Grundeinstellung" entsprechen.

Zunächst zum Thema Verfügungsgewalt über das menschliche Leben. Der Mensch wurde laut Bibel von Gott geschaffen. Aus den einschlägigen alttestamentlichen Stellen wurde in der christlichen (wie in der jüdischen) Tradition häufig der Schluß gezogen, daß das menschliche Leben Gottes alleiniger „Verfügungsgewalt" unterliege. Daraus konnte man weiter schließen, daß sowohl die Fremdtötung (zumindest unschuldiger Menschen) als auch die Selbsttötung verboten seien.[43]

Zum Thema Fremdtötung ist darüber hinaus zu sagen, daß in der Bergpredigt das explizite alttestamentliche Tötungsverbot (5. Gebot) akzentuiert wurde. Hier wurde nicht nur die Tötung, sondern auch die feindliche Einstellung zum Mitmenschen untersagt: „Ihr habt gehört, daß zu den Alten gesagt ist (2. Mose 20, 13; 21, 12): ‚Du sollst nicht töten'. Wer aber tötet, der soll des Gerichts schuldig sein. Ich aber sage euch: Wer mit seinem Bruder zürnt, der ist des Gerichts schuldig [...]" (Mt 5, 22 f.).

In bezug auf die Frage nach der Legitimität der Selbsttötung ist daran zu erinnern, daß diese im Alten Testament nicht direkt verboten wurde. Die beschriebenen Selbsttötungen fanden – wie oben dargestellt – entweder unter Ausnahmebedingungen statt oder wurden indirekt als „angemessener" Abschluß eines sündhaften Lebens verurteilt. Diesem zuletzt genannten Muster entsprach auch der einzige beschriebene Fall von Selbsttötung im Neuen Testament. Judas, so heißt es im Matthäus-Evangelium (Kapitel 27), sah, daß Jesus, den er verraten hatte, zum Tode verurteilt wurde. Seine Tat reute ihn, er gab das für den Verrat erhaltene „Blutgeld" zurück und erhängte sich. Auch hier war also aus der Perspektive des Evangelisten nicht von einer „legitimierten" Selbsttötung im Sinne eines Freitodes die Rede. In späterer Zeit wurde die Selbsttötung von christlichen Autoritäten dann explizit verboten. Während einige der frühen Kirchenväter (z.B. Lactantius) noch Ausnahmen zuließen, z.B. wenn heidnische Verfolger mit Folter, Schändung oder Tod drohten,[44] wurde die Selbsttötung durch Augustinus dann generell verurteilt: „Nicht umsonst vermag man nirgends in den heiligen kanonischen Schriften ein göttliches Gebot oder auch nur die Erlaubnis dafür zu finden, daß wir, sei es, um die Unsterblichkeit zu erlangen oder um irgendein Übel zu vermeiden oder zu beseitigen, uns selbst das Leben nehmen dürfen."[45] Die größte kirchliche Autorität des Mittelalters, Thomas von Aquin, bekräftigte im Zusammenhang seiner Lehre vom Mord in der „Summa Theologiae", daß gegen Gott sündige, wer sich selbst des Lebens beraube, „gerade wie, wer den fremden Sklaven umbringt, gegen den Herrn sündigt, dem der Sklave gehört".[46] Die Selbsttötung wurde somit als Sünde angesehen, die lange Zeit sogar damit bestraft wurde, daß dem Selbstmörder ein „christliches" Begräbnis vorenthalten wurde.[47]

Aus dem Dargelegten läßt sich nun „idealtypisch" folgende christliche „Grundeinstellung" zum Thema „Euthanasie/Sterbehilfe" rekonstruieren: Das Fremdtötungsverbot untersagt die „aktive Euthanasie". Mit dem Verdikt über die Selbsttötung ist auch die ärztliche Beihilfe zur Selbsttötung ausgeschlossen.[48] Hinzu kommt ein weiterer Punkt, der Einfluß auf die christliche „Grundeinstellung" zu diesem Problembereich hatte (und hat), nämlich der Anspruch, sich in der Nachfolge Christi Kranken bzw. Bedürftigen zuzuwenden.[49] Dieser Anspruch war bekanntlich ein wichtiger Grund für die Errichtung christlicher Hospitäler im Mittelalter. Dieser Anspruch steht auch im Zentrum der neuzeitlichen Caritas- und Diakoniebewegung. Das christliche Ideal verlangte (und verlangt) dementsprechend Pflege, Zuwendung und Begleitung von Kranken und Sterbenden, nicht Tötung oder Beihilfe zur Selbsttötung. Von daher gibt es auch eine starke Affinität zur aktuellen Hospizbewegung und Palliativmedizin.

Bevor geprüft werden soll, ob diese christliche „Grundeinstellung" im 20. Jahrhundert tatsächlich im Sterbehilfe-Diskurs zu erkennen ist, sei kurz noch auf einen Begriff eingegangen, der häufig bei der Behandlung des Themas „Christentum und Euthanasie" angeführt wird: Heiligkeit des Lebens. Nach derzeitigem Kenntnisstand prägte ihn der einflußreiche Moralhistoriker W.E.H. Lecky in der zweiten Hälfte des 19. Jahrhunderts. Lecky definierte ihn wie folgt: „Das Christenthum präsentirte sich der Welt zunächst als eine Erklärung der Verbrüderung der Menschen in Christo und machte es dem Christen zur ersten Pflicht, seine Mitmenschen als heilige Wesen zu betrachten, woraus der wichtige Begriff von der Heiligkeit alles menschlichen Lebens entstand."[50] Diese etwas mißverständliche Formulierung mochte den Eindruck hervorrufen, daß der Begriff schon im frühen Christentum entstanden war. Dafür gibt es bislang aber keinen Beleg. Wie auch immer, jedenfalls bezogen sich christliche Theologen im 20. Jahrhundert im „Euthanasie"-Diskurs auf diesen Begriff. So veröffentlichte z.B. der katholische Moraltheologe Prof. Dr. Franz Walter (München) im Jahre 1935 ein umfangreiches Buch mit dem Titel „Die Euthanasie und die Heiligkeit des Lebens", in dem er sich gegen die drohende „Freigabe der Vernichtung lebensunwerten Lebens" durch die Nationalsozialisten wandte.[51] Walter schrieb: „Heiligkeit des Menschenlebens besagt nicht nur seine sittliche Vollkommenheit, sondern auch die Unantastbarkeit des Lebens. Es ist heilig und damit menschlicher Willkür entrückt, seine Verletzung durch religiöse Scheu verwehrt. Seine Heiligkeit entspringt seinem inneren Wert, ist in letzter Linie Ehrfurcht gegen Gott, die Quelle alles Lebens [...]. Von der Heiligkeit des Lebens gilt: Wenn einer den Tempel Gottes schändet, den wird Gott verderben. Denn der Tempel Gottes ist heilig und der seid ihr (Kor. 2, 16f. [!])."[52] Diese für das Jahr 1935 durchaus mutigen Bemerkungen sind allerdings kommentarbedürftig. Denn offenkundig war das von Walter angeführte Bibelwort falsch nachgewiesen und unkorrekt wiedergegeben. Nicht an der angegebenen Stelle, sondern in 1. Kor. 3, 16f. heißt es: „Wißt ihr nicht, daß ihr Gottes Tempel seid und der Geist Gottes in euch wohnt? Wenn jemand den Tempel Gottes verdirbt, den wird Gott verderben, denn der Tempel Gottes ist heilig; der seid ihr." Dabei wird jedoch eindeutig auf die „Heiligkeit" der Gemeinde und nicht auf die des menschlichen Leibes abgehoben. Wahrscheinlich kontaminierte Walter diese Stelle mit 1. Kor. 6, 19. Paulus warnte die

Korinther hier allerdings nicht vor Mord, sondern vor Unzucht: „Oder wißt ihr nicht, daß euer Leib ein Tempel des heiligen Geistes ist, der in euch ist und den ihr von Gott habt, und daß ihr nicht euch selbst gehört?" Nichtsdestotrotz: der Begriff „Heiligkeit des Lebens" wurde in den „Euthanasie"-Diskurs eingeführt und taucht auch heute noch gelegentlich auf, wenn die Unverfügbarkeit bzw. die Unantastbarkeit des menschlichen Lebens bezeichnet werden soll.

Doch zurück zur Hauptlinie der Untersuchung. Wie eingangs erwähnt, finden sich ausführlichere Erörterungen des Themas „Tötung unheilbar Kranker" von christlichen Theologen erst zu Beginn des 20. Jahrhunderts. Es sei die These gewagt, daß zumindest im deutschsprachigen Raum die meisten dieser Erörterungen zunächst durch die vor allem ab ca. 1920 öffentlich geführte Diskussion über die „Freigabe der Vernichtung lebensunwerten Lebens" hervorgerufen wurden. Im folgenden seien nur einige Beispiele für einschlägige Äußerungen aus der Zeit zwischen ca. 1920 und 1945 angeführt.[53] In einer Entgegnung auf die 1920 erschienene Schrift von Karl Binding und Alfred Hoche mit dem Titel „Die Freigabe der Vernichtung lebensunwerten Lebens" (siehe dazu Kapitel V.4.) äußerte 1921 der evangelische Pastor Martin Ulbrich (Magdeburg-Cracau) „schwerwiegende Bedenken" gegen deren Argumentation.[54] Die Kirche betrachte nach dem Vorbild des Diakons Laurentius von Rom die Armen, Elenden und Kranken als „Schätze" der Kirche, zu deren Hüter sie bestellt sei. In dieser und in weiteren Schriften führte Ulbrich aus, daß die christliche Liebe in jedem Menschen eine Aufgabe sehe, die „gelöst, aber nicht vernichtet werden will".[55] Erwähnt sei noch die Stellungnahme von Ludwig Ihmels, Ordinarius für Systematische Theologie in Leipzig und seit 1922 Landesbischof der evangelisch-lutherischen Landeskirche Sachsens, der sich im Oktober 1920 gegen die Tötung Schwachsinniger aussprach.[56] Ihmels verwies dabei darauf, daß für Jesus Christus gerade das schwächste und ärmste Menschenleben am meisten Gegenstand der Fürsorge gewesen sei: „Aufs Ganze der Schrift gesehen, müßte es doch auch als das ausschließliche Majestätsrecht Gottes gelten, menschliches Leben zu schaffen und darüber zu verfügen."[57] Deutlich war auch die Stellungnahme der „Fachkonferenz für Eugenik", die 1931 auf Beschluß des Central-Ausschusses für die

Innere Mission gebildet worden war und deren erste Beratung vom 18.–20. 5. 1931 in Treysa (bei Kassel) stattfand.[58] Die „Fachkonferenz", der übrigens zahlreiche Ärzte angehörten, war einmütig der Auffassung, „daß die neuerdings erhobene Forderung auf Freigabe der Vernichtung sogenannten ,lebensunwerten Lebens' mit allem Nachdruck sowohl vom religiösen als auch vom volkspädagogischen und ärztlichen Standpunkt abzulehnen ist. Gottes Gebot: ,Du sollst nicht töten!' ist uns auch dieser Gruppe von Menschen gegenüber unverbrüchlich auferlegt."[59]

Auf katholischer Seite legte u. a. der schon erwähnte Franz Walter (noch vor der Publikation seines Buches von 1935) im Jahre 1922 eine Stellungnahme zu Binding und Hoche vor, in der er ausführte, daß das Christentum jedem menschlichen Individuum von der Empfängnis an das uneingeschränkte Recht auf Leben zuerkenne.[60] Er wies auch darauf hin, daß es vom „Standpunkt einer transzendenten Weltanschauung überhaupt kein lebensunwertes Leben" gebe, und lehnte die Thesen Bindings und Hoches von daher kategorisch ab.

Auch die Stellungnahmen von kirchlicher Seite zwischen 1933 und 1945 waren in der Regel – mit wenigen, dafür um so bemerkenswerteren Ausnahmen – eindeutig ablehnend, was die „Vernichtung lebensunwerten Lebens" anging.[61] Sie können im Rahmen dieser Studie nicht dargestellt werden, die Argumentation folgte aber den bekannten Linien.[62] Zu den Ausnahmen muß allerdings noch ein Wort verloren werden. Es gab sie schon in den 20er Jahren, wie aus Briefen an den Arzt Ewald Meltzer hervorging, die er 1925 veröffentlichte.[63] So machte der evangelische Theologe Prof. Dr. Ludwig Lemme (Heidelberg) die Zulässigkeit der Tötung Geisteskranker davon abhängig, ob Seelenleben vorhanden sei.[64] Der Religionspädagoge Dr. Karl Ernst Thrändorf argumentierte ähnlich: Zu einem Seelenwesen gehöre das Gehirn, die Erhaltung gehirnloser, also seelenloser Wesen sei „Raub an den Gesunden".[65] Nach 1933 ist auf evangelischer Seite vor allem eine wichtige Ausnahme von der Regel der öffentlichen „Euthanasie"-Ablehnung zu konstatieren: die Monographie „Erbpflege und Christentum" aus dem Jahre 1940 von Lic. theol. Wolfgang Stroothenke (durch ein Vorwort des Papstes der deutschen Rassenhygiene, Prof. Fritz Lenz, gleichsam geadelt).[66] Stroothenke argumentierte, daß der Tod nicht in den Bereich der „sittlichen", sondern der „natürlichen" Wertungen gehöre. Er habe mit der Sünde nichts zu tun. Aufgrund „natürlicher" (diesfalls „erbpflegerischer") Wertung sei deshalb die „Tötung mißgestalteter Kinder auf Wunsch der Eltern" erlaubt (nota bene: zu diesem Zeitpunkt war die NS-"Kindereuthanasie" zumindest schon geplant; der Wille der Eltern spielte dabei keine Rolle). Aufgrund „natürlicher Wertung" sei auch die Tötung auf Verlangen von Schwerkranken zulässig.

Die große Ausnahme auf katholischer Seite bildete Joseph Mayer, Professor für Moraltheologie in Paderborn.[67] Dies mag erstaunen, wenn man weiß, daß Mayer sich in einem Aufsatz noch 1938 gegen die Vernichtung Geisteskranker ausgesprochen hatte. Erst jüngst konnte nachgewiesen werden, daß eine Stellungnahme Mayers pro „NS-Euthanasie", über die seit der Aussage eines Sicherheitsdienstmitarbeiters aus dem Jahre 1947 nur spekuliert wurde, tatsächlich existierte. Mayer sprach in seiner geheimen (zusätzlich durch ein Pseudonym geschützten) Stellungnahme, die 1940 abgeschlossen wurde, dem Staat das Recht zu, „Geisteskranke" zu töten. Diese hätten seiner Ansicht nach die „Gottesebenbildlichkeit" verloren. Mayer vertrat also eine Position, die der offiziellen Lehre der katholischen Kirche diametral entgegenstand.

Zu einschlägigen Äußerungen von kirchlicher Seite zum Thema Sterbehilfe nach dem Zweiten Weltkrieg, die eine eigene Untersuchung verdienten, seien nur noch einige kurze Bemerkungen angeschlossen. Zwar gab es (und gibt es) weiter Abweichungen von der oben skizzierten „Grundeinstellung". Erinnert sei hier nur an die unlängst erschienene Veröffentlichung des katholischen „Renegaten" Hans Küng, der sogar für die Freigabe der „aktiven Euthanasie" Schwerkranker auf Verlangen nach niederländischem Vorbild plädierte.[68] Doch in der Regel wurde (und wird) die „aktive Euthanasie" und die ärztliche Beihilfe zum Suizid auf christlicher Seite eindeutig abgelehnt.[69] Dies sei nur noch an zwei Beispielen verdeutlicht.

1980 wurde von der Kongregation für die Glaubenslehre eine für Katholiken verbindliche Stellungnahme zum Thema „Euthanasie" formuliert. Diese wurde von Papst Johannes Paul II. gebilligt und anschließend publiziert.[70] In der Einleitung dieser „Erklärung" wurde darauf hingewiesen, daß schon das II. Vatikanische

Konzil die überragende Würde der menschlichen Person, besonders ihr Recht auf Leben, feierlich bekräftigt habe. Deshalb habe schon dieses Konzil die „Anschläge gegen das Leben, zu denen ‚jede Art Mord, Völkermord, Abtreibung, Euthanasie und auch der freiwillige Selbstmord' gehören, angeprangert" (Erklärung 1980, S. 5). Die letzten Päpste hätten bereits die Grundlinien dieser Euthanasielehre dargelegt, doch die Fortschritte der Medizin machten es erforderlich, daß die „betreffenden ethischen Normen noch mehr verdeutlicht werden" (Erklärung 1980, S. 5). Konkreten Anlaß hätten die Anfragen mehrerer Bischofskonferenzen geboten, die der Kongregation einige Fragen vorgelegt hätten. Hierauf habe die Kongregation zu den verschiedenen Aspekten der Euthanasie das Urteil von Fachleuten eingeholt und wollte nun mit dieser Erklärung den Bischöfen antworten, damit „diese leichter die ihnen anvertrauten Gläubigen richtig unterweisen und den Regierungsstellen zu dieser schwerwiegenden Frage Gesichtspunkte zur Reflexion anbieten können" (Erklärung 1980, S. 6).

Der erste Abschnitt galt dem „Wert des menschlichen Lebens". Die Kongregation betonte, daß die „meisten Menschen das Leben als etwas Heiliges betrachten und zugeben, daß niemand darüber nach Willkür verfügen darf" (Erklärung 1980, S. 7). Doch die an „Christus Glaubenden [vermögen] in ihm noch etwas Höheres zu erkennen, nämlich das Geschenk der Liebe Gottes, das sie bewahren und fruchtbar machen müssen" (Erklärung 1980, S. 7). Von daher ergebe sich folgendes: 1.) Niemand könne das Leben eines unschuldigen Menschen angreifen, ohne damit der Liebe Gottes zu ihm zu widersprechen. 2.) Jeder Mensch müsse sein Leben nach dem Ratschluß Gottes führen; es sei ihm als Gut anvertraut. 3.) Der Freitod oder Selbstmord sei daher ebenso wie der Mord nicht zu rechtfertigen, er bedeute die „Zurückweisung der Oberherrschaft Gottes und seiner liebenden Vorsehung" (Erklärung 1980, S. 7).

„Euthanasie" wurde dann von der Kongregation wie folgt definiert: „Unter Euthanasie wird hier eine Handlung oder Unterlassung verstanden, die ihrer Natur nach oder aus bewußter Absicht den Tod herbeiführt, um so jeden Schmerz zu beenden. Euthanasie wird also auf der Ebene der Intentionen wie auch der angewandten Methoden betrachtet" (Erklärung 1980, S. 8). „Mit Nachdruck" wurde dann „erneut erklärt, daß nichts und niemand je das Recht verleihen kann, ein menschliches Lebewesen unschuldig zu töten, mag es sich um einen Fötus oder einen Embryo, ein Kind, einen Erwachsenen oder Greis, einen unheilbar Kranken oder Sterbenden handeln. Es ist auch niemandem erlaubt, diese todbringende Handlung für sich oder einen anderen zu erbitten, für den er Verantwortung trägt, ja man darf nicht einmal einer solchen Handlung zustimmen, weder explizit noch implizit. Es kann ferner keine Autorität sie rechtmäßig anordnen oder zulassen. Denn es geht dabei um die Verletzung eines göttlichen Gesetzes, um eine Beleidigung der Würde der menschlichen Person, um ein Verbrechen gegen das Leben, um einen Anschlag gegen das Menschengeschlecht" (Erklärung 1980, S. 8). Es wurde noch darauf hingewiesen, daß die flehentliche Bitte von Schwerkranken, die für sich den Tod verlangten, nicht als Ausdruck „wirklichen Willens zur Euthanasie" verstanden werden dürfe, sehr oft handle es sich dabei um „angstvolles Rufen nach Hilfe und Liebe" (Erklärung 1980, S. 9). Diese entschiedenen Aussagen zur „aktiven Euthanasie" wurden im Abschnitt über das „richtige Maß in der Verwendung therapeutischer Mittel" dahingehend ergänzt, daß die Anwendung „unverhältnismäßiger Mittel" zur Lebensverlängerung bei Schwerkranken nicht „verpflichtend" sei (Erklärung 1980, S. 11). So hieß es explizit: „Wenn der Tod näher kommt und durch keine Therapie mehr verhindert werden kann, darf man sich im Gewissen entschließen, auf weitere Heilversuche zu verzichten, die nur eine schwache oder schmerzvolle Verlängerung des Lebens bewirken könnten, ohne daß man jedoch die normalen Hilfen unterläßt, die man in solchen Fällen einem Kranken schuldet" (S. 12). Demnach war also die „passive Sterbehilfe" im Sinne der Therapiebegrenzung bei Moribunden unter gewissen Umständen möglich.

Nur am Rande sei erwähnt, daß die Kongregation in dem zuletzt zitierten Abschnitt einer von Papst Pius XII. vorgegebenen Argumentationslinie folgte. Pius XII. hatte 1957 auf ihm von Ärzten vorgelegte „religiös-sittliche Fragen betreffend die Wiederbelebung" geantwortet.[71] Die erste Frage lautete: „Ist der Anaesthesiologe nach Ansicht der Katholischen Kirche berechtigt bzw. verpflichtet, in jedem, auch nach ärztlichem Ermessen völlig hoffnungslosen Fall von tiefer Bewußtlosigkeit mit zentraler Atemlähmung, die nach früheren ärztlichen Erfahrungen in wenigen Minuten den Tod zur Folge haben würde, künstliche Atmung unter Zuhilfenahme moderner Apparate auszuführen, selbst gegen den Wunsch der Angehörigen des Patienten?" Die zweite Frage betraf die „passive Sterbehilfe": „Darf oder soll der Anaesthesiologe, wenn der Zustand der tiefen Bewußtlosigkeit sich auch nach mehrtägiger Anwendung künstlicher Atmung nicht ändert, den Beatmungsapparat abschalten, noch ehe der Stillstand der Zirkulation eingetreten ist, diesen dadurch in wenigen Minuten herbeiführend?" Pius leitete seine Antwort auf die Fragen mit der Bemerkung ein, daß der Mensch aus Gründen der natürlichen Vernunft und der christlichen Moral das Recht und die Pflicht habe, im Fall einer schweren Krankheit die nötige Vorsorge für die Erhaltung des Lebens und der Gesundheit zu treffen. Diese Verpflichtung erstrecke sich gewöhnlich nur auf den Gebrauch „der ordentlichen Mittel (entsprechend den Umständen der Personen, der Orte, der Zeiten, der Kultur, d.h. der Mittel, die für den Betreffenden selbst oder für einen anderen keine außerordentliche Last auflegen)". Daraus leitete Pius für die Frage nach Beatmungsrecht bzw. -pflicht folgendes ab: „Für die gewöhnlichen Fälle wird man zugeben, daß der Anaesthesist das Recht hat, so zu handeln [d.h. zu beatmen; U.B.]; daß er aber nicht dazu verpflichtet ist – es sei denn, daß dies das einzige Mittel wäre, um einer anderen und klaren sittlichen Pflicht zu genügen [gemeint ist z.B. die Spende der Sakramente, die nur an Lebenden erfolgen kann; U.B.]." Die Rechte und Pflichten des Arztes würden denen des Kranken entsprechen, der Arzt könne im allgemeinen nur handeln, wenn der Kranke ihn ausdrücklich oder stillschweigend ermächtige. Da die „Technik der Wiederbelebung", um die es hier gehe, „an sich nichts Unsittliches" habe, könnte sie der Kranke (wenn er einer persönlichen Entscheidung fähig wäre) erlaubterweise anwenden, folglich auch den Arzt dazu bevollmächtigen. „Da übrigens diese Behandlungsmethoden über die gewöhnlichen Mittel, deren Anwendung verpflichtend ist, hinausgehen, kann man nicht behaupten, daß es Pflicht wäre, sie anzuwenden und folglich den Arzt hierzu zu ermächtigen." In bezug auf die zweite Frage nach der Erlaubtheit des Abschaltens der Beatmungsgeräte in hoffnungslosen Fällen ergab sich analog, daß der Arzt seine Versuche bei Nichterfolg wegen der Ungewöhnlichkeit der Mittel auch wieder abbrechen könne. Auch die Familie könne den Abbruch dieser außergewöhnlichen Maßnahmen mit Recht fordern: „Es liegt in diesem Fall keinerlei unmittelbare Verfügung über das Leben des Kranken vor und auch keine Euthanasie, was niemals erlaubt wäre. Selbst wenn die Unterbrechung der Bemühungen um die Wiederbelebung eine Stillegung des Blutumlaufs zur Folge hat, ist sie stets nur mittelbare Ursache für das Aufhören des Lebens [...].“

Nach diesem Rückblick ist noch auf die am 30. 11. 1989 erschienene „Gemeinsame Erklärung des Rates der Evangelischen Kirche in Deutschland und der Deutschen Bischofskonferenz" zu verweisen.[72] Diese Erklärung mit dem für Nichttheologen etwas seltsam anmutenden Titel „Gott ist ein Freund des Lebens" ist dennoch ein bemerkenswertes Dokument. So wird auf die „Unverfügbarkeit" des anderen Menschen hingewiesen, welche die „Einräumung eines unbedingten Lebensrechts" und die „prinzipielle Respektierung seines Eigenrechts, seines Selbstbestimmungsrechts" bedeute. Kein Mensch habe über „den Wert oder Unwert eines anderen menschlichen Lebens zu beschließen, selbst nicht über das eigene. Das Töten eines anderen „kann unter keinen Umständen eine Tat der Liebe, des Mitleids sein, denn es vernichtet die Basis der Liebe".[73] Bei einem unheilbar Kranken könne durchaus die Situation eintreten, daß er sein Leben nicht mehr annehmen und führen möchte, „daß ihm der Tod ,besser' zu sein scheint als sein schreckliches Leben". Ist er zudem in einer hilflosen Lage, dann kann es dazu kommen, daß er von einem anderen verlange, ihn zu töten: „Doch müßte ihm dann nicht – schonend, aber klar, gesagt werden, warum dies Verlangen von einem anderen nicht übernehmbar ist? Ein Verzweifelter braucht intensive Zuwendung, um die Wahrheit zu erfahren, daß auch sein Leben nicht sinnlos ist."[74] Und weiter: „Käme ein Arzt einem solchen Verlangen nach, so zöge er sich einen zerreißenden Konflikt zu zwischen seiner ärztlichen Berufspflicht, Anwalt des Lebens zu sein, und der ganz anderen Rolle, einen Menschen zu töten. Täte er es aus Mitleid – ließe sich dann vermeiden, daß man ihm auch noch andere Motive zu unterstellen beginnt? Das wäre das Ende jedes Vertrauensverhältnisses zwischen Arzt und Patient."[75]

III. Beiträge zum Thema „Euthanasie" und Sterbehilfe vom 16. Jahrhundert bis zur ersten Hälfte des 19. Jahrhunderts

Nach allem, was man weiß, war im „christlichen" Mittelalter (und auch in der Frühen Neuzeit) die aktive Tötung eines Schwerkranken – sei es durch einen Arzt, sei es durch einen Nichtarzt – untersagt.[1] Wenn der „gute Tod" befördert werden sollte, dann – darauf kann hier allerdings nicht näher eingegangen werden – durch die sogenannte Ars moriendi. Gemeint war damit die „Sterbekunst": Dem Gläubigen sollte nicht zuletzt durch spezielle Bücher zu einer glückseligen Sterbestunde verholfen werden. Vor diesem Hintergrund muß natürlich die „Utopia" des Thomas Morus sehr genau betrachtet werden, denn in diesem Werk eines katholischen Autors findet sich eine Passage, in der es heißt, daß unheilbar Kranke durch Selbsttötung oder durch „Einschläferung" auf Verlangen aus dem Leben scheiden sollten. Anschließend ist kurz auf Francis Bacon und seine Forderung nach (nicht-letaler) medikamentöser Hilfe beim Sterben (durch Narkotika) einzugehen, bevor einige weitere ausgewählte Positionen aus dem 18. Jahrhundert und aus der ersten Hälfte des 19. Jahrhunderts behandelt werden.

1. Thomas Morus

Die in Australien lebende Philosophin H. Kuhse, die wie ihr Kollege Peter Singer für die Freigabe der „aktiven Euthanasie" eintritt, schrieb unlängst: „1516 hat Sir Thomas More die erste wichtige Verteidigung des Gnadentods vorgelegt, die in der christlichen Welt verfaßt wurde."[2] Doch stimmt dies wirklich? Ist die Meinung des Autors mit der Tendenz der erwähnten Passage gleichzusetzen? Bevor auf diese Frage näher einzugehen ist, seien einige Bemerkungen zu Thomas Morus (1477/78–1535) und zu seiner „Utopia" gestattet.[3]

Der vollständige Titel des Werks, um das es im folgenden gehen soll, lautet: „De optimo rei publicae statu, deque nova insula Utopia, libellus vere aureus, nec minus salutaris quam festivus" (Erstausgabe: Löwen 1516). Der Titel ist etwa zu übersetzen mit „Ein wahrhaft herrliches, nicht weniger heilsames denn kurzweiliges Büchlein von der besten Verfassung des Staates und von der neuen Insel Utopia". Morus schrieb das Werk 1515/16 teils während einer diplomatischen Mission in Flandern, teils kurz nach der Rückkunft in London. Er war ein angesehener Jurist, Mitglied des englischen Parlaments und (seit 1510) Unter-Sheriff von London. 1517 wurde er Mitglied des Kronrats, 1518 Sekretär des Königs, 1529 stieg er zum Lordkanzler Englands auf. Doch seit etwa 1532 fiel er zunehmend in Ungnade. 1535 wurde er dann – wegen seiner Verweigerung des Suprematseids, der König Heinrich VIII. zum Oberhaupt der Kirche von England machte – hingerichtet (Papst Pius XI. sprach Morus wegen seines standhaften Eintretens für den katholischen Glauben im Jahre 1935 heilig).

Die „Utopia", die einer ganzen literarischen Gattung den Namen gab, ist ein vielschichtiges Werk, bei dessen Interpretation zweifellos mit größter Vorsicht vorgegangen werden muß. Zunächst ist daran zu erinnern, daß das Werk zum einen ein „Gedankenspiel" ist, das eben auch viele „spielerische" Elemente enthält.[4] Doch es ist auch ein gesellschaftskritisches Werk, das Perspektiven für die Entwicklung der Wirklichkeit enthält, oder, wie Th. Nipperdey formulierte: „In vieler Hinsicht scheint ihm [Morus] Utopia eine bessere Welt."[5] Es ist also, wie E. Surtz richtig bemerkte, unmöglich, von vornherein eine Aussage darüber zu treffen, ob Morus eine „utopische" Institution billigte oder nicht: „The serious or jesting nature of every topic in the ‚Utopia' must be weighed and determined singly."[6] Denn es ist evident, daß „Utopia" nicht der „Idealstaat" des Thomas Morus war. Gegen die These vom Idealstaat spricht zum einen der kunstvolle Aufbau des Buches, der eine dialektische Spannung erzeugt. Begeistert von der „rationalen" Verfassung der Insel ist nur der fiktive Weltreisende Raphael Hythlodaeus (der Nachname kann sowohl Possenfeind als auch Possenmacher bedeuten), der im zweiten Buch der „Utopia" von seinem Aufenthalt auf der neu entdeckten Insel berichtet. Sein Hauptgesprächspartner, „Morus" genannt (er darf allerdings nicht vorschnell mit dem Autor Morus identifiziert

werden, obwohl er einige Züge von ihm trägt!), distanziert sich
am Ende des Buches von den überschwenglichen Äußerungen des
Hythlodaeus. Somit ist schon im Werk selbst ein deutliches Zeichen gesetzt, daß hier nicht in der Form einer Programmschrift
für einen Idealstaat gefochten wird. Zum anderen spricht gegen
die These, „Utopia" sei der imaginierte Idealstaat des Morus, daß
die „Utopier" (obzwar jeder „Utopier" an die Existenz eines
höchsten Wesens glaubt) aus der Sicht des Autors natürlich
„Heiden" waren. Der Idealstaat des Autors Morus war aber sicherlich kein „heidnischer", sondern ein christlicher Staat. Dieser
Aspekt wird vor allem zu bedenken sein, wenn auf die „Euthanasie"-Passage einzugehen ist.

Zur besseren Einordnung der Textstelle über die Euthanasie
soll vorab die Tugend- und die Gesundheitslehre der „Utopier"
kurz skizziert werden. Die „Utopier" bestimmen laut Hythlodaeus Tugend als naturgemäßes Leben (Morus [1991], S. 70). Da
die Natur dem Menschen ein angenehmes, ein lustvolles Leben
vorschreibe, halten sie es für zulässig, ja sogar für erstrebenswert,
sich Lust und Genuß zu verschaffen, wenn andere dadurch nicht
beeinträchtigt werden. Die „Utopier" sind also in dieser Hinsicht
gemäßigte Epikuräer. Im Hinblick auf die Gesundheitslehre ist zu
sagen, daß die „Utopier" körperliche Gesundheit als Grundbe-
dingung für ein lustvolles Leben sehr hoch einschätzen: „Sie allein
macht [...] das Leben angenehm und lebenswert, und wo sie fehlt,
bleibt nirgends mehr ein Platz für irgendein Vergnügen" (Morus
[1991], S. 75). Deshalb pflege man in „Utopia" eine gesunde Lebensweise und vermeide Exzesse. Was geschieht aber, wenn ein
Utopier trotz Vorbeugung krank wird?[7] Was geschieht, wenn die
Ärzte und die hervorragend eingerichteten Krankenhäuser der
„Utopier" ihm nicht helfen, genauer, ihn nicht heilen können?
Die Antwort darauf findet sich explizit in zwei Textabschnitten,
die in der Erstausgabe mit den Marginalien „De aegrotis" („Über
die Kranken") und „Mors spontanea" („Freiwilliger Tod") bezeichnet sind.[8]

Zunächst wird im Abschnitt „Über die Kranken" ausdrücklich
betont, daß die Utopier ihre Kranken „mit großer Hingebung"
pflegen und daß sie nichts versäumen, „wodurch sie ihre Gesundheit wiederherstellen können, sei es durch Arzneimittel oder
durch sorgfältige Diät" (Morus [1991], S. 81). Die Pflege schließt

bei unheilbar Kranken eine hingebungsvolle Sterbebegleitung ein: „Sogar unheilbar Kranken erleichtern sie ihr Los, indem sie sich zu ihnen setzen, ihnen Trost zusprechen und überhaupt alle möglichen Erleichterungen verschaffen" (Morus [1991], S. 81). Doch wenn die Krankheit nicht nur unheilbar, sondern dazu noch „dauernd qualvoll und schmerzhaft" sei (hier erfolgt der Übergang zum Abschnitt „freiwilliger Tod"), dann würden „Priester und Behörden" tätig.[9] Zwar werden Ärzte in diesem Abschnitt nicht explizit erwähnt. Doch es sollte nicht vergessen werden, daß sie mittelbar an der Prozedur des „freiwilligen Todes" beteiligt sind: Sie sind es ja, die die Diagnose „unheilbar" stellen. Jedenfalls: Wenn die Krankheit unheilbar und „dauernd qualvoll und schmerzhaft" ist, reden Priester und Vertreter der „Behörden" dem Kranken zu, er solle „nicht darauf bestehen, die unheilvolle Seuche noch länger zu nähren, und nicht zögern zu sterben, zumal das Leben doch nur eine Qual für ihn sei" (Morus [1991], S. 81). Liest man den Text genau, dann wird klar, daß die Vertreter von „utopischer" Kirche und „utopischem" Staat nicht in der Absicht zu dem Kranken kommen, seinen tatsächlichen Willen festzustellen. Fragen werden an den Kranken nicht gerichtet. Nein, man sagt dem Kranken unverhohlen, daß sein Leben für ihn und für die Gesellschaft wertlos sei, daß er „seinen eigenen Tod bereits überlebe" (Morus [1991], S. 81). Nicht nur diese drastische Ausdrucksweise macht deutlich, was die Intention der Beamten und Priester ist. Auch die Tatsache, daß mit „Argumenten" geradezu auf den Kranken eingetrommelt wird, läßt erkennen, daß man ihn zu entfernen wünscht. Man führt dem Kranken gegenüber an, daß er 1.) „allen Anforderungen des Lebens nicht mehr gewachsen" sei; daß er 2.) „den Mitmenschen zur Last" falle und daß er 3.) „sich selber unerträglich" sei, da das Leben nur „eine Qual" für ihn darstelle (Morus [1991], S. 81). Es ist von daher mehr als fraglich, ob man hier von einem „freiwilligen Tod" (Morus war sich der Ironie dieser Bezeichnung sicher bewußt) sprechen kann, wenn der Kranke schließlich einwilligt.

Jedenfalls werden die „Behörden" nicht nur „im Interesse des Betroffenen" aktiv. Unterstützt werden sie, wie schon erwähnt, von Priestern. Damit soll dem Kranken gezeigt werden, daß der „freiwillige Tod" kein widergöttlicher Akt ist. Im Text heißt es wörtlich, der Kranke werde „fromm und gottesfürchtig handeln, da er damit dem Rat der Priester, das heißt der Deuter des göttlichen Willens gehorche" (Morus [1991], S. 81) Expressis verbis wird diese „ehrenvolle" Handlung" des Kranken vom „ungebilligten" Suizid abgegrenzt: „Sonst aber wird keiner, der sich selbst das Leben nimmt, ohne Billigung des Grundes durch Priester und Senat, der Beerdigung oder der Verbrennung gewürdigt; statt ihn zu begraben, werfen sie ihn schmählich in einen Sumpf" (Morus [1991], S. 81).

Wie soll nun der „freiwillige Tod" genau erfolgen? Dazu heißt es im Text nur lapidar: „Wen sie damit überzeugt haben, der endigt sein Leben entweder freiwillig durch Enthaltung von Nahrung oder wird eingeschläfert und findet Erlösung, ohne vom Tode etwas zu merken" (Morus [1991], S. 81).[10] Der Nachsatz ist nach der vorausgegangenen Prozedur nur noch ironisch zu verstehen: „Gegen seinen Willen aber töten sie niemanden, und sie pflegen ihn deshalb auch nicht weniger sorgfältig" (Morus [1991], S. 81). Wer könnte sich nach solchen „Argumenten" noch dem selbst- oder fremdinduzierten „Gnadentod" entziehen?

Dies ist also, kurz dargestellt, das Modell des „freiwilligen Todes" auf der Insel „Utopia". Es ist nun noch einmal die eingangs aufgeworfene Frage zu stellen, ob Morus selbst dieses Modell verfocht. Der gläubige Christ Morus war sich zweifellos bewußt, daß die „utopische" Euthanasie nicht mit der biblischen Auffassung vereinbar war, wonach ein Mensch (von legitimierten Tötungsformen wie Todesstrafe und Notwehr abgesehen) einen anderen Menschen nicht töten dürfe (und ihn auch nicht zur Selbsttötung „überreden" dürfe).[11] Damit stellt sich sofort die weitergehende Frage, was Morus mit der Darstellung der „utopischen" Euthanasie bezweckte? War sie nur ein Gedankenspiel? Daß „spielerische" Elemente vorhanden sind, kann allein schon aufgrund der ironischen Bezeichnung der Prozedur als „freiwilliger Tod" angenommen werden. Dafür spricht auch, daß Morus mit seiner „Euthanasie"-Schilderung in eine Art „literarischen Wettstreit" mit dem antiken „Märchenerzähler" Jambulos trat. Morus kannte die Erzählung des Jambulos aus der „Bibliotheca Historica" des Diodorus Siculus.[12] Demnach erzählte Jambulos von einem aus sieben Inseln bestehenden Staat, in dem galt: „Wer gelähmt ist oder irgendein körperliches Gebrechen hat, den nötigt ein strenges Gesetz, sich selber das Leben zu nehmen.

Ebenso ist es bei ihnen Gesetz, nur eine bestimmte Zahl von Jahren zu leben, und hat man sie erfüllt, so gibt man sich freiwillig den Tod, [...] so daß jeder in einen sanften Schlaf fällt und stirbt."[13] Daß Morus hieran anknüpfte und die Erzählung von Jambulos gleichsam überbot, ist evident. Doch trieb Morus hier nur ein Gedankenspiel? Vielleicht steckte doch eine ernsthafte Darstellungsabsicht hinter dem „Spiel". Erinnert sei daran, daß Erasmus von Rotterdam, mit dem Morus eng befreundet war und mit dem er viele politische und philosophische Ansichten teilte, in seinem „Lob der Torheit" (1509) explizit formuliert hatte, daß ein Tor sowohl derjenige sei, der sich nur von den Gefühlen beherrschen lasse, als auch derjenige, der nur von der „Ratio" beherrscht werde.[14] Vielleicht wollte Morus – in warnender Absicht – mit der besprochenen Stelle auf mögliche perverse Folgen der rein „zweckrationalen" Ordnung des Inselstaates Utopia hinweisen.

Summa summarum: Zwar enthält die „Utopia" zweifellos eine Passage, in welcher der „Gnadentod" für Schwerkranke befürwortet wird. Doch damit wird Morus noch lange nicht zum „frühneuzeitlichen Peter Singer". Er selbst war wohl kein Befürworter einer solchen „utopischen" Euthanasie.

2. Francis Bacon

Mit Francis Bacon beginnt – so heißt es – die Philosophie der Neuzeit. Doch die Konnotationen dieser Zuschreibung sind durchaus verschieden:[15] Während viele Autoren Bacons Bemühungen dahingehend würdigen, daß es ihm nicht nur um den Fortschritt an sich, sondern immer auch um die konkrete Verbesserung der Lebensbedingungen der Menschen gegangen sei, kritisierten ihn andere (wie z.B. Max Horkheimer und Theodor W. Adorno in der „Dialektik der Aufklärung") wegen seiner unbedingten Fortschrittsgläubigkeit und wegen seiner „Instrumentalisierung der Natur". Unterstellt man einmal, daß dies nicht nur ein Problem der Interpreten ist, sondern daß in seinen Texten Ambivalenzen angelegt sind, dann wird man auch seine Aussagen zur „Euthanasie" entsprechend vorsichtig analysieren.

Bacon, geboren am 22. 1. 1561 als Sohn des Großsiegelbewahrers Sir Nicholas Bacon,[16] war ein angesehener und einflußreicher

Jurist, der zunächst nur nebenbei philosophische Werke publizierte (so erschienen 1597 seine nachmals berühmten philosophischen „Essays" in erster Auflage). Bacon, der 1603 zum Ritter geschlagen wurde, stieg – von König James I. gefördert – zu den höchsten Staatsämtern auf. 1607 wurde er Zweiter Kronanwalt, 1613 Erster Kronanwalt, 1616 Geheimer Staatsrat, 1617 Großsiegelbewahrer. 1618 ernannte ihn James I. zum Lordkanzler. Im selben Jahr verlieh er ihm den Titel eines „Baron of Verulam", 1621 wurde Bacon „Viscount of St. Alban". Nach einer Verurteilung wegen angeblicher Amtsvergehen mußte er als Lordkanzler zurücktreten. Nach einer kurzen Kerkerhaft war er von Mitte 1621 bis zu seinem Tode am 9. 4. 1626 nur noch als gelehrter Privatmann tätig.

Sein großes Thema spätestens seit Anfang der ersten Dekade des 17. Jahrhunderts war die Neuordnung der Wissenschaften. Dabei stellte er sich auch die Frage nach dem Entwicklungsstand und den Entwicklungsmöglichkeiten der Medizin, wobei er fast zwangsläufig auf das Problem der unheilbaren Krankheiten und der „Euthanasie" zu sprechen kam. Dies geschah nicht erst, wie häufig zu lesen ist, in „De dignitate et augmentis scientiarum" („Über die Würde und die Vermehrung der Wissenschaften; 1623), sondern schon in dem 1605 in englischer Sprache erschienenen Werk „Of the Proficience and Advancement of Learning Divine and Humane" („Über den Stand und den Fortschritt des Wissens von Gott und den Menschen").[17] Hier hieß es wörtlich im Abschnitt „De Euthanasia exteriore": „Nay, further I esteem it the office of a physician not only to restore health, but to mitigate pain and dolors; and not only when such mitigation may conduce to recovery, but when it may serve to make a fair and easy passage: for it is no small felicity which Augustus Caesar was wont to wish to himself, that same Euthanasia […]."[18] Da Bacon diese Ausführungen in „De dignitate et augmentis scientiarum" leicht erweiterte und erläuterte, sei im folgenden dieser spätere Text der Analyse zugrunde gelegt.

Zum Hintergrund:[19] 1620 hatte Bacon den Plan zu seinem Hauptwerk, der „Instauratio magna", der „großen Erneuerung der Wissenschaften", vorgelegt (zusammen mit dem Plan erschien jedoch nur das „Novum Organon", das den zweiten Teil des Gesamtwerks bildete). Die geplante Niederschrift des ersten Teils der „Instauratio", der eine Übersicht über die „Einteilung der

Wissenschaften" liefern sollte, gelang Bacon nicht. Statt dessen entschied er sich für eine Überarbeitung des zweiten Buches von „Of the Proficience and Advancement of Learning". Das Resultat war die Schrift „De dignitate et augmentis scientiarum" (1623).[20]

Bacon teilte in dieser Schrift das menschliche Wissen in Geschichte, Poesie und Philosophie ein. Die Philosophie sollte sich laut Bacon entweder mit Gott, mit der Natur oder mit dem Menschen befassen. Bei den Wissenschaften, die dem einzelnen Menschen galten, unterschied er eine Körper- und eine Seelenwissenschaft. Zu den Körperwissenschaften zählte der Gliederungsfanatiker Bacon Medizin, Kosmetik, Athletik und „Voluptaria" (die Kunst der „gebildeten Schwelgerei"). Die Medizin teilte er im zweiten Kapitel des vierten Buches in die Kunst der Erhaltung der Gesundheit, der Heilung der Krankheiten und der Verlängerung des Lebens ein. Zum Thema Heilung der Krankheiten bemerkte Bacon, daß dies ein Gebiet sei, in dem vieles noch „vermißt" werde. Ein Desiderat sei z. B. die Untersuchung der unheilbaren bzw. der als unheilbar geltenden Krankheiten. Bacon monierte, daß die Ärzte zu viele Krankheiten als generell unheilbar oder als unheilbar zum Zeitpunkt der Übernahme der Behandlung beurteilen würden. Dies sei gleichsam ein Freibrief für sie. Manche als unheilbar deklarierte Patienten würden jedoch überleben. Dies zeige, daß in bezug auf die Unheilbarkeit Forschungsbedarf herrsche. Die Ärzte sollten sich von daher diesem Bereich intensiv zuwenden.

In diesem Kontext kam Bacon auch auf die „Euthanasia" zu sprechen. Er schrieb: „Ferner halte ich es der Pflicht eines Arztes gemäß, daß er nicht nur die Gesundheit wieder herstelle, sondern daß er auch die Schmerzen und Qualen der Krankheit lindere: und das nicht nur, wenn jene Linderung der Schmerzen zufällig zur Wiederherstellung der Gesundheit dient und beiträgt, sondern auch dann, wenn ganz und gar keine Hoffnung mehr vorhanden ist, durch die Linderung der Qualen aber ein sanfterer und ruhigerer Übergang aus diesem in jenes Leben verschafft werden kann".[21] Es wurde in der Folge deutlich, daß Bacon von antiken „Euthanasie"-Vorstellungen ausging: „Denn es ist diese Euthanasie, die sich auch der Kaiser Augustus so sehr zu wünschen pflegte, gewiß kein geringer Teil der Glückseligkeit. Man konnte sie auch beobachten im Sterben des Antoninus Pius, so daß er nicht zu sterben, sondern in einen süßen und tiefen Schlummer aufgelöst zu werden schien. Und ebenso schreibt man von Epikur, daß er sich ein solches Ende selbst verschafft habe [...]."[22] Interessant ist, daß Bacon seine weitergehenden Überlegungen an den Tod des Epikur anknüpfte. Denn Augustus und Kaiser Antoninus Pius (86–161 n. Chr.) waren den antiken Texten zufolge den „guten Tod" ohne eigenes Zutun gestorben.[23] Der Philosoph Epikur (341–270 v. Chr.) habe jedoch, wie Bacon unter Rekurs auf Diogenes Laertius referiert, durch den Genuß von Wein seine Schmerzen (er litt an „Urinversperrung [...] infolge eines Steinleidens") betäubt und sich dadurch einen „leichten Tod" verschafft.[24] Bacon kritisierte diesbezüglich die Ärzte seiner Zeit und schlug ihnen vor, so, wie Epikur für sich selbst gesorgt habe, für ihre Patienten zu sorgen: „In unserer Zeit aber gehört es gleichsam zur Religion der Ärzte, bei den für verloren gehaltenen Kranken zu bleiben und sie zu beklagen, wo sie doch, meines Erachtens, entsprechend ihrer Pflicht und sogar der Menschlichkeit selbst, ihre Kunst und ihren Fleiß dahingehend verwenden sollten, daß die Sterbenden leichter und sanfter aus dem Leben gehen. Diesen Teil aber nennen wir eine Untersuchung über die äußere Euthanasie [Euthanasia exterior] (im Unterschied zu jener Euthanasie, die die Vorbereitung der Seele erfordert). Eine Untersuchung über die äußere Euthanasie aber gibt es zur Zeit noch nicht."[25] Bacon forderte die Ärzte also zur Aktivität, konkret, zur Gabe von schmerzstillenden und betäubenden Mitteln am Bett des Sterbenden, auf. Auf den ersten Blick eine lobenswerte Aufforderung. Doch wenn man genauer darüber nachdenkt, erkennt man ein Problem, zumindest eine Ambivalenz. Denn Bacons Empfehlung an die Ärzte, sich mit der pharmakologischen „Euthanasia exterior" zu beschäftigen, birgt die Gefahr, es dabei bewenden zu lassen, die Begleitung der Sterbenden zu vergessen oder zu delegieren (an Seelsorger oder Pflegepersonal zum Beispiel). Doch (modern ausgedrückt): Gute Palliativmedizin ist nicht nur pharmakologische Schmerz- bzw. Beruhigungstherapie allein. Es geht auch um die Begleitung des Patienten. Bacons Empfehlung ist von daher wichtig und richtig, aber auf jeden Fall ergänzungsbedürftig.

Im Jahr 1735 erstellte ein Medizinstudent namens Zacharias Philippus Schulz unter dem Präsidiat von Prof. Michael Alberti in Halle eine – trotz des teilweise deutschen Titels – in lateinischer Sprache abgefaßte Dissertation mit dem beziehungsreichen Titel „De Euthanasia Medica, Vom Leichten Todt".[26] Schulz knüpfte, wie er in der Einleitung darlegte, direkt an die eben besprochene Passage über „Euthanasia exterior" in „De dignitate" von Francis Bacon an.[27] Daß er die Auffassung Bacons nicht teilte, wurde aber rasch deutlich. Schulz zitierte nämlich direkt im Anschluß an die Erwähnung der Bacon-Stelle einen Abschnitt aus einer Veröffentlichung des Theologen und Erbauungsschriftstellers Christian Scriver. Scriver hatte in seinem Werk „Gotthold's Siech- und Siegesbett" (1687) Bacons Vorschlag zur ärztlichen „Euthanasie" ebenfalls erwähnt, aber dessen Kernaussage von der Pflicht des Arztes zur vorzugsweise medikamentösen „Erleichterung des Sterbens" wie folgt kommentiert: „Wir lassen es dahin gestellt seyn, ob dieser Fürschlag bey denen Herren Aerzten ein Nachsinnen erwecket hat: ich habe aber wenig Gottsfürchtiger Seelen Abscheiden gesehen, da man solcher natürlichen Mittel bedürft hätte" (zitiert nach Schulz 1735, S. 10). Scriver plädierte also eher gegen die Gabe von Medikamenten bei Moribunden. Diese Position vertrat auch Schulz. In seiner Untersuchung ging es also nicht um die „pharmakogene Euthanasie".

In § 2 der Dissertation wurde die im Titel schon angesprochene „Euthanasia Medica" als der „sanfte, ruhige und schnelle Verlauf des natürlichen Todes" (Schulz 1735, S. 11) bestimmt.[28] Schulz merkte an, daß der „sanfte Tod" sowohl bei Greisen als auch bei Säuglingen eintreten könne. Nach allgemeiner Ansicht sei aber der Tod im Alter eher sanfter als in der Jugend. Eine Regel besage auch, daß Menschen eher einen „leichten Tod" sterben würden, wenn sie lange krank gewesen seien und viele Kuren über sich hätten ergehen lassen müssen. Es gebe auch eine „erbliche" Disposition zur „Euthanasie". Zu den Zeichen, die bei Moribunden auf einen nahen „leichten Tod" hindeuten würden, zähle in seelischer Hinsicht eine gewisse Stille und Gelassenheit der Seele, in körperlicher Hinsicht u.a. die bekannte „Facies Hippocratica", das im „Corpus Hippocraticum" beschriebene „Antlitz des nahen Todes" mit spitzer Nase, hohlen Augen, eingefallenen Wangen und bleichem Gesicht.

Abschließend kam Schulz auf den ärztlichen Umgang mit Moribunden zu sprechen. Die Frage, ob man Menschen, bei denen aus guten Gründen eine „natürliche" Euthanasie zu erwarten sei, noch Medikamente geben dürfe, die den sanften Tod beeinträchtigen könnten (z.B. erregende Mittel), wurde von ihm verneint. In diesem Zusammenhang wurde auch – in deutscher Sprache, also wohl Äußerungen aus der Umgebung von Moribunden wiedergebend – der Satz zitiert: „Man solle den Sterbenden nicht so fruchtlos aufhalten, noch ihm das Ende schwer machen" (Schulz 1735, S. 43). Dem schloß sich der Verfasser an. Nur Pflegemaßnahmen wie z.B. die Benetzung der trockenen Zunge und des Rachens solle der Arzt durchführen, um den Sterbeprozeß zu erleichtern. Auf keinen Fall dürfe er Medikamente wie z.B. Narkotika geben, durch die der Eintritt des Todes beschleunigt werden könnte. Ein solches Vorgehen erschien aus der christlich bestimmten Sicht des Verfassers als „frivol" (Schulz 1735, S. 44).[29]

Mit den Positionen von Bacon und Schulz sind die Grundlinien aufgezeigt, welche die Diskussion um die „Euthanasie" bzw. Sterbehilfe bis auf weiteres bestimmen sollten. Die Tötung unheilbar Kranker auf Verlangen (sei es durch Ärzte, sei es durch Nichtärzte) nach dem Modell der „Utopia" des Thomas Morus wurde im 18. und beginnenden 19. Jahrhundert m. W. an keiner Stelle legitimiert.[30] Umstritten war in dieser Zeit auf jeden Fall aber der Vorschlag Francis Bacons, wonach der Arzt pharmakologische Mittel einsetzen sollte, um den Moribunden zu beruhigen und ihm so einen „sanften Tod" zu ermöglichen. Am Ausgang des 18. und zu Beginn des 19. Jahrhunderts wurde dann die Auffassung Bacons – wie es scheint – breiter akzeptiert.

Zu den – allerdings vorsichtigen – Befürwortern der Auffassung Bacons zählte auf jeden Fall der Niederländer Nicolaus Paradys (1740–1812), der seit 1784 als Medizinprofessor in Leiden wirkte. Bei seinem Rücktritt vom Prorektorat hielt er 1794 eine lateinische Abschiedsrede über die „Euthanasia naturalis". Diese Abschiedsrede wurde 1796 in deutscher Übersetzung im „Neuen Magazin für Aerzte" gedruckt.[31] Unter „natürlicher Euthanasie" verstand Paradys „die Kunst, den Tod so leicht, so erträglich als möglich zu machen, so weit dieses nämlich in unserer Gewalt steht und von natürlichen Ursachen abhänget" (Paradys 1796, S. 561). Auch er zitierte die bekannte Stelle über den Tod des Augustus „nach der Erzählung Sueton's" (Paradys 1796, S. 561). Für ihn gehörte es aber – wie für Bacon, den er allerdings nicht explizit nannte – zu den originären Aufgaben des Arztes, dem Moribunden den Tod auch durch medikamentöse Mittel leicht zu machen. Dabei verteidigte er en passant Hippokrates gegen in neueren Zeiten erhobene Anschuldigungen, er habe seinen Schülern widerraten, den Sterbenden beizustehen. Hippokrates habe laut Paradys „nur nach den damaligen Sitten die Wiederherstellung der Unheilbaren nicht übernehmen, und nicht versprechen" wollen (Paradys 1796, S. 563). Paradys forderte eine verbesserte Prognostik; denn wisse man „einmal das unvermeidliche Schicksal des Kranken gewiß", dann könne man „oft alle Arzneyen aussetzen" und die ganze Aufmerksamkeit darauf lenken, dem Kranken „den Tod zu erleichtern" (Paradys 1796, S. 564). Doch solange die „Vorhersagekunst" noch unsicher sei, müsse in der Praxis mit Umsicht vorgegangen werden. Man müsse etwa den Aktivitätszustand der Lebenskräfte genau beobachten. In den Fällen, in denen die „Lebenskräfte" von dem Krankheitsreiz zur Reaktion „angespornt" worden seien und einen kurzen, aber heftigen „schweren Tod" bedingen könnten, riet Paradys zur „geschickten" Anwendung von „schwächenden Mitteln", um die Lebenskräfte zu beruhigen (Paradys 1796, S. 566). Der „Faden des Lebens" dürfe jedoch dabei nicht abgeschnitten werden. Auch wenn der Kranke einen langsamen Tod sterbe, riet Paradys zum Eingreifen, diesfalls mittels stärkender Medikamente. Damit solle jedoch nicht durch eine nur kurze Zeit dauernde „Erhebung" der Kräfte der Tod verzögert werden, sondern es solle – quasi prophylaktisch – verhindert werden, daß es zu den bei großer Schwäche häufigen „Abweichungen und Unbeständigkeiten der reagierenden Naturkräfte" kommen könne, die den Tod „schwer" machen würden (Paradys 1796, S. 566). Paradys betonte auch, daß die „Stimmung" des Sterbenden wichtig sei für einen leichten Tod. Auch darauf müsse der gute Arzt einwirken, nicht zuletzt durch den Trost der „wahren Religion". Zu diesem Zwecke solle sich der Arzt mit „dem vernünftigen Geistlichen zu einem Zweck vereinigen" (Paradys 1796, S. 569). Am Ende ermahnte Paradys seine ärztlichen Kollegen explizit: „Gehen Sie an die Betten der Sterbenden. Es ist eine traurige aber doch schöne Pflicht. Sammeln Sie Ideen zu einer künftigen Geschichte des Todes [...]. Lernen Sie dort Menschlichkeit!" (Paradys 1796, S. 571).

Es darf wohl davon ausgegangen werden, daß der berühmte Arzt Christoph Wilhelm Hufeland (1762–1836) die Rede von Paradys im „Neuen Magazin für Aerzte" gelesen hatte und dadurch zu Gedanken über die „Euthanasie" inspiriert wurde. Daß Hufeland, der u.a. durch seine „Makrobiotik oder die Kunst, das menschliche Leben zu verlängern" (1796) bekannt geworden war,[32] dieses Thema aufgriff, verwundert nicht. Er publizierte jedenfalls 1806 im „Neuen Journal der practischen Arzneikunde und Wundarzneiwissenschaft" einen Aufsatz mit dem Titel „Die Verhältnisse des Arztes".[33] Für Hufeland war klar, daß der gute Arzt nicht „blos heilen, sondern auch bei unheilbaren Krankheiten das Leben erhalten und Leiden erleichtern" solle: „Selbst im Tode soll der Arzt den Kranken nicht verlassen; noch da kann er sein grosser Wohltäter werden, und wenn er ihn nicht retten kann, wenigstens das Sterben erleichtern" (Hufeland 1806, S. 14). Wie diese Erleichterung aussehen sollte, darüber schwieg sich Hufeland an dieser Stelle aus. Es ist jedoch anzunehmen, daß er die vorsichtige Gabe von Medikamenten zur Linderung von Schmerz und Angst akzeptierte.[34] Hufeland wies aber ausdrücklich auf den „Hippokratischen Eid" des Arztes hin: „Das Leben des Menschen zu erhalten und wo möglich zu verlängern, ist das höchste Ziel der Heilkunst, und jeder Arzt hat geschworen, nichts zu thun, wodurch das Leben eines Menschen verkürzt werden könne" (Hufeland 1806, S. 14).[35] Auf diesen Punkt legte Hufeland grosses Gewicht. Er gestand durchaus zu, daß, wenn ein Kranker, von unheilbaren Übeln gepeinigt, sich den Tod wünsche, gerade in der „Seele des Bessern, der Gedanke aufsteigen [könne]: Sollte es nicht erlaubt, ja sogar Pflicht seyn, jenen Elenden etwas früher von seiner Bürde zu befreien [...]" (Hufeland 1806, S. 15). Doch Hufeland hielt eine solche Handlungsweise für unrecht und strafbar: „Sie hebt geradezu das Wesen des Arztes auf" (Hufeland 1806, S. 15). Der ideale Arzt müsse ein „reiner moralischer Mensch" sein, deshalb gelte: „Er soll und darf nichts anders thun, als Leben erhalten; ob es ein Glück oder Unglück sey, ob es Werth habe oder nicht, dies geht ihn nichts an, und masst er sich einmal an, diese Rücksicht in sein Geschäft mit aufzunehmen, so sind die Folgen unabsehbar, und der Arzt wird der gefährlichste Mensch im Staate; denn ist einmal die Linie überschritten, glaubt sich der Arzt einmal berechtigt, über die Nothwendigkeit eines Lebens zu entscheiden, so braucht es nur stufenweise Progressionen, um den Unwerth, und folglich die Unmöglichkeit eines Menschenlebens auch auf andere Fälle anzuwenden" (Hufeland 1806, S. 15/16). Eine bemerkenswerte Stelle. Hufeland ist wohl der erste, der das in der aktuellen „Euthanasie"-Diskussion oft angeführte „Argument der abschüssigen Bahn" („slippery-slope-Argument") anführte. Seine Warnung, daß die Debatte um angeblich „lebensunwertes Leben" schon in den Anfängen zu bekämpfen sei, ist auf jeden Fall auch heutzutage noch bedenkenswert.

Während bei Hufeland der „Euthanasie"-Begriff nicht vorkam, wurde er wenig später von dem bedeutenden Medizinprofessor Johann Christian Reil (1759–1813) wieder verwandt. Wie Paradys und Hufeland ermahnte Reil die Ärzte, sich um die Moribunden zu kümmern. Er widmete dem Thema „Euthanasia, oder von den Hülfen, erträglich zu sterben" das 15. und letzte Kapitel seines „Entwurfs einer allgemeinen Therapie" (das Werk erschien posthum 1816).[36] Reil eröffnete das (nicht vollständig ausgearbeitete) Kapitel mit den Worten: „Geboren werden und sterben, gesund und krank seyn; dies sind die Stadien im menschlichen Leben. Um dem Menschen ins Leben hineinzuhelfen, dazu giebt es eine eigene Kunst, die Hebammenkunst; aber dafür, dass man erträglich wieder hinauskomme, ist fast nichts gethan" (Reil 1816, S. 560/61). Diese „Hinaushelf"-Kunst nannte Reil „Euthanasia", wobei er zweifellos vom „Euthanasie"-Begriff Bacons beeinflußt war: „Diese Kunst, dem Tode sein Schreckhaftes zu nehmen und seine Bitterkeit zu mindern, empfiehlt Bacon den Aerzten, und meint, die Heilkunde habe dann erst ihre Vollkommenheit erreicht, wenn sie neben der Kunst, den Tod zurückzuhalten, sich auch darauf verstehe, den unvermeidlichen Tod so sanft als möglich zu machen" (Reil 1816, S. 565). Der Arzt müsse also tätig bleiben, „auch bei den unheilbarsten Krankheiten, bis zu dem letzten Hauch des Lebens" (Reil 1816, S. 565). Ziel sei der „natürliche Tod", deshalb habe der Arzt grundsätzlich die Aufgabe, den Menschen während des Lebens diätetisch zu beraten. Wenn eine tödliche Krankheit dennoch eingetreten sei, habe man die Aufgabe,

„Euthanasie zu bewirken, die Plagen der Krankheiten zu mildern, die Seele zu stählen, dass sie mit kraftvoller Resignation den Tod duldet, oder das Bewusstseyn desselben zu verdunkeln" (Reil 1816, S. 573). Diesbezüglich sollten „Psychik und Physik in Verbindung" die Aufgabe lösen. In den dann folgenden sechs Regeln wurde jedoch nur die „Psychik", zu der Reil auch die Sorge um die Bequemlichkeit des Kranken rechnete, erläutert. Daß keine Ausführungen über medikamentöse Eingriffe folgten, mag damit zusammenhängen, daß das Kapitel nicht ausgearbeitet wurde.

Es ist anzunehmen, daß vor allem durch Reils Veröffentlichung der „Euthanasie"-Begriff in der ersten Hälfte des 19. Jahrhunderts weite Verbreitung vor allem im medizinischen Bereich fand. Jedenfalls erschienen zwischen ca. 1820 und ca. 1850 zahlreiche Arbeiten von Medizinern, darunter viele Dissertationen, die den Begriff im Titel führten.[37] In diesen Arbeiten wurde die Ansicht vertreten, daß es eine wichtige ärztliche Aufgabe sei, sich den Sterbenden zuzuwenden. Neben pflegerischen und psychologischen Maßnahmen (zu den letzteren zählte z.B. die Zusicherung einer Leichenschau; die Angst, lebendig begraben zu werden, erschwerte nach den Aussagen der Literatur im 19. Jahrhundert vielen Menschen das Sterben) wurden ärztliche Maßnahmen im engeren Sinn besprochen. Dabei wurde auch die Frage diskutiert, wann man die Therapie begrenzen dürfe, um dem Leidenden einen „sanften Tod" zu ermöglichen.[38] Diesbezüglich wurde aber immer wieder bemerkt, daß die Therapiebegrenzung nicht zu früh erfolgen dürfe, denn es gebe oft überraschende Heilungen. Viele Autoren sprachen sich im übrigen für die „baconianische" Auffassung aus und empfahlen die vorsichtige Gabe von Schmerz- und Beruhigungsmitteln bei Moribunden. Doch es gab auch dezidierte Gegenpositionen, von denen hier nur eine wiedergegeben werden soll:[39]

Ein gewisser Dr. Reimann (Vorname auf der Publikation nicht angegeben) veröffentlichte 1843 in Berlin ein Werk mit dem Titel „Über die Schädlichkeit Euthanasischer Handlungsweise am Krankenbett".[40] Reimann bezeichnete seine Position als Sonderposition, seine Auffassung weiche von der anderer Ärzte deutlich ab. Er wollte, daß die Ärzte auch bei unheilbar Kranken ihre ganze Tätigkeit walten lassen, um ein Rettungsmittel für den Kranken zu finden. Er wollte verhindern, daß Patienten, die voller Hoffnung auf ihren Arzt blicken würden, von diesem als unheilbar zurückgewiesen würden und nur mit lindernden Mitteln „euthanasisch" behandelt würden. Man könne nur ahnen, wann der Tod eintreten würde. Deshalb müsse jeder Patient mit allen zur Verfügung stehenden Mitteln behandelt werden. Der Arzt solle nur „kurieren", alles andere sei „Charlatanerie". Die „euthanasischen" Arzneien hätten keine segensreiche Wirkung, „sie befördern den Tod und machen den Ueberweg vom Leben zum Tode desto schmerzhafter".[41] Dies gelte speziell für Opium, das „Hauptmittel der Euthanasie". Opium würde nicht nur beruhigen, sondern auch das Gefäßsystem erregen. Das Leben des Patienten würde somit auf jeden Fall verkürzt. Reimann wandte sich also nicht gegen Sterbebegleitung im Sinne von guter Betreuung, sondern er wandte sich gegen die „medikamentöse Euthanasie" vor allem durch Narkotika.

Fazit: Sterbebegleitung wurde in Schriften des 18. Jahrhunderts vereinzelt, in Schriften des beginnenden 19. Jahrhunderts dann häufiger als ärztliche Aufgabe thematisiert. Dabei bediente man sich vielfach des „Euthanasie"-Begriffs zur Bezeichnung der gestellten Aufgabe. Durchweg lehnte man eine bewußte Beschleunigung des Sterbens durch den Arzt ab. Doch man erkannte auch, daß die schon von Bacon im 17. Jahrhundert geforderte medikamentöse Schmerz- bzw. Leidenslinderung bei Moribunden zu einer „unbeabsichtigten" Lebensverkürzung führen könne. Doch scheint sich in der ersten Hälfte des 19. Jahrhunderts unter Ärzten die Auffassung durchgesetzt haben, daß man (vorsichtig, um eine Beschleunigung des Sterbens zu vermeiden) „Beruhigungsmittel" geben dürfe. Man erkannte auch das Problem der „Leidensverlängerung" durch ärztliche Maßnahmen bei Moribunden.[42] Diesbezüglich gab es durchaus Stimmen, die darauf hinwiesen, daß man die aktive Therapie begrenzen dürfe. Eine einheitliche Auffassung hierzu bildete sich jedoch nicht heraus.

IV. Der Diskurs über die „Ausscheidung der Schwachen" in der zweiten Hälfte des 19. Jahrhunderts: Sozialdarwinismus, Rassenhygiene, Eugenik

Wie im vorigen Kapitel ausgeführt, stimmten die Aussagen von Ärzten zum Thema „Euthanasie" bei unheilbar Kranken in der ersten Hälfte des 19. Jahrhunderts bei aller Verschiedenheit im Detail doch dahingehend überein, daß eine gezielte Lebensabkürzung abgelehnt wurde. An dieser Grundposition (Ausnahmen bestätigen die Regel)[1] änderte sich auch in der zweiten Hälfte des 19. Jahrhunderts nichts. So hieß es z.B. in der „Realencyclopädie der gesammten Heilkunde" (1886) unter dem Stichwort „Euthanasie", daß „bei irgend welchem berechtigten Hoffnungsfunken", das Leben eines Schwerkranken zu erhalten, alles medizinisch Mögliche getan werden müsse, und zwar energisch, „ohne alle Rücksicht auf Euthanasie", d.h. auf ruhiges Sterben.[2] Sollte aber keine Hoffnung mehr sein, dann käme es darauf an, dem Sterbenden einen „möglichst menschenwürdigen Ausgang zu bereiten". Der Arzt sei aber „bei allem Streben nach Euthanasie nicht berechtigt [...], das Geringste zu thun, was zur Verkürzung des Lebens beitragen kann". Zahlreiche ähnliche Aussagen sind für die zweite Hälfte des 19. Jahrhunderts nachweisbar.[3] Doch die Feststellung, daß diese „ärztliche" Grundposition stabil blieb, bedeutet nicht, daß es in der zweiten Hälfte des 19. Jahrhunderts nicht Veränderungen am Rand des „Euthanasie"-Diskurses gab, die in eine andere Richtung wiesen: die Freigabe der „Vernichtung lebensunwerten Lebens".[4] Solche Veränderungen gingen vor allem vom Sozialdarwinismus und von der Rassenhygiene bzw. Eugenik aus. Bedeutsam war dabei vor allem die Diskussion um die sogenannte „Ausscheidung der Schwachen". Im folgenden werden einflußreiche deutschsprachige Autoren sozialdarwinistischer (Haeckel, Tille) bzw. rassenhygienischer/eugenischer (Ploetz) Provenienz vorgestellt. Sie alle äußerten sich tendenziell positiv zur Legitimität einer solchen „Ausscheidung". In diesem Zusammenhang ist kurz auch auf einschlägige Äußerungen des Philosophen Friedrich Nietzsche einzugehen. Doch zunächst seien einige Bemerkungen zu Charles Darwin vorgeschaltet, in dessen Werk sich ebenfalls Aussagen zum Thema „Ausscheidung der Schwachen" finden.

1. Charles Darwin

Der große Naturforscher Charles Darwin veröffentlichte 1859 nach ausgreifenden Vorarbeiten sein epochales Werk „On the Origin of Species by Means of Natural Selection, or the Preservation of Favoured Races in the Struggle for Life" („Über die Entstehung der Arten durch natürliche Zuchtwahl oder die Erhaltung der begünstigten Rassen im Kampfe ums Dasein").[5] Darwin ging bei der Aufstellung seiner Kernthese von der Beobachtung aus, daß sich die Nachkommen eines Elternpaars in der Natur niemals vollständig gleichen. Dieses an sich plan- und richtungslose Variieren werde nun – so die These Darwins – durch die „natürliche Auslese" („natural selection") in bestimmte Bahnen gelenkt. Diejenigen Varianten, die den Anforderungen des Kampfes ums Dasein am besten gewachsen seien, würden sich behaupten und sich dementsprechend auch stärker fortpflanzen als die weniger gut angepaßten Varianten. Wegen der hohen Zahlen erzeugter Nachkommen in der Natur sei dieser Kampf ums Dasein – ein Begriff, den Darwin von Thomas Robert Malthus übernahm – unvermeidlich.

Es war keine große Gedankenanstrengung erforderlich, um zu erkennen, daß die „natürliche" Entwicklungslehre Darwins auch auf die Entwicklungsgeschichte des Menschen zu beziehen war. Doch Darwin war zunächst äußerst zurückhaltend, was die Anwendung seiner Theorie auf den Menschen anging. Zum einen lag dies in wissenschaftlicher Vorsicht begründet, zum anderen waren es auch diplomatische Gründe, die ihn zurückhielten. Er wußte sehr wohl, daß seine Theorie mit der biblischen Schöpfungslehre kaum in Einklang zu bringen war. Er legte deshalb seine einschlägigen Gedanken erst in dem 1871 erschienenen Werk „The Descent of Man, and Selection in Relation to Sex" („Die Abstammung des Menschen und die geschlechtliche Zuchtwahl") nieder.[6] Auf dieses Werk kann hier nicht ausführlich eingegangen werden, es seien nur Darwins Bemerkungen zum Thema „Ausscheidung der Schwachen" näher betrachtet. Auf dieses Thema kam Darwin im Kontext von Überlegungen zum Einfluß der „künstlichen Zuchtwahl" auf den Menschen zu sprechen. Er sah es, wie schon Ernst Haeckel, dessen „Natürliche Schöpfungsgeschichte" er explizit lobte,[7] als erwiesen an, daß in bezug auf den zivilisierten Menschen „natürliche" und „künstliche Zuchtwahl" in einem gewissen Widerstreit stünden. Durch die „natürliche Zuchtwahl" sei über lange Zeiträume der urtümliche „Halbmensch" zum „heute lebenden Wilden" geworden. Doch die Zivilisation führe veränderte Bedingungen ein. Während unter den „Wilden" die an Körper und Geist Schwachen bald eliminiert würden, verhindere der zivilisierte Mensch diese „Ausscheidung": „Wir erbauen Heime für Idioten, Krüppel und Kranke. Wir erlassen Armengesetze, und unsere Ärzte bieten alle Geschicklichkeit auf, um das Leben der Kranken so lange als möglich zu erhalten" (Darwin [1982], S. 171). Wegen dieser „kontraselektorischen" Tätigkeit des Menschen könnten die „schwachen" Individuen der zivilisierten Völker ihre Art fortpflanzen. Niemand, so Darwin, der etwas von der Zucht von Haustieren verstehe, werde daran zweifeln, daß dies „äußerst nachteilig" für die Rasse sei.

Darwins Rede über die „Schwachen" war eindeutig pejorativ. Dem entsprach auch seine kühle Diagnose, daß Mitgefühl für die Schwachen nicht „vernünftig" sei: „Die Hilfe, die wir dem Hilflosen schuldig zu sein *glauben* [Hervorhebung, U.B.], entspringt hauptsächlich dem Instinkt der Sympathie, die ursprünglich als Nebenform des sozialen Instinkts auftrat, aber in der schon früher angedeuteten Weise allmählich feiner und weitherziger wurde" (Darwin [1982], S. 172). Dieser „erworbene" Instinkt wirke nun im Menschen – so muß man Darwin in diesem Zusammenhang verstehen – gegen die Vernunft: „Wir können diese Sympathie jetzt nicht mehr unterdrücken, selbst wenn unsere Überlegung es verlangte, ohne daß dadurch unsere edelste Natur an Wert verlöre" (Darwin [1982], S. 172). Darwin war sich der Ambivalenz, die in diesen Sätzen verborgen lag, wohl nicht bewußt. Denn er beschrieb zwar den „erworbenen" Instinkt, der eine „Ausscheidung" der Schwachen verhindere, als Tatsache. Doch wenn einer es – gegen die Annahme Darwins – doch schaffen würde, den erworbenen Instinkt zu unterdrücken, dann stünden seine „ausmerzenden" Handlungen (nach Darwin) im Einklang mit der Vernunft. Auch wenn Darwin selbst also nie zur „Vernichtung lebensunwerten Lebens" aufrief, so bot er doch mit seinen Ausführungen Anhaltspunkte für eine entsprechende Argumentation.

Nur kurz sei angemerkt, daß es unter den englischen „Sozialdarwinisten" auch Autoren gab, die in bezug auf die „Ausscheidung der Schwachen" eine andere Position als Darwin vertraten. So schrieb Thomas Henry Huxley etwa im Jahr 1897: „Es drängt sich mir [...] die Überzeugung auf, dass diejenigen, die da gewöhnt sind, sich mit der unmittelbaren oder mittelbaren Austilgung der schwachen, unglücklichen und überflüssigen [Menschen] zu beschäftigen, die dieses Verhalten mit dem Grunde rechtfertigen, das Naturwalten heilige es und [es] sei das einzige Mittel zur Sicherung des Rassenfortschrittes, die, wenn folgerichtig, die Medizin unter die schwarzen Künste rechnen und den Arzt als den unheilvollen Erhalter der untauglichen [Menschen] betrachten müssten, [...] und die ihr ganzes Leben der Ausbildung in der edlen Kunst der Unterdrückung natürlicher Neigung und Teilnahme widmen, – dass gerade sie nicht einen besonderen Vorrat an diesen Gütern übrig behalten werden. Aber ohne diese Eigenschaften giebt es kein Gewissen und auch keinen Hemmschuh für das Verhalten der Menschen."[8]

2. Sozialdarwinismus: Ernst Haeckel und Alexander Tille

Akzentuierter als bei Darwin sind die Bemerkungen zum Thema „Ausscheidung der Schwachen" bei Ernst Haeckel (1834–1919), der seit Anfang der 60er Jahre zu den entschiedenen Anhängern Darwins im deutschsprachigen Raum zählte.[9] Haeckel, seit 1862 Professor für Zoologie in Jena, wandte Darwins Theorie dabei sowohl auf den biologischen als auch auf den kulturell-sozialen Bereich an und formulierte eine „Einheitstheorie" des Lebens, die er Monismus nannte.[10] Eine erste systematische Vorstellung dieses Konzepts erfolgte in der 1866 publizierten „Generellen Morphologie der Organismen". Haeckel konstruierte hier einen kontinuierlichen entwicklungsgeschichtlichen Zusammenhang zwischen unbelebter Materie, Einzellern, Pflanzen, Tieren und Menschen.

Unter Berufung auf Darwin betrachtete er den Kampf ums Dasein als das kausale Prinzip dieser Entwicklung.

Diese Auffassung entfaltete er auch in der 1868 erschienenen „Natürlichen Schöpfungsgeschichte", wobei er noch relativ zurückhaltend war, was die Übertragung der These vom Kampf ums Dasein auf die menschliche Sphäre anging.[11] Dies änderte sich in der „zweiten, verbesserten und vermehrten Auflage" der „Natürlichen Schöpfungsgeschichte"[12], die 1870, also noch vor Darwins „On the Descent of Man", erschien. Am Ende des „7. Vortrags", der dem Thema Kampf ums Dasein gewidmet war, fügte Haeckel in die Neuausgabe eine längere Passage ein. Er konstatierte darin, daß die „künstliche Züchtung" durchaus positive Folgen haben könne, und verwies auf die Tötung behinderter Kinder im antiken Sparta und bei den Indianern Nordamerikas: „Ein ausgezeichnetes Beispiel von der künstlichen Züchtung der Menschen in großem Maßstab liefern die alten Spartaner, bei denen auf Grund eines besonderen Gesetzes schon die neugeborenen Kinder einer sorgfältigen Musterung und Auslese unterworfen werden mußten. Alle schwächlichen, kränklichen oder mit irgendeinem körperlichen Gebrechen behafteten Kinder wurden getödtet. Nur die vollkommen gesunden und kräftigen Kinder durften am Leben bleiben, und sie allein gelangten später zur Fortpflanzung. Dadurch wurde die spartanische Rasse nicht allein beständig in auserlesener Kraft und Tüchtigkeit erhalten, sondern mit jeder Generation wurde ihre körperliche Vollkommenheit gesteigert [...] Auch manche Stämme unter den rothen Indianern Nordamerika's, die gegenwärtig im Kampfe um's Dasein den übermächtigen Eindringlingen der weißen Rasse trotz heldenmüthigster Gegenwehr erliegen, verdanken ihren besonderen Grad von Körperstärke und kriegerischer Tapferkeit einer ähnlichen sorgfältigen Auslese der neugeborenen Kinder" (Haeckel 1870, S. 152 f.).

Das historische Sparta und die fernen Wilden – waren dies für Haeckel tatsächlich auf die „zivilisierte Welt" übertragbare Vorbilder? Haeckel vermied eine direkte Antwort, doch aus den folgenden Passagen läßt sich durchaus eine Tendenz erkennen. Er kritisierte zunächst die obwaltende „künstliche Auslese" durch die „modernen Militärstaaten", die ihre besten und stärksten Individuen allzuhäufig auf dem Schlachtfeld opferten. Zum anderen kritisierte Haeckel die moderne Medizin, die Kranke und Schwa-

che am Leben erhalte und ihnen so die Möglichkeit zur Fortpflanzung und zur Vererbung ihrer Krankheiten biete. Doch was
könne man ändern? Haeckels Antwort auf diese Frage war dop-
pelbödig: „Wenn Jemand [!] vorschlagen würde, die stehenden
Heere, von denen doch immer ein mehr oder minder großer Theil
zur Ermordung bestimmt ist, aus den schwächlichen und siechen
Individuen, statt aus den gesunden und starken zu recrutiren,
würde man ihn verhöhnen. Wenn jemand gar den Vorschlag wagen wollte, nach dem Beispiele der Spartaner und der Rothhäute
die elenden und gebrechlichen Kinder, denen mit Sicherheit ein
sieches Leben prophezeit werden kann, gleich nach der Geburt zu
tödten, statt sie zu ihrem eigenen und zum Schaden der Gesammtheit am Leben zu erhalten, so würde unsere sogenannte
‚humane Civilisation‘ in einen Schrei der Entrüstung ausbrechen"
(Haeckel 1870, S. 155). Untersucht man nur den Teil des Abschnitts, der auf die „Kindereuthanasie" bezogen ist, dann scheint
es zunächst so, als ob Haeckel sich davon distanziert hätte. Doch
bei genauer Lektüre wird deutlich, daß dem nicht so war. Haeckel
mokierte sich geradezu über die sogenannte „humane Civilisation", die angesichts eines solchen vernünftigen Vorschlags in
einen „Schrei der Entrüstung" ausbrechen würde. Haeckel beurteilte also das beschriebene Modell der Tötung „schwacher"
bzw. behinderter Kinder durchaus positiv. Doch er vermied zu
diesem Zeitpunkt noch eine eindeutige Festlegung.[13] Im Vorgriff
sei darauf hingewiesen, daß er 1904 in seinem Buch „Die Lebenswunder" (siehe Kapitel V.2.) wesentlich deutlicher wurde und
explizit für die „Kindereuthanasie" (und nicht nur für sie!) ein-
trat.

Eine ausführliche Darstellung des breiten Spektrums sozial-
darwinistischer Äußerungen zum Thema „Ausscheidung der
Schwachen" kann hier nicht erfolgen. Nur um zu zeigen, daß
Haeckels Ansichten in Deutschland nicht singulär blieben, sei im
folgenden noch auf Alexander Tille (1866–1912) eingegangen.[14]
Tille hatte von 1886 bis 1890 Germanistik und Philosophie in
Leipzig studiert und war 1890 mit einer Arbeit über die „deutschen Volkslieder vom Doktor Faust" zum Dr. phil. promoviert
worden. Von 1890 bis 1900 wirkte er als Dozent für deutsche
Sprache und Literatur in Glasgow. Nach der Jahrhundertwende
stieg Tille zum hochrangigen Funktionär industrieller Interessen-

verbände im wilhelminischen Deutschland auf. Während seiner Zeit in Glasgow verfaßte er zwei Arbeiten, die ihn als ultraradikalen Sozialdarwinisten auswiesen.

Das erste dieser Bücher mit dem ominösen Titel „Volksdienst" erschien im Jahre 1893 anonym (auf dem Titelblatt hieß es nur „von einem Sozialaristokraten").[15] In bezug auf die weltanschaulichen Grundlagen folgte Tille in wesentlichen Punkten Haeckel. Er verwies auch auf die positiven Möglichkeiten der künstlichen Züchtung zur „Stärkung" der Rasse und führte dabei die bekannten „Haeckelschen" Beispiele an: „Man hat die Notwendigkeit des Fortschritts schon früh empfunden und wo die natürliche Auslese versagte, eine künstliche geschaffen. Künstliche Züchtung tüchtiger Menschen gab es bereits im alten Sparta. Jedes untüchtige gebrechliche Kind ward ausgesetzt. Allein die Tüchtigen hinterließen Nachkommen. So veredelte das Volk bewußt schon damals seine Kinder, und unter den Indianern Nordamerikas ist noch heute derselbe Brauch üblich" ([Tille] 1893, S. 97). Aus dieser Passage geht sehr deutlich hervor, welche Überzeugung Tille hegte. Seiner Ansicht nach sollte diese „ausmerzende" Form der künstlichen Züchtung auch im Europa der Gegenwart eingeführt werden. Doch pragmatisch-strategische Gründe (er befürchtete wohl mangelnde Akzeptanz) hinderten Tille (wie schon Haeckel) daran, ein explizites Programm zur Tötung behinderter Kinder zu formulieren. Tille forderte statt dessen zum einen Fortpflanzungsbegrenzung bei den „Schwachen", zum anderen Wiederherstellung der „natürlichen" Auslese. Besonders einzugehen ist auf den zuletzt genannten Punkt, bei dem Tille explizit auch auf die Tötung der „erwachsenen Schwachen" zu sprechen kam. Tille schrieb: „Es ist eine soziale Notwendigkeit, daß so lange man die Untüchtigsten nicht töten will, es eine Stufe giebt, auf die sie hinuntersinken können" ([Tille] 1893, S. 138). Er plädierte also in bezug auf Erwachsene nicht für Tötung (obwohl man den drohenden Unterton des „so lange" in dem zitierten Satz nicht überhören darf), sondern quasi für „Sozial-Euthanasie" durch „Hinuntersinkenlassen" auf die Stufe des Lumpenproletariats, das laut Tille eine hohe „Ausscheidungsrate" habe. Diese Einstellung führte ihn sogar dazu, in einem Aufsatz aus dem Jahre 1894 Ostlondon mit seinen Slums und seiner hohen Sterblichkeit als „Nationalheilstatt" zu bezeichnen.[16]

Die dargestellte Position bekräftigte Tille dann in seinem 1895 – unter Nennung des Verfassernamens – erschienenen Buch „Von Darwin bis Nietzsche. Ein Buch Entwicklungsethik".[17] Es sei hier nur eine Stelle als Beleg dafür zitiert: „Wer die Hebung der Rasse zu seinem Ideal macht und dieses Ideal verwirklichen will, wird wohl oder übel zur Auslese greifen müssen. Eine *direkte Austilgung der Schwachen, Unglücklichen und Überflüssigen* [Hervorhebung U.B.] ist meines Wissens noch von keinem ernsten Menschen vorgeschlagen worden. Aber warum sollte keine indirekte möglich sein. Unsere sozialen Einrichtungen, unsere Heilkunst, erhalten tausende flackernde Lebensflämmchen – soll die Gesellschaft, die diese Menschen dem sicheren Tode entreisst, dafür nicht das Recht haben, ihnen die Verpflichtung aufzuerlegen, nicht zu heiraten, ihnen mindestens die Schliessung einer rechtsgiltigen Ehe vorzuenthalten?" (Tille 1895, S. 140). Tille radikalisierte also in gewisser Weise die Ansichten Haeckels. Er propagierte die „Sozial-Euthanasie" der Schwachen und Untüchtigen: Sie sollten dem Walten der „natürlichen Auslese" überlassen bleiben. Dies alles hatte die eindeutige Tendenz, die „Schwachen" als lebensunwert zu verunglimpfen.

3. Rassenhygiene/Eugenik: Alfred Ploetz

Neben dem Sozialdarwinismus beschäftigten sich am Ausgang des 19. und zu Beginn des 20. Jahrhunderts mit der Rassenhygiene bzw. Eugenik zwei weitere pseudo-wissenschaftliche „Weltanschauungen" mit dem Thema „Ausscheidung der Schwachen". Das rassenhygienische Paradigma war bereits in den 60er Jahren des 19. Jahrhunderts in England von W. Greg, A.R. Wallace und F. Galton geformt worden.[18] Vor allem Galton, ein Vetter Darwins, hatte seit Mitte der 60er Jahre über die Einflüsse nachgedacht, durch welche die „angeborenen Eigenschaften" einer Rasse verbessert werden könnten. Für die entsprechende Lehre prägte er im Jahr 1883 den Begriff „national eugenics".[19] Zur „eugenischen" Programmatik zählten für ihn nicht nur staatliche Fördermaßnahmen zur „Ermunterung" der geistigen Elite (Englands!) zu früher Heirat und zur Zeugung vieler Kinder, sondern auch negativ-eugenische Maßnahmen wie die Absonderung von Gewohnheitsverbrechern oder die Einschränkung der Fortpflanzung von Geistesschwachen bzw. Geisteskranken. Zeitlich etwas verschoben bildete sich in Deutschland – entwickelt vor allem von Wilhelm Schallmayer und Alfred Ploetz – seit den 90er Jahren des 19. Jahrhunderts die sogenannte Rassenhygiene heraus, die in vielem der englischen „Eugenik" entsprach. Eine ausführliche Darstellung der Aussagen von Rassenhygienikern und Eugenikern zur „Ausscheidung der Schwachen" kann hier nicht erfolgen.[20] Es sei nur vermerkt, daß in der Regel eine direkte Aufforderung zu einer solchen „Ausscheidung" vermieden wurde.[21] Doch die verbreitete Rede von Rassenverfall, Degeneration, Entartung, Minderwertigkeit und Schwäche schuf ein „geistiges Umfeld", in dem Gedanken an die „Vernichtung lebensunwerten Lebens" – wenn die Metapher erlaubt ist – gut gedeihen konnten. Und zumindest bei dem einflußreichen rassenhygienischen Autor, der im folgenden näher betrachtet werden soll, finden sich Gedanken über die „Ausmerze" schwächlicher bzw. mißgebildeter Neugeborener, die ihn in die Nähe der oben dargestellten Sozialdarwinisten und „Ausscheidungspropagandisten" Haeckel und Tille rücken.

Alfred Ploetz (1860–1940) hatte sich schon als Schüler für Naturkunde interessiert und Darwin und Haeckel gelesen.[22] Nach dem Abitur studierte er Nationalökonomie in Breslau. In dieser Zeit gründete er mit einem Freundeskreis, dem auch Gerhart Hauptmann angehörte, den Verein „Pacific". Der Plan entstand, eine Art Kolonie auf sozialistischer und pangermanischer Grundlage in einem der pazifischen Staaten der USA zu errichten. Nach einem kurzen Studienintermezzo in Zürich wurde Ploetz von dem Verein delegiert, in den USA Informationen über schon bestehende sozialistische Kolonien einzuholen. Ploetz lebte ein halbes Jahr bei den sogenannten Ikariern, die nach den utopischen Prinzipien des Franzosen Étienne Cabet („Voyage en Icarie"; 1842) ein Gemeinwesen im Bundesstaat Iowa gegründet hatten. Doch die Erfahrungen waren enttäuschend. Ploetz kehrte 1885 nach Europa zurück, um nun – zunächst in Zürich (hier begegnete er dem Psychiater August Forel, dessen Degenerationstheorie er aufgriff), dann in Paris – Medizin zu studieren. Nach dem Abschluß des Studiums 1890 lebte er mit seiner Frau Pauline, der Schwester des später als Psychiater bekannt gewordenen Ernst Rüdin, einige Zeit in den USA und war als Arzt tätig. 1894 kehrte das Ehepaar nach Deutschland zurück. Man ließ sich in Berlin nieder, wo seine Frau eine ärztliche Praxis einrichtete, während Ploetz sein Buch „Die Tüchtigkeit unsrer Rasse und der Schutz der Schwachen" vollendete, das 1895 erschien. Es begründete mit einem Schlag seinen Ruf als Rassenhygieniker. Nach der Scheidung von seiner Frau und erneuter Eheschließung mit einer bildenden Künstlerin zog Ploetz 1907 nach München um, wo er mit dem Hygieniker Max von Gruber und seinem ehemaligen Schwager Ernst Rüdin die „Münchner Gesellschaft für Rassenhygiene" gründete. Seit 1904 gab Ploetz das „Archiv für Rassen- und Gesellschaftsbiologie" mit heraus. Bis zu seinem Tode im Jahre 1940 publizierte er zahlreiche Bücher und Artikel, die der Propagierung des rassenhygienischen Gedankens dienten und die ihn zum „Missionar der Rassenhygiene" (Becker) machten.

Im folgenden seien nur seine Kerngedanken zur Rassenhygiene und zur „Ausscheidung der Schwachen" anhand des Werkes „Die Tüchtigkeit unsrer Rasse und der Schutz der Schwachen" (1895) dargestellt.[23] Für Ploetz stand – wie für Tille – fest, daß es insgesamt gesehen nicht günstig um den Rassenprozeß stehe: „Schlechtere Devarianten werden in Masse gezeugt, trotzdem sie zum grossen Theil vermeidbar wären. Dem Kampf um's Dasein sind vielfach Schranken gezogen, und die Contraselection wächst in höchst bedrohlichem Maasse" (Ploetz 1895, S. 194). Dies sei nicht zuletzt eine Folge der individualhygienischen Ausrichtung der modernen Medizin, die die Schwachen schütze. Für Ploetz hatte nun im Sinne des Sozialdarwinismus das Rassenwohl (Rasse definierte er als überdauernde politisch-soziale Lebensgemeinschaft) eindeutig den Vorrang vor dem Einzelwohl, Rassenhygiene vor Individualhygiene. Doch für eine „ideale" Rassenhygiene sei die Zeit noch nicht gekommen, ein „idealer Rassenprocess" sei angesichts der „Culturideale der Gegenwart" (noch) nicht möglich. Ploetz ging also davon aus, daß ein Kompromiß nötig sei, der aus seiner Perspektive für die Rasse natürlich Nachteile mit sich bringe, aber immerhin eine gewisse Gewähr der Akzeptanz biete. Nichtsdestotrotz deutete Ploetz die Ziele eines solchen „idealen" Rassenprozesses an, der seiner Ansicht nach zum einen zu einer raschen Vermehrung, zum anderen aber auch zu einer Vervollkommnung der „Rasse" führen würde. Diese Ziele lauteten: 1. Erzeugung möglichst vieler „besserer" Varianten; 2. „Scharfe Ausjätung des schlechteren Theiles der Convarianten" [der „Varianten" derselben Generation]; 3.) „Keine Contraselection, d. h. keine Ausmerzung grade [!] der schlechten Convarianten; also keine Kriege, keine blutigen Revolutionen, kein besonderer Schutz der Kranken und Schwachen" (Ploetz 1895, S. 116). Was war konkret darunter zu verstehen? Ploetz drückte sich gewissermaßen vor einer klaren Aussage und kleidete die Antwort in seiner Schrift in die Form einer „rassenhygienischen Utopie, über deren komisches und grausames Äussere" (Ploetz 1895, S. 143) der Leser nicht zu erschrecken brauche, denn es handle sich – wie er gleichsam besänftigend hinzufügte – nur um „eine Utopie von einem einseitigen, durchaus nicht allein berechtigten Standpunkt" (Ploetz 1895, S. 142).

In dieser Utopie imaginierte Ploetz ein junges Ehepaar, dem „die Fortpflanzung auf Grund ihrer Qualitäten" (Ploetz 1895, S. 144) erlaubt sei. Die Lebensführung des Paares sei beherrscht von der Erzeugung „guter Kinder". Die Zeugung selbst werde „nicht irgend einem Zufall, einer angeheiterten Stunde überlassen, sondern geregelt nach den Grundsätzen, die die Wissenschaft für Zeit und sonstige Bedingungen aufgestellt hat" (Ploetz 1895, S. 144). Nach Beginn der Schwangerschaft werde die Mutter als „eine höchst wichtige Persönlichkeit" betrachtet und entsprechend umsorgt. „Stellt es sich trotzdem heraus, dass das Neugeborene ein schwächliches oder missgestaltetes Kind ist, so wird ihm von dem Aezte [!]-Collegium, das über den Bürgerbrief der Gesellschaft entscheidet, ein sanfter Tod bereitet, sagen wir durch eine kleine Dose *Morphium* [Hervorhebung U. B.]" (Ploetz 1895, S. 144). Diese Ausmerzung würde bei Zwillingen „so gut wie immer und principiell bei allen Kindern vollzogen werden, die nach der sechsten Geburt oder nach dem 45. Jahr der Mutter bzw. dem 50. Jahr des Vaters überhaupt noch – entgegen einem gesetzlichen Verbot – geboren werden" (Ploetz 1895, S. 144f.) Die Kinder müßten später eine Ehetauglichkeitsprüfung ablegen, heiraten dürften nur die, welche physisch und psychisch tauglich seien. Wer sich im ökonomischen Kampf als „schwach erweist und sich nicht halten kann, verfällt der Armuth mit ihren ausjätenden Schrecken. Armen-Unterstützung darf nur minimal sein und nur an Leute verabfolgt werden, die keinen Einfluss mehr auf die Brutpflege haben. Solche und andere ‚humane Gefühlsduseleien' wie Pflege der Kranken, der Blinden, Taubstummen, überhaupt aller Schwachen, hindern oder verzögern nur die Wirksamkeit der natürlichen Zuchtwahl" (Ploetz 1895, S. 147).

Es ist evident, daß Ploetz als ein Element des „idealen Rassen-processes" auch die Tötung schwacher bzw. mißgebildeter Kinder ansah.[24] Und auch wenn Ploetz im folgenden – wohl eher nolens als volens – einen „realistischen Kompromiß" vorschlug, indem er die „Auslese aus dem Kampf der Zellenstaaten in den Kampf der die Staaten zusammensetzenden nächsten niedrigen Organisatio-nen, nämlich der einzelnen Zellen" (Ploetz 1895, S. 230), verlagern wollte,[25] stand doch die ausmerzende „ideale Rassenutopie" gleichsam als Menetekel – vorausweisend auf die NS-Zeit – an der Wand.

4. Friedrich Nietzsche

Ein weiterer Autor, der allerdings geistesgeschichtlich von ganz anderer Bedeutung ist als die „Afterphilosophen" Tille und Ploetz, ist nun noch darzustellen: Friedrich Nietzsche.[26] Im Zuge seiner philosophischen „Umwertung aller Werte" kam Nietzsche auch mehrmals auf die Problematik des „besten Todes" und der „Ausscheidung der Schwachen" zu sprechen. Eine erschöp-fende Darstellung seiner einschlägigen Äußerungen wird im folgenden nicht möglich sein. Anhand von drei wichtigen ge-druckten Schriften („Fröhliche Wissenschaft", 1882; „Zarathustra", 1883–1885; „Götzen-Dämmerung", 1889) kann jedoch ein – wie Stichproben in anderen Schriften ergaben – verläßlicher Eindruck seiner Ansichten vermittelt werden.

Zunächst zur „Fröhlichen Wissenschaft" (1882).[27] Ein Abschnitt mit der Überschrift „Heilige Grausamkeit" hat die Tötung miß-gestalteter Kinder zum Thema: „Zu einem Heiligen trat ein Mann, der ein eben geborenes Kind in den Händen hielt. ‚Was soll ich mit dem Kinde machen? fragte er, es ist elend, missgestaltet und hat nicht genug Leben, um zu sterben.' ‚Tödte es, rief der Heilige mit schrecklicher Stimme, tödte es und halte es dann drei Tage und drei Nächte lang in deinen Armen, auf dass du dir ein Ge-dächtniss machest: – so wirst du nie wieder ein Kind zeugen, wenn es nicht an der Zeit für dich ist, zu zeugen.' – Als der Mann diess gehört hatte, gieng er enttäuscht davon; und Viele tadelten den Heiligen, weil er zu einer Grausamkeit gerathen hatte, denn er hatte gerathen, das Kind zu tödten. ‚Aber ist es nicht grausamer, es leben zu lassen?‘ sagte der Heilige" (Nietzsche [1988], Bd. 3, S. 430). Läßt man die erzählerische Mystifizierung außer acht, dann bleibt eine Kernaussage in bezug auf mißgestaltete Kinder: Sie können und dürfen – mit voller Billigung der Gesellschaft – von ihren Eltern getötet werden. Nietzsches Philosophie war also – wie diese Stelle belegt – die Kategorie „lebensunwertes Leben" nicht fremd.

Im Ersten Teil des „Zarathustra" (1883)[28] ließ Nietzsche seinen Protagonisten pessimistische, weltverneinende und lebensmüde „Prediger des Todes" – gemeint sind offenkundig Vertreter des Christentums – attackieren. Viele dieser kleinbürgerlichen „Prediger des Todes" würden die Ansicht vertreten, daß das Leben nur Leiden sei. Zarathustra/Nietzsche riet ihnen explizit, nicht anderen den „Tod" zu predigen, sondern sich selbst umzubringen, wenn sie das Leben nur als Leiden begreifen könnten: „So sorgt doch, dass *ihr* aufhört! So sorgt doch, dass das Leben aufhört, welches nur Leiden ist!" (Nietzsche [1988], Bd. 4, S. 56). Seine Position läßt sich nach dieser Stelle auf den einfachen Nenner bringen: „Wenn Du dein Leben als lebensunwert einschätzt, dann beende es!" Auch wenn diese Aufforderung „rhetorisch" gemeint war – Nietzsche dachte wohl nicht wirklich daran, daß sein „Vorschlag" befolgt werden würde –, ist festzuhalten: die Kategorie „lebensunwertes Leben" gehörte eindeutig zu seinem Repertoire. Überdies muß man sagen, daß Nietzsche an dieser Stelle zu Mißverständnissen geradezu aufforderte (man löse nur den Satz: „So sorgt doch, dass das Leben aufhört, welches nur Leiden ist!" aus dem Kontext). Besonders schwer machte es Nietzsche seinen späteren Anhängern – gerade in der NS-Zeit – nicht, ihn „mißzuverstehen".

Ähnlich „ambivalente" Formulierungen finden sich im Kapitel „Vom freien Tode" des „Zarathustra". Zarathustra skizzierte hier die Bedingungen eines „echten" Freitodes. Vor allem sollte dieser Tod ein „recht-zeitiger" Tod sein: „Stirb zur rechten Zeit" (Nietzsche [1988], Bd. 4, S. 93). Und er sollte für den „Vollbringenden" keine Niederlage, sondern ein Fest sein: „Den vollbringenden Tod zeige ich euch, der den Lebenden ein Stachel und ein

Gelöbniss wird. Seinen Tod stirbt der Vollbringende, siegreich, umringt von Hoffenden und Gelobenden" (Nietzsche [1988], Bd. 4, S. 93). Dieser „freie" Tod war offenkundig nicht immer ein „Suicid", denn nach Zarathustra/Nietzsche waren auch und gerade der letztlich selbstgewählte Tod des Sokrates durch den Schierlingstrunk und der Kreuzestod Jesu Formen des „freien Todes". Von dieser elitären Position blickte Zarathustra mit Verachtung auf die „Viel-zu-Vielen", die Masse, den Plebs herab. Für diese wünschte er sich „Prediger des schnellen Todes": „Viel zu Viele leben und viel zu lange hängen sie an ihren Ästen. Möchte ein Sturm kommen, der all diess Faule und Wurmfressne vom Baume schüttelt! Möchten Prediger kommen des *schnellen* Todes! Das wären mir die rechten Stürme und Schüttler an Lebensbäumen! Aber ich höre nur den langsamen Tod predigen und Geduld mit allem ‚Irdischen'" (Nietzsche [1988], Bd. 4, S. 94). Zwar wurde auch hier nicht explizit zur „Vernichtung lebensunwerten Lebens" aufgerufen, doch läßt das Bild von den „Stürmen und Schüttlern an Lebensbäumen" die Möglichkeit aufscheinen, daß das „Faule und Wurmfressne" auch gegen seinen Willen „vom Lebensbaum geschüttelt", also vernichtet werden könnte. Nietzsches Ausführungen werden zumindest an dieser Stelle im Horizont einer „Vernichtung lebensunwerten Lebens" lesbar. Zu dieser Auffassung paßt, daß Nietzsche im Zweiten Teil des „Zarathustra" expressis verbis der Mitleidsethik, wie sie vor allem vom Christentum vertreten wurde, eine Absage erteilte.

Im Jahre 1889 zeigte sich dann noch einmal eine Zuspitzung der Gedanken Nietzsches in bezug auf lebensunwertes Leben. In der „Götzen-Dämmerung" trägt Paragraph 6 des Abschnitts „Streifzüge eines Unzeitgemässen" – die Überschrift „Moral für Ärzte". Es ging um das Verhältnis der Ärzte und der Gesellschaft zu den Kranken. Der Kranke wurde wie folgt definiert: „Der Kranke ist ein Parasit der Gesellschaft. In einem gewissen Zustande ist es unanständig, noch länger zu leben. Das Fortvegetiren in feiger Abhängigkeit von Ärzten und Praktiken, nachdem der Sinn vom [!] Leben, das *Recht* zum Leben verloren gegangen ist, sollte bei der Gesellschaft eine tiefe Verachtung nach sich ziehn" (Nietzsche [1988], Bd. 6, S. 134). Die Ärzte wurden dann direkt angesprochen: Sie sollten „die Vermittler dieser Verachtung" der parasitären Kranken sein (Nietzsche [1988], Bd. 6, S. 134). Nietzsches lakonische Forderung lautete: „Eine neue Verantwortlichkeit schaffen, die des Arztes, für alle Fälle, wo das höchste Interesse des Lebens, des *aufsteigenden* Lebens, das rücksichtsloseste Nieder- und Beiseite-Drängen des *entartenden* Lebens verlangt – zum Beispiel für das Recht auf Zeugung, für das Recht, geboren zu sein, für das Recht, zu leben" (Nietzsche [1988], Bd. 6, S. 134). Es sei hier nur am Rande erwähnt, daß Nietzsche noch im Ersten Band von „Menschliches, Allzumenschliches" aus dem Jahre 1878 von einer möglichen positiven, nämlich kulturbildenden Funktion der „entartenden Naturen" gesprochen hatte.[29] Er hatte seine Meinung also deutlich geändert und war bei einer fatalen Philosophie des „Nieder- und Beiseitedrängens" angelangt. Auch wenn Nietzsche selbst – nota bene – nie die „Vernichtung lebensunwerten Lebens" explizit forderte – so bereitete er doch mit seinen tendenziösen Aussagen zum Thema „Schwache und Gesellschaft" zusammen mit Autoren wie Haeckel, Tille oder Ploetz den Boden für die NS-„Euthanasie".

V. Tötung auf Verlangen, Sterbehilfe und „Vernichtung lebensunwerten Lebens" in der deutschsprachigen Diskussion (ca. 1895–1933)

Zu einem wichtigen Ansatzpunkt in der Debatte um „Euthanasie" und Sterbehilfe gegen Ende des 19. und zu Beginn des 20. Jahrhunderts wurde § 216 des Reichsstrafgesetzbuches von 1871: „Ist jemand durch das ausdrückliche und bestimmte Verlangen des Getöteten zur Tötung bestimmt worden, so ist auf Gefängnis nicht unter drei Jahren zu erkennen."[1] An diesem Paragraphen wurde von verschiedenen Seiten Kritik angemeldet. Es sei betont, daß die entsprechenden Vorstöße häufig nicht nur auf eine Legalisierung der Tötung auf Verlangen abzielten. Dies zeigen schon die einschlägigen Schriften von Adolf Jost (1895) und Ernst Haeckel (1904), in denen auch die „Vernichtung lebensunwerten Lebens" zum Thema wurde. Dieses Thema wurde dann nach dem Erscheinen der Publikation von Karl Binding und Alfred Hoche (1920) breit diskutiert. Bevor darauf einzugehen ist, sei noch erwähnt, daß im Jahr 1901 der Invalide Jacob Richter (Kreischa) eine Petition an den Sächsischen Landtag richtete, in der er die gesetzliche Freigabe der Tötung Schwerkranker auf Verlangen forderte.[2] Man zögere nicht, ein unheilbar krankes Tier von seinen Leiden zu befreien. Sollte man also dem Menschen gegenüber – so die Argumentation Richters – weniger barmherzig sein?[3] Der Landtag lehnte die Petition jedoch mit folgender Begründung ab: „Wir betrachten das Leiden als eine von dem höchsten Lenker der Geschicke der Menschen auferlegte Prüfung, und den Menschen dieser Prüfung zu entziehen, zu entrücken, einzugreifen in den Arm des Schicksals, dazu hat auch vom ethischen Standpunkt aus weder der Leidende selbst noch irgend ein anderer Sterblicher, sei er noch so mitleidig, eine Berechtigung."[4] 1902 legte der Invalide seine Petition mit dem Hinweis darauf, daß er damit keine antireligiösen Ziele verfolge, dem Landtag erneut vor. Doch auch diese zweite Eingabe wurde abgelehnt.

1. Adolf Jost: „Das Recht auf den Tod" (1895)

Im Jahre 1895 veröffentlichte Adolf Jost, Student der Philosophie, Mathematik und Physik in Göttingen, eine nur 53 Seiten umfassende Streitschrift mit dem Titel „Das Recht auf den Tod".[5] Worum ging es diesem jungen Autor, der zum Zeitpunkt der Publikation 20, höchstens 21 Jahre alt war?

Jost fühlte sich als moralischer Erneuerer in einem Bereich, den er für gesellschaftlich äußerst relevant hielt.[6] Die zentrale Frage, die ihn beschäftigte, lautete: „,Giebt es ein Recht auf den Tod?', das heißt, giebt es Fälle, in welchen der Tod eines Individuums sowohl für dieses selbst als auch für die menschliche Gesellschaft überhaupt wünschenswert ist?" (Jost 1895, S. 1). Dieses „sowohl ... als auch" zeigte die Brisanz seines Ansatzes. Denn nicht die Verteidigung des Selbstmords war sein primäres Ziel. Es ging ihm in erster Linie um das „Problem der unheilbar geistig oder körperlich Kranken". Laut Jost sei die Frage nach der Erlaubtheit des Selbstmords durch David Hume in England und durch Johann Robeck in Deutschland schon im 18. Jahrhundert bejahend beantwortet worden, doch in bezug auf das „Recht auf den Tod" der unheilbar Kranken sei „nicht die Spur eines Fortschritts zu constatiren" (Jost 1895, S. 1). Ein Blick auf die juristische Regelung der Tötung auf Verlangen, die noch immer bestraft werde, mache dies augenfällig.

Zentrale Bedeutung für Josts Argumentation hatte der Begriff „Wert des Lebens". Jost folgte bei seiner Definition dieses Begriffs der utilitaristischen Philosophie in der Tradition eines Jeremy Bentham oder John Stuart Mill, wenn er schrieb: „Der Werth jedes Gegenstandes [...] liegt in seiner Beziehung zur Freude oder zum Leide des Menschen" (Jost 1895, S. 12). Nicht bloß die materiellen, auch die höchsten ideellen Güter der Menschheit seien danach zu beurteilen, ob sie Schmerzen entfernen oder Lust herbeiführen würden. Der Wert eines Menschenlebens setze sich nach einer solchen „rein natürlichen Betrachtungsweise" aus zwei Faktoren zusammen: „Der erste Factor ist der Werth des Lebens für den betreffenden Menschen selbst, also die Summe von Freude und Schmerz, die er zu erleben hat. Der zweite Factor ist die Summe von Nutzen oder Schaden, die das Individuum für seine Mitmenschen darstellt. Die Fragestellung

für das Recht auf den Tod ist jetzt identisch mit der Frage: ‚Giebt
es Fälle, in welchen beide Factoren negativ werden?'" (Jost 1895,
S. 13). Jost untersuchte dann den „Wert des Lebens" aus der Sicht
eines unheilbar körperlich Kranken. Es gebe genügend Fälle, so
Jost, „in welchen das Fortleben für das Individuum ein Unglück
und der Tod im Interesse des Individuums" gelegen sei (Jost 1895,
S. 15). Doch nicht nur für unheilbar körperlich Kranke, auch für
unheilbare Geisteskranke gelte,[7] daß der Tod zumindest gelegentlich besser sei als das Weiterleben. Der Geisteskranke führe in
Tausenden von Fällen, „überhaupt in der Regel, nicht nur ein
nutzloses, sondern auch ein höchst qualvolles Leben" (Jost 1895,
S. 16). Von daher habe auch er ein „Recht auf den Tod". Es ist
bemerkenswert, wie unreflektiert Jost von einem „Recht des
Kranken" auf den Tod sprach, wo doch nur ein „Recht der Gesellschaft" gemeint sein konnte.

In bezug auf die Frage nach dem Wert des Lebens eines Kranken aus der Perspektive der Gesellschaft konstatierte Jost, daß
hier zunächst die „materielle Seite" zu bedenken sei: „Der Kranke
consumiert eine beträchtliche Menge materieller Werthe, mehr als
der gesunde Mensch. Einer von ihnen, oder wenigstens mehrere
zusammen absorbieren die Arbeitskraft mehrerer Leute, die sie zu
pflegen und zu warten haben, sie verbrauchen Nahrung und Arzneien etc." (Jost 1895, S. 17). Er füge also in materieller Hinsicht
der Gesellschaft Schaden zu. Doch auch die „psychischen Einflü-
ße, die jeder Kranke, insbesondere aber der Unheilbare auf seine
Umgebung ausübt", hielt Jost in der Regel für „unheilvolle" (Jost
1895, S. 17). Zwar verwahrte er sich (u.a. in expliziter Abgrenzung
zu Nietzsche) kurz dagegen, daß das Leben eines Kranken aus
rein „egoistischen" Gründen, gemeint ist der „Egoismus" der
Gesellschaft, vernichtet werden dürfe. Aber – so die Behauptung Josts: „Im Falle der unheilbar Kranken [...] trifft beides zusammen, das Mitleid und das Interesse der Gesellschaft fordern
den Tod" (Jost 1895, S. 18). Jost hatte in der Einleitung dargelegt,
daß er der Schopenhauerschen „Mitleidsethik" anhänge. Nun
wird klar, daß das Mitleid, das er meinte, in doppelter Hinsicht
ein „tödliches Mitleid" war. Es sollte nicht nur zur Begründung
der Tötung auf Verlangen dienen, sondern es sollte auch die Möglichkeit der Tötung Geisteskranker (ohne Einwilligung) legitimieren. Dies faßte Jost „mathematisch" kühl wie folgt zusammen:

„Es kann nach dem Vorhergehenden keinem Zweifel unterliegen, daß es thatsächlich Fälle giebt, in welchen, mathematisch gesprochen, der Werth eines Menschenlebens negativ wird" (Jost 1895, S. 18).

Doch Jost wollte nicht nur einen theoretischen Traktat über den „Gnadentod" verfassen, sondern er stellte auch konkrete Überlegungen zur Umsetzung seiner Gedanken an. Grundsätzlich gebe es seiner Ansicht nach zwei Möglichkeiten der Umsetzung: Der Staat könne entweder jedem Erwachsenen die Entscheidung über sein Leben selbst überlassen und damit auch die Tötung durch eine andere Person gestatten (die entsprechenden Mittel müßten dann allerdings bereitgestellt werden). Oder er könne das „Recht auf den Tod" auf unheilbar Kranke beschränken. Jost hielt es aus Gründen der Akzeptanz bei der Bevölkerung für besser, sich vorläufig darauf zu konzentrieren, nur den Ärzten die „gesetzliche Tötung" der Unheilbaren zu gestatten, und zwar in einem ersten Schritt auch nur, wenn der Patient selbst die Tötung verlange.[8] Die Tötung der Geisteskranken solle erst in einer zweiten „Reformstufe" zum Tragen kommen.

Josts Werk soll nach dem Erscheinen nicht nur in „Fachkreisen" Aufsehen erregt haben, sondern auch in der Tagespresse in „langen Abhandlungen lebhaft kommentiert worden" sein.[9] Auch Karl Binding und Alfred Hoche kannten dieses Werk (vgl. dazu Kapitel V., 4.). Für die Entwicklung des „Euthanasie"-Diskurses wurde das Werk vor allem deshalb wichtig, weil Jost den äußerst problematischen Begriff „Recht auf den Tod" in diesen Diskurs einführte. Mit diesem Begriff wollte er nicht nur die Selbsttötung, sondern auch (einige Zeit vor Binding und Hoche) die „Freigabe der Tötung unheilbar Kranker" legitimieren. Wichtig für die folgende Diskussion wurde auch, daß Jost auf die (angeblich horrenden) Kosten hinwies, die „unheilbar Kranke" der „Gesellschaft" verursachen würden. Dadurch erhielt seine Schrift, trotz der pflichtschuldigen Einschränkung, daß eine „Eliminierung" aus „rein" utilitaristisch-ökonomischen Motiven nicht zulässig sei, doch eine klare Stoßrichtung.

2. Ernst Haeckel: „Die Lebenswunder" (1904)

In Kapitel IV.2. wurde dargelegt, daß Ernst Haeckel sich in der zweiten Ausgabe seiner „Natürlichen Schöpfungsgeschichte" (1870) relativ vorsichtig für die „Kindereuthanasie" ausgesprochen hatte. In seinem vielgelesenen Werk „Die Lebenswunder" aus dem Jahr 1904 gab er diesbezüglich jede Zurückhaltung auf.[10] Haeckel lobte nun ausdrücklich die Praxis der Tötung behinderter Kinder in der Antike. Neu war in den „Lebenswundern", daß Haeckel die „Kindereuthanasie" von vornherein aus dem juristischen Bereich der Tötungsdelikte „hinausdefinieren" wollte. Er führte an, daß seiner Ansicht nach das Gehirn des Neugeborenen so wenig entwickelt sei, daß man hier nicht von einem „menschlichen Geiste" sprechen könne: „Es kann daher auch die Tötung von neugeborenen verkrüppelten Kindern, wie sie z. B. die Spartaner behufs der Selection der Tüchtigsten übten, vernünftiger Weise gar nicht unter den Begriff des ‚Mordes' fallen, wie es noch in unseren modernen Gesetzbüchern geschieht. Vielmehr müssen wir dieselbe als eine zweckmäßige, sowohl für die Betheiligten wie für die Gesellschaft nützliche Maßregel billigen" (Haeckel 1904, S. 23).

Haeckel forderte nun auch die Freigabe der Tötung unrettbar Kranker „auf Verlangen": „Viele Kranke gehen dem sicheren Tode unter namenlosen Qualen entgegen. Sehr viele von diesen armen Elenden warten mit Sehnsucht auf ihre ‚Erlösung vom Uebel' und sehnen sich das Ende ihres qualvollen Lebens herbei; da erhebt sich die wichtige Frage, ob wir als mitfühlende Menschen berechtigt sind, ihren Wunsch zu erfüllen und ihre Leiden durch einen schmerzlosen Tod abzukürzen" (Haeckel 1904, S. 131). Haeckel bejahte diese Frage. Dabei argumentierte er ähnlich, wie es Jacob Richter in seiner Petition aus dem Jahr 1901 getan hatte: „Treue Hunde und edle Pferde, mit denen wir jahrelang zusammen gelebt haben und die wir lieben, tödten wir mit Recht, wenn sie in hohem Alter hoffnungslos erkrankt sind und von schmerzlichen Leiden gepeinigt werden. Ebenso haben wir das Recht, oder wenn man will die Pflicht, den schweren Leiden unserer Mitmenschen ein Ende zu bereiten, wenn schwere Krankheit ohne Hoffnung auf Besserung ihnen die Existenz unerträglich macht und wenn sie selbst uns um ‚Erlösung vom Uebel' bitten (Haeckel 1904, S. 132).

Doch Haeckel ging noch einen Schritt weiter und gelangte – auch wenn er wahrscheinlich die Schrift von Jost nicht rezipiert hatte – in bezug auf die Frage nach der Zulässigkeit der Tötung unheilbar Kranker ohne Einwilligung zu einer ähnlich radikalen Position wie Jost. Ausdrücklich erwähnte Haeckel die „unheilbar" Geisteskranken, die in den modernen Kulturstaaten „künstlich am Leben erhalten würden ohne irgend einen Nutzen für sie selbst oder für die Gesammtheit" (Haeckel 1904, S. 134). Als „Therapie" schlug er eine Maßnahme vor, welche die Vermutung nahelegt, daß er die oben skizzierte „ideale Rassenutopie" (vgl. Kapitel IV.3.) von Alfred Ploetz (1895) gelesen hatte: „Wieviel von diesen Schmerzen und Verlusten könnte gespart werden, wenn man sich endlich entschließen wollte, die ganz Unheilbaren durch eine Morphium-Gabe von ihren namenlosen Qualen zu befreien!" (Haeckel 1904, S. 135). Dies solle jedoch nicht unkontrolliert-anarchisch geschehen: „Natürlich dürfte dieser Akt des Mitleids und der Vernunft nicht dem Belieben eines einzelnen Arztes anheimgestellt werden, sondern müßte auf Beschluß einer Commission von zuverlässigen und gewissenhaften Ärzten erfolgen. Ebenso müßte auch bei anderen unheilbaren und schwer leidenden Kranken (z.B. Krebskranken) die ‚Erlösung vom Uebel' nur dann durch eine Dosis schmerzlos und rasch wirkenden Giftes erfolgen, wenn sie ausdrücklich auf deren eigenen, eventuell gerichtlich protokollierten Wunsch geschähe, und durch eine vereidete Commission ausgeführt werde" (Haeckel 1904, S. 135).

Kurz zusammengefaßt: Haeckel wurde 1904 zum Propagandisten der Freigabe der „Kindereuthanasie", der Tötung auf Verlangen und der „Vernichtung lebensunwerten Lebens".

3. Die Monisten und die „Euthanasie"

Der „Vater des Monismus" hatte gesprochen. Schon bald griffen Anhänger Haeckels, die im „Deutschen Monistenbund" organisiert waren, die Gedanken des „Meisters" auf. Der „Deutsche Monistenbund" war 1906 gegründet worden.[11] Dieser vor allem aus Akademikern bestehende Bund umfaßte bald ca. 6000 Mitglieder. Neben Haeckel, der den Ehrenvorsitz übernommen hatte, war Wilhelm Ostwald, der Chemienobelpreisträger des Jahres 1909, das prominenteste Mitglied. Ostwald, der die Leitung des „Monistenbundes" von 1910 bis 1915 innehatte, gab auch die Zeitschrift des Bundes heraus, die seit 1912 unter dem Titel „Das monistische Jahrhundert" erschien. Den Ausgangspunkt der monistischen „Euthanasie"-Debatte bildete eine Veröffentlichung in dieser Zeitschrift vom 17. 5. 1913. Es handelte sich um einen Brief, den das Bundesmitglied Roland Gerkan am 30. 4. 1913 an Ostwald gesandt hatte.[12] Gerkan, ein junger Mann, der schwer lungenkrank war,[13] stellte in diesem Brief einen Gesetzentwurf zur Sterbehilfe zur Diskussion. Der Entwurf, laut Gerkan ohne juristischen Beistand verfaßt, lautete:

„§ 1: Wer unheilbar krank ist, hat das Recht auf Sterbehilfe (Euthanasie).

§ 2: Die Feststellung des Rechtes auf Sterbehilfe wird durch ein Gesuch des Kranken an die zuständige Gerichtsbehörde veranlaßt.

§ 3: Auf Grund des Gesuches verfügt das Gericht eine Untersuchung des Kranken durch den Gerichtsarzt im Verein mit zwei zuständigen Spezialisten. An der Untersuchung können auf Wunsch des Kranken auch weitere Ärzte teilnehmen. Diese Untersuchung hat nicht später als eine Woche nach Einreichung des Gesuches zu erfolgen.

§ 4: Bei der Protokollierung des Untersuchungsbefundes ist anzugeben, ob nach der wissenschaftlichen Überzeugung der untersuchenden Ärzte ein tödlicher Ausgang der Krankheit wahrscheinlicher ist, als die Wiedererlangung dauernder Arbeitsfähigkeit.

§ 5: Wenn die Untersuchung die überwiegende Wahrscheinlichkeit eines tödlichen Ausgangs ergibt, dann spricht das Gericht dem Kranken das Recht auf Sterbehilfe zu. Im entgegengesetzten Fall wird das Gesuch des Kranken abschlägig beschieden.

§ 6: Wer einen Kranken auf dessen ausdrücklichen und unzweideutig kundgegebenen Wunsch schmerzlos tötet, bleibt straflos, wenn dem Kranken nach § 5 das Recht auf Sterbehilfe zugesprochen worden ist, oder wenn die nachträgliche Untersuchung ergibt, daß er unheilbar krank war.

§ 7: Wer einen Kranken tötet, ohne daß dieser es ausdrücklich und unzweideutig gewünscht hat, wird mit Zuchthaus bestraft.

§ 8: Die §§ 1 bis 7 finden auch auf Sieche und Verkrüppelte sinngemäße Anwendung."[14]

Gerkan forderte also für unheilbar Kranke das Recht auf Sterbehilfe, was natürlich eine Änderung des § 216 notwendig gemacht hätte.[15] Ostwald pflichtete Gerkans Forderung ausdrücklich bei.[16] Widersprochen wurde Gerkan jedoch von dem Bundesmitglied Wilhelm Börner, der in der Ausgabe des „Monistischen Jahrhunderts" vom 7. 6. 1913 „Bedenken der schwerwiegendsten Art" gegen die Ausführungen Gerkans anmeldete.[17] Er forderte „Heldentum" im Angesicht des Todes und kritisierte die unscharfe Begrenzung des Personenkreises, dem nach dem Entwurf Gerkans die „Sterbehilfe" zukommen solle.[18] Auf diesen Beitrag folgten Entgegnungen nicht nur von Ostwald,[19] sondern auch von Monisten wie Eugen Wolfsdorf und Franz Henle.[20]

Die Diskussion um den Vorschlag Gerkans, der – nota bene – natürlich kein Gesetzentwurf im eigentlichen Sinne war, blieb jedoch nicht auf den Monistenbund beschränkt.[21] Dabei gab es im Zuge der Debatte sowohl Zustimmung als auch Kritik. Zustimmung fand Gerkan beispielsweise bei dem Juristen Alexander Elster, der erklärte, daß in der Rechtswissenschaft der Satz gelte: „Das Leben weicht höheren Rücksichten! Durch solche wird einer Tötung […] der Charakter des Mordes genommen."[22] Kritisch äußerten sich aber z. B. der Arzt Max Beer aus Barmen (1914) und der Jurist (Vorname unbekannt) Kaßler aus Halle (1915). Beer wies explizit auf die Gefahr eines „Dammbruchs" hin: „Daß das der erste Schritt sein würde, glaube ich auch, ob aber der letzte, erscheint mir mindestens zweifelhaft. Ist einmal die Scheu vor der Heiligkeit des Lebens vermindert, die freiwillige Sterbehilfe für die geistig gesunden Unheilbaren und die unfreiwillige für die Geisteskranken eingeführt, wer steht dann dafür, daß man dabei Halt macht."[23] Kaßler schrieb, daß die Befugnis, einen Mitmenschen, wenn auch noch so schmerzlos und aus dem tiefsten Mitleid heraus, zu töten, so sehr dem „Rechtsempfinden" der Menschen widerspreche, daß der Gesetzgeber ein solches Recht auf Tötung nicht einräumen dürfe.[24]

Neben dieser „Euthanasie"-Debatte im Umfeld des Monismus gab es nach der Jahrhundertwende auch eine fachjuristische Diskussion um die Freigabe der Tötung auf Verlangen.[25] Im Zusammenhang mit der Revision des Strafgesetzbuches sprachen sich

einige Strafrechtslehrer für die Straffreiheit der Tötung auf Verlangen, andere für die Herabsetzung des Strafmaßes aus. Dabei
wurde häufig als Argument angeführt, daß auch das Leben ein
veräußerliches Rechtsgut sei. Man verwies ferner darauf, daß nach
dem Grundsatz „volenti non fit iniuria" („dem Wollenden geschieht kein Unrecht") von einer Verletzung des Rechtes auf Leben bei Einwilligung des Betreffenden keine Rede sein könne.
Oder man merkte an, daß der Allgemeinheit durch die Tötung
eines Schwerkranken kein Schaden entstehe. Doch letztlich über-
zeugten diese Argumente den Gesetzgeber nicht. § 216 des
RStGB von 1871 blieb erhalten.[26]

4. Karl Binding und Alfred Hoche: „Die Freigabe der Vernich-
tung lebensunwerten Lebens" (1920)

Im folgenden ist nun das Werk darzustellen, das von allen deutsch-
sprachigen „Euthanasie"-Publikationen vor 1933 die größte (und
unheilvollste) Wirkung entfalten sollte. Im Jahr 1920 erschien die
„Doppelschrift" mit dem sperrigen Titel „Die Freigabe der Ver-
nichtung lebensunwerten Lebens. Ihr Maß und ihre Form" von
Karl Binding und Alfred Hoche. Daß diese Schrift eine solche
Wirkung entfaltete, hing sicher auch mit Rang und Namen der
Verfasser zusammen. Karl Binding (1841–1920) war bis zu seiner
Emeritierung 1913 Professor des öffentlichen Rechts in Leipzig
gewesen und galt als einer der bedeutendsten deutschen Strafrechtslehrer überhaupt.[27] Alfred Hoche, seit 1902 Ordinarius für
Psychiatrie in Freiburg, war ein einflußreicher Hochschullehrer.[28]
Wegen der Bedeutung dieses Werks seien die Argumentationslini-
en im folgenden genauer nachvollzogen. Vorab ist noch darauf
hinzuweisen, daß beide Autoren schon relativ alt waren (Binding
verstarb während der Drucklegung der Schrift); sie waren von daher nicht darauf angewiesen, in irgendeiner Form Zurückhaltung
zu üben. Hinzu kam, daß beide durch die subjektiv als Trauma
erfahrene deutsche Niederlage im Ersten Weltkrieg von – man
muß wohl sagen – Haß erfüllt waren, der sich auf die „unheilbar
Kranken" und „Schwachen" entlud.[29]
   Den ersten Teil der mit insgesamt 62 Seiten sehr schmalen
Schrift bildete eine „rechtliche Ausführung" von Karl Binding.

Binding wollte sich nach eigener Aussage am Ende seines Lebens zu einer Frage äußern, die viele als heikel betrachteten: Soll die „unverbotene Lebensvernichtung" (vom Notstand abgesehen) auf die Selbsttötung des Menschen beschränkt bleiben, oder soll sie unter bestimmten Umständen eine Erweiterung auf Fremdtötungen erfahren. Der Rechtspositivist Binding ging vom geltenden Recht aus und kam zunächst auf die Selbsttötung zu sprechen. Der sogenannte Selbstmord war nach seiner Auffassung weder eine deliktische noch eine rechtmäßige, sondern „eine rechtlich unverbotene Handlung" (Binding 1920, S. 13), die der Mensch – so Bindings Ableitung – als „Souverän über sein Dasein und die Art desselben" (Binding 1920, S. 14) unverboten ausübe. Daraus ergebe sich aber, daß diese „Anerkennung" nur für den „Lebensträger" selbst gelte. Deshalb falle auch die Teilnahme am Selbstmord (Beihilfe) nach geltendem Recht unter die Tötungsnorm und sei widerrechtlich, könne bzw. müsse also unter Umständen bestraft werden. Deshalb sei auch die Tötung auf Verlangen nach geltendem Recht „mit allerbestem Grunde" ein Delikt.

Das nächste Thema, das er allerdings sehr kurz abhandelte, wollte Binding nicht mit dem „zweideutigen" Begriff der „Sterbehilfe",[30] sondern mit dem Begriff „Euthanasie" bezeichnet wissen.[31] Binding verstand unter „reiner Euthanasie" folgendes: „Dem innerlich Kranken oder dem Verwundeten steht der Tod von der Krankheit oder der Krankheit, die ihn quält, sicher und zwar alsbald bevor, so daß der Zeitunterschied zwischen dem infolge der Krankheit vorauszusehenden und dem durch das unterschobene Mittel verursachten Tode nicht in Betracht fällt" (Binding 1920, S. 17). Über die rechtliche Wertung dieser Handlung sei ein nach Ansicht von Binding unnötiger Streit entstanden. Denn bei den Fällen, die er als „reine" Euthanasie ansah, komme eine „starke" Lebensverkürzung nicht vor. Sie zeichneten sich – wie er doch mit sehr seltsamer Logik schrieb – dadurch aus, daß „die sichere Ursache qualvollen Todes" definitiv gesetzt sei. Durch die „reine Heilhandlung" [!] des Arztes werde an der „toddrohenden" Lage nichts geändert „als die Vertauschung dieser vorhandenen Todesursache durch eine andere von der gleichen Wirkung" (Binding 1920, S. 18). Dies war für Binding „keine ‚Tötungshandlung im Rechtssinne'". Demnach sei die Handlung „unverboten", auch wenn sie im Gesetz (§ 216) nicht explizit als freigegeben erwähnt werde. Dabei komme es auf die Einwilligung des Verlangenden nicht an, auch momentan Bewußtlose könnten „Gegenstand dieses heilenden Eingriffes sein" (Binding 1920, S. 19). Die „ärztliche Euthanasie" Moribunder war also nach Bindings kurzem (Denk-) Prozeß „freigegeben".

Binding fragte dann, ob es in der Vergangenheit Ansätze zu einer weiterreichenden Freigabe der Fremdtötung gegeben habe. Seiner Analyse zufolge hätten einschlägige Ansätze zumeist unter Verweis auf die „Einwilligung des Getöteten" und auf das „unerträgliche Leid des Getöteten" (als Strafmilderungs- oder sogar als Strafausschlußgründe) argumentiert. Diese systematische Fragestellung verfolgte Binding dann allerdings nicht direkt weiter, sondern er stellte – explizit an Adolf Jost anknüpfend – die in eine ganz andere Richtung weisende Frage: „Gibt es Menschenleben, die so stark die Eigenschaft des Rechtsgutes eingebüßt haben, daß ihre Fortdauer für die Lebensträger wie für die Gesellschaft dauernd allen Wert verloren hat?" (Binding 1920, S. 27). Und so, wie Binding diese Frage stellte, war sie auch schon beantwortet: „Daß es lebende Menschen gibt, deren Tod für sie eine Erlösung und zugleich für die Gesellschaft und den Staat insbesondere eine Befreiung von einer Last ist, deren Tragung [!] außer dem einen, ein Vorbild größter Selbstlosigkeit zu sein, nicht den kleinsten Nutzen stiftet, läßt sich in keiner Weise bezweifeln" (Binding 1920, S. 28). Für die Rechtsordnung stelle sich dann natürlich die Frage, ob sie durch Strafschutz für die „unsoziale Fortdauer" solcher Leben zu sorgen habe oder ob unter bestimmten Bedingungen ihre Vernichtung freizugeben sei. Legislatorisch gestellt würde die Frage lauten, ob man „solche Leben" als Beleg für die „Unangreifbarkeit des Lebens" gesetzlich schützen müsse. Binding darauf: „Über die notwendig zu gebende Antwort kann nach kühl rechnender Logik kaum ein Zweifel bestehen. Ich bin aber der festen Überzeugung, daß die Antwort durch rechnende Vernunft allein nicht definitiv gegeben werden darf: ihr Inhalt muß durch das tiefe Gefühl für ihre Richtigkeit die Billigung erhalten. Jede unverbotene Tötung eines Dritten muß als Erlösung mindestens für ihn selbst empfunden werden: sonst verbietet sich ihre Freigabe von selbst" (Binding 1920, S. 28). Daraus ergab sich für Binding als Forderung: „[...] die unbedingte Achtung des Lebenswillens aller, auch der kränksten und gequältesten und nutzlosesten

Menschen" (Binding 1920, S. 28). Der Lebenswille dürfe nicht nach Art eines Mörders oder Totschlägers gebrochen werden. Auch der Geistesschwache, „der sich bei seinem Leben glücklich fühlt" (Binding 1920, S. 29), dürfe nicht getötet werden. Binding ging dann weiter ins Detail. Die für eine Freigabe der Tötung in Betracht kommenden Menschen zerfielen seiner Ansicht nach in drei Gruppen:

1. Die erste Gruppe bestehe aus Menschen, „die zufolge Krankheit oder Verwundung unrettbar Verlorenen, die im vollen Verständnis ihrer Lage den dringenden Wunsch nach Erlösung besitzen und ihn in irgendeiner Weise zu erkennen gegeben haben" (Binding 1920, S. 29). Binding dachte hier besonders an unheilbare Krebskranke, unrettbare Phthisiker, tödlich Verwundete. In diesem Fall werde die Tat also sowohl durch die Einwilligung des Verlangenden als auch durch das Motiv des Mitleids „privilegiert", weshalb es – so Binding – keinen Grund gebe, die Tötung für diese Gruppe nicht freizugeben. Er hielt die Freigabe sogar für eine „Pflicht gesetzlichen Mitleids" (Binding 1920, S. 31). Unbedingt notwendig sei allerdings die Ernstlichkeit der Einwilligung und die richtige Erkenntnis des Einwilligenden und des Tötenden. Binding wollte also eine Revision des § 216.

2. Die zweite Gruppe bestehe „aus den unheilbar Blödsinnigen – einerlei ob sie so geboren oder etwa wie die Paralytiker im letzten Stadium ihres Leidens so geworden sind" (Binding 1920, S. 31). „Sie haben weder den Willen zu leben, noch zu sterben. So gibt es ihrerseits keine beachtliche Einwilligung in die Tötung, andererseits stößt diese auf keinen Lebenswillen, der gebrochen werden müßte" (Binding 1920, S. 31). Hier erschlich sich Binding offensichtlich sein Argument, ein Blick in eine Anstalt hätte ihn eines Besseren belehren können. Doch er war auf sein Vorurteil festgelegt, wonach bei diesen Menschen kein „zu brechender Lebenswille" vorliege. Er sah nur Menschen, „die das furchtbare Gegenbild echter Menschen bilden und fast in jedem Entsetzen erwecken, der ihnen begegnet" (Binding 1920, S. 32). Für ihn war also die Tötung dieser Menschen ebenfalls freizugeben, zwar nicht für jedermann, aber doch auf jeden Fall für die Angehörigen.[32]

3. Es gebe dann noch eine „Mittelgruppe", die der „geistig gesunden Persönlichkeiten, die durch irgendein Ereignis, etwa sehr schwere, zweifellos tödliche Verwundung, bewußtlos geworden

sind, und die, wenn sie aus ihrer Bewußtlosigkeit noch einmal erwachen sollten, zu einem namenlosen Elend erwachen würden"
(Binding 1920, S. 33). Binding plädierte auch diesfalls für die Freigabe der Tötung, auch wenn eine Einwilligung nicht vorliege. Eine Regelbehandlung für solche Fälle ließe sich jedoch nicht aufstellen. Im schlimmsten Falle, wenn sich herausstellen würde, daß
der Täter übereilt gehandelt habe, könne er wegen fahrlässiger
Tötung verurteilt werden.

Die Entscheidung über die Freigabe der Tötung sollte, so Binding, in der Regel vorab getroffen werden. Da „der Staat von
heute nie die Initiative zu solchen Tötungen ergreifen" (Binding
1920, S. 36) könne, müsse der Antrag vom Patienten, seinem Arzt
oder einer Person seines Vertrauens erfolgen. Dieser Antrag ginge
an eine „Staatsbehörde", die – so Binding – aus einem Arzt für
körperliche Krankheiten, einem Psychiater bzw. Arzt, der mit
Geisteskrankheiten vertraut sei, und einem Juristen bestehen
sollte. Zweckmäßig sei es, diesem „Freigebungsausschuß" einen
Vorsitzenden als Verhandlungsleiter ohne Stimmrecht beizu-
geben. Zur Freigabe solle Einstimmigkeit notwendig sein. Diese
Behörde dürfe auch Zeugen hören. Die „Euthanasie" müsse auf
jeden Fall schmerzlos ein, nur ein Sachverständiger dürfe sie in die
Wege leiten. Da laut Binding dieser „ordnungsgemäße Weg" nicht
immer gangbar sei, z.B. dann nicht, wenn die Qualen des Unheilbaren akut „unerträglich" würden, müßte man es den „Beteiligten" überlassen, „sich über die Voraussetzungen unverbotener
Tötung selbst zu vergewissern" (Binding 1920, S. 38), sie müßten
im Falle des Vorliegens der Voraussetzungen später straffrei gestellt werden. Dabei würde der Täter das „Risiko des Irrtums"
tragen. Soweit Binding.

Den zweiten Teil des Werkes bildeten „Ärztliche Bemerkungen" des Psychiaters Alfred Hoche. Hoche stellte zunächst fest,
daß die Ärzte es „z.B. zweifellos als eine Entlastung ihres Gewis-
sens empfinden [würden], wenn sie in ihrem Handeln am Sterbe-
bette nicht mehr von dem kategorischen Gebote der unbedingten
Lebensverlängerung eingeengt und bedrückt würden" (Hoche
1920, S. 50). Auch Hoche setzte sich dann mit der von Jost aufgeworfenen Frage auseinander, ob es Menschenleben gebe, die so
stark die Eigenschaft des Rechtsgutes eingebüßt hätten, daß ihre
Fortdauer für die Lebensträger wie für die Gesellschaft dauernd

allen Wert verloren habe. Hoche bejahte diese Frage „mit Bestimmtheit". Er führte aus, daß für ihn vor allem Bindings zweite Gruppe, die der unheilbar Blödsinnigen, die Kriterien des „Wertverlusts" erfülle. Zu unterscheiden seien bei diesen Zuständen „geistigen Todes" allerdings Zustände, die im späteren Verlauf des Lebens erworben wurden, und Zustände, die angeboren bzw. von frühester Kindheit an vorherrschten. Bei beiden Gruppen könnten „gleichhohe Grade der geistigen Öde vorhanden sein" (Hoche 1920, S. 52). Doch es sei zu beachten, daß bei den „Spätverblödungen" die Kranken einen gewissen „Affektionswert" für ihre Angehörigen besitzen würden, da man sie gesund gekannt hätte: „Aus diesem Grunde wird für die Frage der etwaigen Vernichtung nicht lebenswerter Leben aus der Reihe der geistig Toten, je nachdem sie der einen oder anderen Kategorie angehören, ein verschiedener Maßstab anzuwenden sein" (Hoche 1920, S. 53). Binding schlug vor allem die „Frühverblödungen" zur Vernichtung vor. Denn gerade diese würden „diejenigen sein, deren Existenz am schwersten auf der Allgemeinheit lastet" (Hoche 1920, S. 53).[33] Die Frage, ob der für diese „Kategorien von Ballastexistenzen" nötige Aufwand gerechtfertigt sei, habe sich in den „verflossenen Zeiten des Wohlstandes nicht dringend gestellt" (Hoche 1920, S. 55).[34] Doch jetzt sei die Lage „wie die der Teilnehmer einer schwierigen Expedition, bei welcher die größte Leistungsfähigkeit aller die unerläßliche Voraussetzung für das Gelingen der Unternehmung bedeutet [...]" (Hoche 1920, S. 55). Im letzten Abschnitt seiner Ausführungen wurde Hoche dann noch prophetisch: „Eine neue Zeit wird kommen, die von dem Standpunkte einer höheren Sittlichkeit aus aufhören wird, die Forderungen eines überspannten Humanitätsbegriffes und einer Überschätzung des Wertes der Existenz schlechthin mit schweren Opfern dauernd in die Tat umzusetzen" (Hoche 1920, S. 62).

Die Schrift Bindings und Hoches löste vor allem unter Juristen und Medizinern eine kontroverse Diskussion aus. Im folgenden können nur einige Aspekte dieser Diskussion nachgezeichnet werden.[35]

Bei den Juristen überwog die Ablehnung vor allem in bezug auf die Forderung nach Freigabe der Tötung „Blödsinniger".[36] Exemplarisch hierfür seien nur zwei Stimmen angeführt. Der Leipziger Reichsanwalt L. Ebermayer stimmte Binding zwar bis zu einem gewissen Grad in bezug auf die Freigabe der Sterbehilfe zu, lehnte jedoch eine Tötung „Blödsinniger" ab, wobei er darauf hinwies, daß der Arzt es nicht verantworten könne, Menschen, die zu keiner Willensentscheidung in der Lage seien, „zum Tode zu verurteilen".[37] Bernhard Mayer, der Verfasser einer 1925 erschienenen juristischen Dissertation, führte gegen Binding lapidar an, daß die Tötung der Geisteskranken dem allgemeinen „Rechtsempfinden" widersprechen würde.[38] Doch es gab unter den Juristen auch entschiedene Befürworter der Freigabe der „Vernichtung lebensunwerten Lebens", so z.B. den Berliner Kammergerichtsrat K. Klee, der 1920 in einem (1921 veröffentlichten) Vortrag mit Blick auf die wirtschaftliche Notlage der Nachkriegszeit und die Opfer des Ersten Weltkrieges die „Ausscheidung parasitenhafter Existenzen" forderte.[39] Zu den radikalen Befürwortern der Bindingschen Thesen zählte auch der Liegnitzer Stadtrat Borchardt (es ist der Literatur nicht zu entnehmen, ob er Jurist war), der 1922 in der „Deutschen Strafrechtszeitung" einen Gesetzentwurf mit dem unmißverständlichen Titel „Gesetz über die Freigabe der Tötung unheilbar Geistesschwacher" vorstellte.[40]

Die deutschen Ärzte wandten sich mehrheitlich gegen die Freigabe der „Vernichtung lebensunwerten Lebens".[41] Aus der Menge der ablehnenden Stimmen von einzelnen Ärzten seien nur zwei gesondert angeführt. Sanitätsrat Dr. med. Johannes Bresler schrieb 1920 in der „Psychiatrisch-neurologischen Wochenschrift" kritisch zu Binding: „Der Wille zu leben oder zu sterben kommt für das Problem gar nicht in Betracht. Diese Menschen [gemeint sind die „unheilbar Blödsinnigen"; U.B.] sind rechtsfähig (§ 1 BGB) und nehmen – als geschäftsunfähig durch ihren gesetzlichen Vertreter – an allen Rechten und Pflichten, die im Bürgerlichen Gesetzbuch gegeben sind, teil. Die Rechtsfähigkeit und damit das Recht auf das Leben kann auch der Vormund nicht nehmen."[42] Dr. Eugen Wauschkuhn (Berlin-Buch) schrieb 1922 in der „Psychiatrisch-neurologischen Wochenschrift" mit Bezug auf das Buch von Binding/Hoche und auf den „Gesetzentwurf" Borchardts von 1922: „Man sieht, die Synthese von Arzt und Henker, die den Professoren schwante und die der deutschen Kultur auf die Beine helfen soll, ist dem praktischen Borchardt spielend geglückt [...]. Vielleicht ist es erlaubt zu fragen, wie lange unsere Menschheitsbeglücker ihre Hinrichtungen mit ärztlichem Henker nur auf Geisteskranke beschränken werden? Wann werden sie entdecken, daß Kriegsbeschädigte, Arbeitsinvaliden, Blinde, Taubstumme, Tuberkulöse und Krebskranke nicht produktiv genug sind?".[43] Den wohl deutlichsten Beleg für eine Ablehnung der Forderungen Bindings und Hoches lieferte allerdings der Deutsche Ärztetag, der 1921 in Karlsruhe einen Antrag zur „gesetzlichen Freigabe" der „Vernichtung lebensunwerten Lebens" nahezu einstimmig ablehnte.[44]

Gesondert ist noch eine Publikation des Arztes Ewald Meltzer (1869–1939) zu betrachten, der seit 1911 Leiter der Königlich-Sächsischen Landesanstalt für schwachsinnige Kinder Katharinenhof in Großhennersdorf war.[45] Meltzers 1925 veröffentlichte Schrift „Das Problem der Abkürzung ,lebensunwerten' Lebens" war wohl die ausführlichste kritische Auseinandersetzung mit Binding und Hoche.[46] Er akzeptierte darin die Vorschläge Bindings in bezug auf die Tötung Schwerkranker auf Verlangen (Bindings „erste Gruppe"). Die entsprechende Freigabe hielt er „für eine Pflicht gesetzlichen Mitleids" (Meltzer 1925, S. 27). Er lehnte jedoch die Tötung schwerverletzter Bewußtloser mit schlechter Prognose (Bindings „dritte Gruppe") entschieden ab. Die Einwilligung des Kranken liege nicht vor, also dürfe er auch nicht getötet werden. In bezug auf die für ihn als Anstaltsdirektor besonders wichtige „zweite Gruppe" Bindings, die „unheilbar Blödsinnigen", plädierte Meltzer gegen die Freigabe der Tötung, wobei er auf den durchaus vorhandenen Lebenswillen und die Lebenslust der „Schwachsinnigen" hinwies. Er bemerkte auch, daß der mögliche nationalökonomische Gewinn solcher Tötungen gering, der moralische Verlust jedoch groß sei. Doch damit war die Schrift Meltzers nicht abgeschlossen. Er fügte noch die Ergebnisse einer Umfrage unter Eltern bzw. Vormündern Großhennersdorfer Anstaltskinder hinzu, die er im Herbst 1920, kurz nach Erscheinen der Schrift Bindings und Hoches also, durchgeführt hatte. Meltzer hatte die ca. 200 Eltern bzw. Vormünder angeschrieben und ihnen unter anderem die Frage gestellt, ob sie bereit seien, in „eine schmerzlose Abkürzung des Lebens Ihres Kindes einzuwilligen, nachdem durch Sachverständige festgestellt ist, daß es unheilbar blöd ist" (Meltzer 1925, S. 86). 162 Eltern antworteten, 119 (73%) Befragte antworteten mit Ja, 43 (27%) mit Nein (Meltzer 1925, S. 88). Dieses Ergebnis, das zur „Euthanasie" geradezu einlud, wurde von Meltzer zwar relativiert, indem er sagte, man müsse diese Stimmen „wiegen", nicht „messen", so sei für ihn das „Gewicht der 43 Neinsagerstimmen [...] größer als das der 119 Jasager" (Meltzer 1925, S. 101). Doch die Befürworter dieser Form der „Euthanasie" bedienten sich später der Umfrageergebnisse Meltzers, um ihre Position zumindest in bezug auf die „Kindereuthanasie" stark zu machen.[47] Meltzer selbst wiederholte in den Jahren nach 1925 seine Argumente in mehreren Veröffentlichungen mit allerdings bemerkenswerten Modifikationen.[48] Nach der Machtübernahme durch die Nationalsozialisten konzedierte er 1934 (zeitgeistgemäß), daß die Idioten und Geisteskranke „eine schwere wirtschaftliche Last für das deutsche Volk in seiner gegenwärtigen großen Bedrängnis" seien. Doch er schrieb auch, daß diese Belastung nicht unerträglich sei. 1936 bekräftigte Meltzer seine Position in einem Artikel mit dem Titel „Die Euthanasie, die Heiligkeit des Lebens und das kommende Strafrecht" noch einmal, wobei er sich nun auch explizit – im Gegensatz zu seiner früheren Position – gegen die Tötung von Schwerkranken auf Verlangen wandte. Es scheint so, als ob Meltzer, der alle diese Äußerungen übrigens in Passagen einbettete, die Zustimmung zum Nationalsozialismus signalisierten, jetzt „nicht mehr mitmachte". Sein Tod im Jahre 1939 ersparte es ihm, die konkrete Durchführung des „NS-Euthanasie"-Programms in Großhennersdorf erleben zu müssen, dem ein Großteil der Bewohner zum Opfer fiel.

Summa summarum gilt für die Zeit der Weimarer Republik, daß es zwar zu heftigen Debatten um die Freigabe der Tötung auf Verlangen und auch um die Freigabe der „Vernichtung lebensunwerten Lebens" kam, daß diese jedoch nicht zu Gesetzesänderungen führten.

VI. „Euthanasie" im Nationalsozialismus

Die Auseinandersetzung um die „Vernichtung lebensunwerten Lebens" blieb in der Weimarer Republik eine theoretische Angelegenheit. Im Dritten Reich wurde aus der Theorie schreckliche Praxis. Diese „Vernichtungspraxis" vor allem ist im folgenden nachzuzeichnen. Den Schwerpunkt der Darstellung wird dabei die Zeit zwischen 1939 und 1941 bilden. In diese Zeit fällt der Beginn des sogenannten „Kindereuthanasieprogramms", in diese Zeit fällt auch die erste Phase der sogenannten „Erwachseneneuthanasie". Die Tötung von Geisteskranken, Behinderten und anderen angeblich „lebensunwerten" Menschen nach 1941 kann nur knapp dargestellt werden. Doch zunächst zur Entwicklung bis 1939.

1. Die Entwicklung bis 1939

In den ersten Jahren nach der Machtübernahme durch die Nationalsozialisten gab es eine intensive Diskussion unter Juristen über „Euthanasie", Tötung auf Verlangen und „Vernichtung lebensunwerten Lebens".[1] Diese Themen wurden beispielsweise in einer im September 1933 vom preußischen Justizminister, dem Nationalsozialisten Hans Kerrl, veröffentlichten Denkschrift behandelt.[2] In dieser sogenannten „preußischen Denkschrift" wurde verlangt, die Tötung auf ausdrückliches und ernstliches Verlangen milder zu bestrafen als die gemeine Tötung. Die Sterbehilfe („Euthanasie") wurde als Unterart der Tötung auf Verlangen angesehen und als „wunschgemäße Beförderung des Sterbens eines hoffnungslos Leidenden durch ein todbringendes Mittel zur Verkürzung der Qual" definiert (Kerrl 1933, S. 86). Falls die Sterbehilfe durch eine Person geleistet werde, die ohne ausreichende Sachkenntnis über Art und Grad der Krankheit zur Tat schreite, sei das Unternehmen wie die Tötung auf Verlangen zu sanktionieren. Nicht zu bestrafen sei jedoch die Sterbehilfe durch eine zur

Beurteilung der Krankheitslage befähigte Person. Diese Person wolle „nicht die verwerfliche Vernichtung eines für die Volksgemeinschaft wertvollen Lebens", sondern die Tötung sei „ihr nur das Mittel, um den schwer leidenden, hoffnungslos Kranken von der Qual seines Leidens zu befreien" (Kerrl 1933, S. 86). Die Tat sei „Ausfluß der Menschlichkeit und des Mitleids gegenüber dem Kranken". Zur Vermeidung von Mißbrauch sei jedoch die Schaffung von „Sicherungen" unerläßlich. Das Leiden des Kranken müsse unheilbar sein, dies müsse durch das Gutachten zweier beamteter Ärzte festgestellt werden. Daß hier nicht nur Tötung auf Verlangen des Schwerkranken gemeint war, wurde aus dem Nachsatz deutlich. Denn dem ausdrücklichen und ernsthaften Verlangen wurde das Verlangen der nächsten Angehörigen gleichgestellt, wenn der Kranke zur Willensäußerung nicht in der Lage sei und das Verlangen der Angehörigen nicht sittenwidrig sei. Die nähere Regelung des Verfahrens sollte einer Durchführungsverordnung vorbehalten werden. Es wurde dann noch gesondert festgelegt, daß sich die Schaffung eines Unrechtsausschließungsgrundes bei der sogenannten „Vernichtung lebensunwerten Lebens" erübrige, denn, so die Denkschrift: „Sollte der Staat etwa bei unheilbar Geisteskranken ihre Ausschaltung aus dem Leben durch amtliche Organe gesetzmäßig anordnen, so liegt in der Ausführung solcher Maßnahmen nur die Durchführung einer staatlichen Anordnung. Ob diese Anordnung geboten ist, steht hier nicht zur Erörterung. Wohl bleibt zu betonen, daß die Vernichtung lebensunwerten Lebens durch eine nichtamtliche Person stets eine strafbare Handlung darstellt" (Kerrl 1933, S. 87). Laut „preußischer Denkschrift" war also die Möglichkeit der staatlichen Anordnung einer solchen „Vernichtung lebensunwerten Lebens" zumindest nicht ausgeschlossen.

Die „preußische Denkschrift" ging auch in die Beratungen der Amtlichen Strafrechtskommission ein, die unter dem Vorsitz von Justizminister Franz Gürtner seit Anfang November 1933 die Aufgabe übernommen hatte, das Strafrecht zu reformieren.[3] In dem im April 1935 veröffentlichten Berichtband stellte Prof. Graf von Gleispach (Berlin) die Ergebnisse der Beratungen zum Bereich „Tötung" zusammenfassend dar.[4] Seiner Darstellung war zu entnehmen, daß die Position der Kommission vor allem in bezug auf die Tötung auf Verlangen von der in der „preußischen Denkschrift" vertretenen abwich. Nach dem Vorschlag der Kommission sollte der Tatbestand der Tötung auf Verlangen (§ 216) entfallen. Die bislang besonders milde Behandlung der Tötung auf Verlangen beruhe laut Gleispach auf der von der Kommission bekämpften „individualistischen Einstellung" (Gleispach 1935, S. 258) der Jurisprudenz. Jedes Mitglied der Volksgemeinschaft habe die Pflicht, der Gemeinschaft bis zum letzten zu dienen, man dürfe sich dem nicht feige durch Selbsttötung oder durch „verlangte" Tötung entziehen. Es könne sogar Fälle geben, in denen Tötung auf Verlangen „zuchthauswürdig" sei. Damit sei aber nicht gesagt, daß es nicht auch Fälle gebe, die „milde" bestraft werden sollten. Die Kommission denke etwa daran, daß ein schwer leidender Todgeweihter seine Frau anflehe, ihn zu töten, und sie dem nachkomme. Laut Gleispach war die Kommission in einem Punkt zu einem klaren Ergebnis gekommen: „Eine Freigabe der Vernichtung sogenannten lebensunwerten Lebens kommt nicht in Frage. Der Hauptsache nach handelt es sich um schwer Geisteskranke und Vollidioten. Der nationalsozialistische Staat sucht dem Entstehen solcher Entartungen im Volkskörper durch umfassende Maßregeln vorzubeugen, so daß sie immer seltener werden müssen. Aber die Kraft der sittlichen Norm des Tötungsverbotes darf nicht dadurch geschwächt werden, daß aus bloßen Zweckmäßigkeitsgründen Ausnahmen für die Opfer schwerer Erkrankungen oder Unfälle gemacht werden, mögen auch diese Unglücklichen nur durch ihre Vergangenheit oder äußere Erscheinung dem Volkskörper verbunden sein" (Gleispach 1935, S. 258).

Gleispach berichtete dann über die Beratungen der Kommission zum Thema „Sterbehilfe": „Dieselben und verwandte Gedankengänge führen auch dazu, eine besondere Vorschrift über die Tötung Todgeweihter nicht aufzustellen. Daß in solchen Fällen unter ganz besonderen Umständen schon nach dem allgemeinen Vorschlag (siehe am Anfang) [gemeint ist der Vorschlag der Kommission, durch die Einführung der Würdigung des ‚Gesamtbildes' von Tat und Täter zu einer Strafmilderung zu kommen; U.B.] eine weitgehende Milderung der Strafe möglich sei, ist bereits früher dargetan worden. Andererseits hat bereits unter der Herrschaft des geltenden Rechts, das auch keine besondere Vorschrift dieser Art kennt, die richtige Ansicht sich herausgebildet, daß in den Fällen echter Sterbehilfe (Euthanasie) keine Tötung zu erblicken sei, d. h. dann nicht, wenn der Arzt es unterläßt, ein bereits erlöschendes qualvolles Leben künstlich zu verlängern oder wenn er den Todeskampf in ein sanftes Hinüberschlummern verwandelt. Jenseits dieser engen Grenze muß die Herrschaft des Tötungsverbots ungeschmälert bleiben. Das Gesetz muß sich davor hüten, das Vertrauen der Kranken zum Ärztestand zu erschüttern" (Gleispach 1935, S. 258/259).

Doch dies war nur das Ergebnis der ersten Lesung der Strafrechtskommission. Während der zweiten Lesung im Oktober 1935 wurde beschlossen, den Tatbestand der Tötung auf Verlangen doch im reformierten Strafgesetzbuch zu erwähnen. Gleispach schrieb dazu erläuternd: „Das soll nicht eine Abkehr von den grundsätzlichen Ausführungen bedeuten, die zum Entwurf erster Lesung gemacht wurden. Man war nur der Ansicht, daß zuchthauswürdige Fälle der Tötung auf Verlangen kaum vorkommen dürften und hier ein Typus gegeben sei, der nicht einer auch Zuchthaus umfassenden Strafdrohung unterstellt werden solle. Trotzdem bleibt ein leiser Zweifel bestehen, ob die Tötung auf Verlangen die Fälle der Tötung aus nichtverwerflichen Beweggründen erschöpfe oder ob nicht auf die Sonderbehandlung der Tötung auf Verlangen besser verzichtet würde, weil sie doch einigermaßen geeignet ist, falsche grundsätzliche Auffassungen zu stützen."[5]

Zu einer Verabschiedung des reformierten Strafgesetzbuches kam es jedoch nicht. Gürtners Intimfeind Hans Frank, Leiter des Rechtsamtes der NSDAP und Präsident der Akademie für Deutsches Recht, konnte das Unternehmen hintertreiben.[6] Sterbehilfe und „Vernichtung lebensunwerten Lebens" blieben also wie die Tötung auf Verlangen strafbar.[7] Doch nota bene: Dies war das Ergebnis einer – immer noch in gewisser Weise „rechtsstaatlich" gebundenen – juristischen Fachdiskussion.

Unabhängig von diesen Beratungen hatten schon bald nach der Machtübernahme einflußreiche Nationalsozialisten die „Vernichtung lebensunwerten Lebens" ins Auge gefaßt.[8] Das Zwangssterilisierungsprogramm nach dem „Gesetz zur Verhütung erbkranken Nachwuchses" erschien ihnen als Maßnahme zur „Reinigung des Volkskörpers" wohl nicht ausreichend bzw. zu langwierig.[9] So soll Reichsärzteführer Gerhard Wagner nach Aussage von Karl Brandt (zu dieser Zeit „Begleitarzt" Hitlers) auf dem Reichsparteitag der NSDAP 1935 den „Führer" auf die Möglichkeit der „Euthanasie" hingewiesen haben.[10] Wagner wollte wohl eine „Führerentscheidung" (wie im Falle der gerade laufenden Diskussion um die Abtreibung aus „erbpflegerischen Gründen") zum Thema „Vernichtung lebensunwerten Lebens" herbeiführen. Dies gelang jedoch nicht. Er erhielt keine Vollmacht, eine entsprechende Aktion einzuleiten. Hitler sei damals – so Brandt – vorsichtiges Abwarten ratsam erschienen. Er habe allerdings zu verstehen gegeben, „daß, wenn ein Krieg sein soll, er diese Euthanasiefrage aufgreifen und durchführen werde", weil „die Befreiung des Volkes von der Last der Geisteskranken" im Krieg, wenn „alle Welt auf den Gang der Kampfhandlungen schaut und der Wert des Menschenlebens ohnehin minder schwer wiegt", leichter durchführbar sein werde.[11] Eine weitere Aussage kann als Beleg dafür dienen, daß Reichsärzteführer Wagner und andere schon 1935 an „Euthanasie"-Maßnahmen dachten. So gab ein Arzt 1961 zu Protokoll, daß er „von der Absicht, unheilbar Geisteskranke, idiotische Kinder usw. durch künstlich herbeigeführten Tod auszuschalten", durch „private Gespräche im kleinen Freundeskreis mit dem damaligen Reichsärzteführer Dr. Wagner, dem Leiter des Rassenpolitischen Amtes Dr. Groß, dem Ministerialdirektor W. Schultze etwa um das Jahr 1936 erstmals etwas erfahren" habe.[12]

Doch bleibt festzuhalten: Man zögerte in den Schaltzentralen der NS-Macht in bezug auf die Planung eines „Euthanasieprogramms". Zu erwartende innen- und außenpolitische Schwierigkeiten waren es wohl, die dazu führten, daß zunächst nichts unternommen wurde.[13] Eine breitere öffentliche Diskussion über die Euthanasie wurde durch Zensurmaßnahmen in der Zeit von 1935 bis 1937 sogar unterbunden. Es existiert z.B. eine Verlautbarung aus dem Reichsministerium für Volksaufklärung und Propaganda vom 1.4.1937, in der „an das wiederholte Verbot" erinnert wurde, „Erörterungen über die Euthanasie in der deutschen Presse zu bringen". Nach dieser Verlautbarung, die offenkundig taktischen Überlegungen folgte, lehnten „sowohl alle zuständigen Partei- wie die Staatsstellen nicht nur aus propagandistischen Gründen, sondern aus grundsätzlichen Erwägungen heraus die Einführung der Euthanasie" ab. Dies war natürlich eine „Nebelkerze", wenn man an die Ereignisse denkt, die folgen sollten.

Spätestens seit 1938 war es im Umfeld Hitlers klar, daß er mit seinem außenpolitischen Vabanque-Spiel auf einen Krieg zusteuerte. Wenn man an das oben zitierte, von Karl Brandt überlieferte Hitlerwort denkt, wonach eine ausmerzende „Euthanasie" am besten im Krieg durchzuführen sei, dann rückte die Bedingung ihrer Durchführung also heran. „Kindereuthanasie" und „Erwachseneneuthanasie", die im folgenden aus Gründen der Übersichtlichkeit getrennt dargestellt werden sollen, waren dabei – dies sei betont – nicht nur ideologisch, sondern auch institutionell eng verknüpft. Eine zentrale Rolle bei beiden kam der Kanzlei des Führers zu. Diese aus Parteimitteln bezahlte „Privat"-Kanzlei Hitlers war 1934 eingerichtet worden (Sitz: Berlin, Voßstraße 4). Ihr stand von Anfang an Reichsleiter Philipp Bouhler vor. 1939 hatte die Kanzlei des Führers fünf Hauptämter mit der folgenden Aufgabenverteilung:[14]

Hauptamt 1: Privatkanzlei Hitlers, geleitet von Albert Bormann

Hauptamt 2: Bearbeitung aller an Hitler gerichteten Eingaben und Gnadengesuche, geleitet von Viktor Brack

Hauptamt 3: Gnadeninstanz in Parteiangelegenheiten, geleitet von Hubert Berkenkamp

Hauptamt 4: Sozial- und Wirtschaftsangelegenheiten, geleitet von Heinz Cnyrim

Hauptamt 5: Personal- und Verwaltungsangelegenheiten, geleitet von Herbert Jaensch

2. Die „Kindereuthanasie"

Aller Wahrscheinlichkeit nach gab ein bestimmter Fall den Anstoß zur konkreten Planung des „Kindereuthanasieprogramms". Wie dem oben wiedergegebenen Schema zu entnehmen ist, war in der Kanzlei des Führers das von dem ausgebildeten Wirtschaftswissenschaftler Viktor Brack geleitete Hauptamt 2 für Eingaben und Gesuche an Hitler zuständig. In dem speziell für Gnadengesuche zuständigen Amt 2 b (Sachbearbeiter: Dr. agrar. Hans Hefelmann; Stellvertreter: Richard von Hegener) ging in der ersten Hälfte des Jahres 1939 ein Gesuch um die Gewährung des „Gnadentodes" für ein schwerbehindertes Kind ein. Hefelmann, der hierzu nach dem Krieg mehrere Aussagen machte, sprach in diesem Zusammenhang vom Fall „Kind Knauer".[15] Die näheren Umstände dieses Falls konnten erst unlängst geklärt werden.[16] Hilfreich war dabei ein Interview, das der französische Journalist Ph. Aziz 1973 mit der betroffenen Familie (er bezeichnete die Familie mit dem Namen „Kressler") in Pomßen bei Leipzig geführt und 1975 im Rahmen eines in Deutschland weitgehend unbekannt gebliebenen Buches veröffentlicht hatte.[17] Laut Interview war der Familie „am Vorabend des Krieges" ein schwerbehindertes Kind geboren worden. Das männliche Kind war blind, ihm fehlte der linke Unterarm, das Bein war mißgebildet. Rasch wurde auch deutlich, daß es „zurückgeblieben" war. Die Familie stellte es Professor Werner Catel, dem Leiter der Universitätskinderklinik in Leipzig, vor. Dieser habe zur Mutter gesagt, daß das Kind niemals „normal" sein werde. Er habe auch gesagt, daß das Leben solcher Wesen wertlos sei. Der Vater schrieb dann, auf Anregung seines Bruders, der Mitglied in der NSDAP war, einen Brief an den „Führer", in dem er Hitler um die Erlaubnis bat, dem Kind den Gnadentod zu geben. Der Vater hatte den Brief nach eigener Aussage wieder „vergessen", als an einem sehr heißen Sommertag im Jahr 1939 Karl Brandt, der Begleitarzt des „Führers", nach Pomßen gekommen sei. Brandt habe gesagt, daß es dem „Führer" ein Anliegen sei, sich dem Problem der Wesen ohne Zukunft zuzuwenden, deshalb habe er ihn persönlich geschickt. Der „Führer" stimme dem „Gnadentod" des Kindes zu. Brandt veranlaßte dann alles weitere. Er habe – so der Vater – Prof. Catel in Leipzig aufgesucht, und Catel habe einige Tage nach dem Besuch Brandts den Sohn „eingeschläfert".

Zwar fanden sich in dem hier paraphrasierten Interview keine genauen Angaben zur zeitlichen Einordnung des Falles. Doch nach Recherchen im Kirchenbuch der Gemeinde Pomßen ließen sich die entsprechenden Daten nachtragen. Denn es war klar, daß die von Aziz überlieferten Angaben nur auf eines der im Jahr 1939 in Pomßen beerdigten Kinder zutreffen konnten.[18] Dieses männliche Kind wurde laut Kirchenbuch am 20. 2. 1939 geboren. Als Todestag ist der 25. 7. 1939 angegeben. Der Familienname des Kindes, der aus Datenschutzgründen hier nicht angegeben werden kann, beginnt mit dem Buchstaben K. (doch – nota bene – er lautet weder Knauer noch Kressler!). Man kann nun aufgrund der

Angaben der Familie K. leicht ausrechnen, daß das Gesuch von Herrn K. im April oder Mai 1939 in der Kanzlei des Führers eingetroffen sein muß. Setzt man noch etwas Zeit für den „Dienstweg" an, dann ist davon auszugehen, daß es Hitler spätestens im Mai oder Juni 1939 vorlag. Brandt war dann – wie zu erschließen ist – im Juli in Pomßen („heißer Sommertag"), das Kind wurde „wenige Tage" später (am 25. 7. 1939) getötet.

Trotz der dadurch möglich gewordenen zeitlichen Einordnung des Falles „Kind K." muß die Frage allerdings offenbleiben, wann genau die „konkrete" Planung des „Kindereuthanasieprogramms" begann. Die zahlreichen Aussagen hierzu sind derart widersprüchlich, daß eine konzise Darstellung – jedenfalls beim derzeitigen Forschungsstand – nicht möglich erscheint. Man kann nur sagen, daß die Kanzlei des Führers durch den Fall „Kind K." spätestens seit April oder Mai 1939 mit dem Problem der „Kindereuthanasie" befaßt war. Im Zuge des Falles „Kind K." gab Hitler Mitte 1939 die „Kindereuthanasie" frei.[19] Es überrascht also nicht, daß die Kanzlei des Führers bei der konkreten Planung des Programms dann eine zentrale Rolle spielte. Nach eigener Aussage war es Hefelmann vom Amt 2b der Kanzlei des Führers, der nach dem Fall „Kind K." ein „beratendes Gremium" für das Tötungsprogramm zusammenstellte.[20] Ihm gehörte auf jeden Fall Ministerialrat Dr. med. Herbert Linden vom Reichsministerium des Inneren an. Daß in diesem frühen Stadium niemand vom Reichsministerium der Justiz hinzugezogen wurde, zeigt, daß man schon zu diesem Zeitpunkt an eine „außergesetzliche Lösung" dachte. Es ist nicht klar, wann genau zu dem engeren Kreis der Planer um Hefelmann, Brack und Linden ärztliche „Experten" hinzukamen.[21] Daß diese Experten gearbeitet hatten, wird aber erkennbar, wenn man sich den gleich zu besprechenden Erlaß vom 18. 8. 1939 vor Augen hält, in den offenkundig ärztlicher, genauer: pädiatrischer Sachverstand eingegangen war. Zu den Experten zählten laut Hefelmann auf jeden Fall der Pädiater Dr. Ernst Wentzler (Berlin), der als Kinder- und Jugendpsychiater hervorgetretene Dr. Hans Heinze (Brandenburg-Görden) und der Pressereferent im Rassenpolitischen Amt, der ursprünglich als Augenarzt tätige Dr. Hellmuth Unger, dessen Roman „Sendung und Gewissen" später die Vorlage für den „Euthanasie"-Propagandaspielfilm „Ich klage an" (1941) lieferte.[22] Man beschloß, als

Träger des „Kindereuthanasieprogramms" nicht die Kanzlei des Führers anzugeben, sondern eine Organisation mit dem verschleiernden Namen „Reichsausschuß zur wissenschaftlichen Erfassung von erb- und anlagebedingten schweren Leiden" (Postfach-Adresse Berlin) einzurichten.[23]

Dies alles fand – soviel steht definitiv fest – vor dem 18. 8. 1939 statt.[24] An diesem Tag erging ein streng vertraulicher Runderlaß des Reichsministeriums des Inneren, wonach zur „Klärung wissenschaftlicher Fragen auf dem Gebiete der angeborenen Mißbildung und der geistigen Unterentwicklung" Kinder an den „Reichsausschuß"[25] zu melden seien, die mit folgenden „schweren angeborenen [!] Leiden behaftet seien: 1. Idiotie, 2. Mikrozephalie, 3. Hydrozephalus, 4. Mißbildungen jeder Art und 5. Lähmungen. Meldepflichtig waren Hebammen, Ärzte in Entbindungsanstalten und geburtshilflichen Abteilungen von Krankenhäusern sowie Allgemeinärzte. Gemeldet werden sollten zunächst Kinder bis zum 3. Lebensjahr (die Altersgrenze wurde später erhöht). Mit diesem Erlaß vom 18. 8. 1939 wurden Meldebogen verschickt. Die Meldungen waren an das zuständige Gesundheitsamt zu richten. Der Amtsarzt sollte die Meldungen überprüfen und dann die Unterlagen an den „Reichsausschuß" senden. Es ist nicht bekannt, wann die ersten Meldungen bei den Amtsärzten bzw. in Berlin eingingen. Doch die Meldungen erfolgten anfangs wohl recht zögerlich. Die Amtsärzte leiteten sie in der Regel ohne Nachuntersuchung an den „Reichsausschuß" weiter. In der Abteilung 2 b der Kanzlei des Führers wurden dann die Fälle aussortiert, die nach Ansicht des Sachbearbeiters nicht für die „Euthanasie" in Frage kamen. Von ca. 100 000 eingegangenen Meldebogen bis 1945 gingen wohl ca. 20 000 an die drei Gutachter des „Reichsausschusses (die schon erwähnten Dr. Heinze, Dr. Wentzler und Prof. Werner Catel). Die Meldebogen wurden von den Gutachtern im Umlaufverfahren beurteilt. Es gab drei Kategorien der Beurteilung: „Keine weiteren Maßnahmen", „Beobachtung" und „Behandlung" („Beobachtung" stand dabei für Einweisung in eine sogenannte „Fachabteilung", wo über das weitere Schicksal des Kindes entschieden wurde; „Behandlung" bedeutete Einweisung in eine „Fachabteilung" und Freigabe der Tötung). Die begutachteten Bogen gingen zurück an die Kanzlei des Führers. Von hier aus wurde das zuständige Gesundheitsamt benachrichtigt, das dann die Einweisung des Kindes in eine „Fachabteilung" veranlaßte.

Die erste sogenannte „Fachabteilung" wurde in Görden/Brandenburg eingerichtet.[26] Im Laufe des Krieges entstanden ca. 25 bis 30 solcher Abteilungen, zumeist in psychiatrischen Heil- und Pflegeanstalten. Vieles ist noch unklar, was den organisatorischen Ablauf in den verschiedenen „Fachabteilungen" betrifft.[27] Doch soviel steht fest, daß die Kinder, die getötet wurden, einzeln getötet wurden, zumeist mit dem Barbiturat Luminal.[28] Das „Kindereuthanasieprogramm" lief – übrigens ohne nennenswerten Widerstand – bis zum Ende des Krieges. Insgesamt fielen diesem Programm ca. 5000 bis 8000 Kinder zum Opfer. Hingewiesen sei darauf, daß Kinder auch im Rahmen der „Erwachseneneuthanasie" getötet wurden.

3. Die „Erwachseneneuthanasie"

Es gibt Hinweise darauf, daß schon vor dem Beginn der „Erwachseneneuthanasie" in Anstalten getötet wurde. Der ehemalige Patient P. Wulf erinnert sich glaubhaft daran, daß 1936 einige Insassen der Provinzialheilanstalt Marsberg in Westfalen mittels Spritzen umgebracht wurden.[29] Auch ist erwiesen, daß die Sterbeziffern in vielen Anstalten (wohl aufgrund schlechterer Verpflegung infolge reduzierter Tagessätze) schon vor 1939 anstiegen – auch eine Art „Vernichtung lebensunwerten Lebens".[30] Doch die im folgenden zu beschreibende „Aktion" zur gezielten Vernichtung erwachsener Geisteskranker und Behinderter sollte eine andere Dimension erreichen. Bevor auf die „Erwachseneneuthanasie" im „Reich einzugehen ist, muß erwähnt werden, daß – wohl unabhängig davon – schon kurz nach Kriegsbeginn Massentötungen von Geisteskranken im besetzten Polen und in den nahegelegenen Ostgebieten des „Altreichs" stattfanden.

Diese Massentötungen begannen aller Wahrscheinlichkeit nach im neugebildeten Reichsgau Danzig-Westpreußen Ende September 1939.[31] Etwa 1800 Patienten aus der Anstalt Kocborowo (Konradstein bei Stargard) wurden durch SS-Kommandos erschossen. Weitere Anstalten im Reichsgau Danzig-Westpreußen (Riesenburg, Schwetz) wurden auf dieselbe Weise geräumt. In

Pommern (das ja zum Altreich gehörte) wurden bald nach Kriegsbeginn mehr als tausend deutsche Geisteskranke aus Heil- und Pflegeanstalten (Lauenburg, Stralsund, Treptow an der Rega und Ueckermünde) in die Nähe von Neustadt (nordwestlich von Danzig) transportiert und dort von SS-Kommandos Ende 1939 erschossen (gesichert sind Erschießungen im November/Dezember 1939). Auch im Reichsgau Posen (ab Anfang 1940: Reichsgau Wartheland) wurden zahlreiche Anstaltspatienten getötet. Bemerkenswert ist, daß hier die erste stationäre Gaskammer zum Einsatz kam. Diese wurde im sogenannten Fort VII in Posen installiert. Hier wurden spätestens seit dem 19. 11. 1939 (dann etwa zwei Monate lang) Patienten aus pommerschen Anstalten mit Kohlenmonoxyd vergast, mit der Methode also, die man wenig später auch in den Vernichtungszentren im Reich anwandte. Im Gebiet des Reichsgaus Wartheland wurden – wohl Anfang 1940 – von dem SS-Sonderkommando Lange auch die ersten Gaswagen, also fahrbare Gaskammern, eingesetzt. In diesen Gaswagen wurden mehr als tausend Patienten umgebracht. Aller Wahrscheinlichkeit nach gingen die beschriebenen „Aktionen" auf regionale bzw. lokale Initiativen – gesteuert von Gauleitern wie Franz Schwede-Coburg (Pommern), Arthur Greiser (Posen bzw. Wartheland) oder Albert Forster (Danzig-Westpreußen) – zurück. Sie waren also nicht von den Verantwortlichen der „Euthanasie"- Aktion im „Reich" geplant. Die genaue Zahl der Opfer dieser „Aktionen" in den „Ostgauen" ist nicht bekannt. Sie lag sicherlich schon in der ersten Phase bis Mitte 1940 bei über 10000. Später wurden in den „Ostgauen" zahlreiche weitere Geisteskranke und Behinderte getötet. Nur hingewiesen werden kann hier auf die spätere Ermordung von Geisteskranken und Behinderten durch die Einsatzgruppen in der Sowjetunion.[32]

Doch zurück zur Planung der „Erwachseneneuthanasie" im „Altreich". Eine exakte Darstellung der Planungsphase ist beim derzeitigen Forschungsstand nicht möglich.[33] Doch mit Sicherheit erfolgten die ersten Planungsschritte schon vor Kriegsbeginn. Und sicher ist auch, daß die Planungszentrale – wie im Falle der „Kindereuthanasie" – in der Kanzlei des Führers lag. Zuständig waren vor allem die schon erwähnten Mitarbeiter aus dem Hauptamt 2 der Kanzlei des Führers (Brack, Hefelmann, von Hegener) und Herbert Linden vom Innenministerium. Man wird wohl nicht fehlgehen, wenn man annimmt, daß im Zuge der Diskussion über die „Kindereuthanasie" Mitte 1939 auch die „Erwachseneneuthanasie" zum Thema wurde. Es ist weiter anzunehmen, daß Hitler Mitte 1939 auch schon die „Erwachseneneuthanasie" freigab. Jedenfalls schalteten die „Euthanasie"-Planer noch vor Kriegsbeginn – wie bei der „Kindereuthanasie" – ärztliche „Experten" ein. Dazu zählten u.a. die Psychiatrieordinarien Prof. Max de Crinis (Berlin), Prof. Carl Schneider (Heidelberg), Prof. Werner Heyde (Würzburg) und Prof. Berthold Kihn (Jena).[34] Involviert waren überdies die „Kindereuthanasie"-Experten Heinze und Wentzler. Wahrscheinlich fand noch vor Kriegsbeginn eine Sitzung mit ca. 10–15 Personen in Berlin statt, auf der Reichsleiter Bouhler als Leiter der Kanzlei des Führers die Anwesenden kurz ins Benehmen setzte und um Mitarbeit bat.[35] Alle Anwesenden, mit Ausnahme von de Crinis, der nach Aussage von Hefelmann aus persönlichen Gründen eine aktive Teilnahme ablehnte, jedoch seine positive Einstellung zur „Euthanasie" zu erkennen gab, erklärten sich zur Mitarbeit bereit.

Man war sich wohl rasch darüber einig, daß zunächst eine Erfassungsaktion notwendig sei.[36] Zunächst erging am 21. 9. 1939 ein Erlaß des Reichsministeriums des Innern an die Landesregierungen bzw. Polizeipräsidenten. Darin hieß es, daß „zum Zwecke der Erfassung sämtlicher im Reichsgebiet befindlicher Anstalten, in denen Geisteskranke, Epileptiker und Schwachsinnige nicht nur vorübergehend verwahrt werden, [...] bis zum 15. Oktober 1939 ein Verzeichnis der im dortigen Bezirk vorhandenen Heil- und Pflegeanstalten herzureichen" sei. In diesem Erlaß hieß es weiter, daß man beabsichtige, demnächst Meldebogen zu den Betriebsdaten der Anstalt und zu den vorhandenen Patienten zu versenden. Diese angekündigten Bogen wurden wenig später zusammen mit einem „Runderlaß" an Heil- und Pflegeanstalten versandt, wobei zunächst die Anstalten in Baden und Württemberg angeschrieben wurden.[37] In diesem „Runderlaß" hieß es: „Im Hinblick auf die Notwendigkeit planwirtschaftlicher Erfassung der Heil- und Pflegeanstalten ersuche ich Sie, die anliegenden Meldebogen umgehend [...] auszufüllen und an mich zurückzusenden."[38] Zu melden waren dabei alle Patienten, „die 1. an nachstehenden Krankheiten leiden und in den Anstaltsbetrieben nicht oder nur mit mechanischen Arbeiten (Zupfen u. ä.) zu beschäftigen sind: Schizophrenie, Epilepsie [...], senile Erkrankungen, Therapie-refraktäre Paralyse und andere Lues-Erkrankungen, Schwachsinn jeder Ursache, Encephalitis, Huntington und andere neurologische Endzustände; oder 2. sich seit mindestens 5 Jahren dauernd in Anstalten befinden; oder 3. als kriminelle Geisteskranke verwahrt sind; oder 4. nicht die deutsche Staatsangehörigkeit besitzen oder nicht deutschen oder artverwandten Blutes sind [...]."[39]

Etwa zeitgleich mit dem Beginn der Erfassungsaktion wurde in Berlin die „Euthanasiezentrale" ausgebaut. Wie bei der „Kindereuthanasie" sollte auch bei der „Erwachseneneuthanasie" die Kanzlei des Führers nicht direkt in Erscheinung treten, obwohl die institutionelle Zentrale ganz eindeutig hier, im Hauptamt 2, lag. Es wurden also Tarnorganisationen gegründet.[40] Zunächst waren es drei: 1.) die Reichsarbeitsgemeinschaft Heil- und Pflegeanstalten, 2.) die Gemeinnützige Stiftung für Anstaltspflege („Stiftung") und 3.) die Gemeinnützige Kranken-Transport-GmbH („Gekrat"). Eine vierte, die Zentralverrechnungsstelle Heil- und Pflegeanstalten, kam im April 1941 hinzu. Am 1. 12. 1939 wurden im Columbushaus (Potsdamer Platz 1) einige Räume angemietet, in denen die notwendigen Büroarbeiten erledigt wurden. Erst im April 1940 wurde eine Villa in Berlin-Charlottenburg in der Tiergartenstraße 4 bezogen. Von dieser Adresse erhielt die „Aktion" bis zum „Stopp" im August 1941 den internen Namen „Aktion T 4" oder „T 4".

Früh schon muß klar gewesen sein, daß die Tötungen in Vernichtungszentren stattfinden sollten. Das erste dieser Zentren wurde in Grafeneck bei Reutlingen eingerichtet (die konkrete Planung für den Umbau des Samariterstifts Grafeneck fand im Oktober 1939 statt).[41] Aller Wahrscheinlichkeit nach hatte man zu diesem Zeitpunkt aber noch nicht über die Tötungsart entschieden (erst nach „Probetötungen" im Januar 1940 in Brandenburg fiel die endgültige Entscheidung für die Tötung mittels Gas). Um dem Unternehmen wenigstens den Anschein der Legalität zu geben, wurde – wohl im Oktober 1939 – ein „Geheimerlaß" fixiert. Dieser „Erlaß" wurde auf den 1. 9. 1939, den Tag des Kriegsbeginns also, zurückdatiert. Das Schreiben, auf privatem Briefpapier Hitlers geschrieben, lautete: „Reichsleiter Bouhler und Dr. med. Brandt sind unter Verantwortung beauftragt, die

Befugnisse namentlich zu bestimmender Ärzte so zu erweitern, daß nach menschlichem Ermessen unheilbar Kranken der Gnadentod gewährt werden kann. gez.: Adolf Hitler".[42] Es war jedoch offensichtlich, daß die „geheime Reichssache" damit juristisch nicht legitimiert war. Zumindest einige der Verantwortlichen für die „NS-Euthanasie" waren mit diesem Zustand nicht zufrieden, wie gleich deutlich werden wird.

Wohl schon vor der Entscheidung, nur einen „Geheimerlaß" zu fixieren, machte sich im Jahr 1939 Hitlers Leibarzt Dr. Theo Morell Gedanken über ein Sterbehilfegesetz. Er formulierte im (undatierten) Entwurf einer Denkschrift einen entsprechenden Text: „Das Leben von Geisteskranken, die von Geburt an oder mindestens seit dem ... Lebensjahr so schwer körperlich und geistig mißbildet sind, daß sie nur durch dauernde Pflege am Leben erhalten werden können [...], kann nach Maßgabe des Gesetzes über die Vernichtung lebensunwerten Lebens durch ärztlichen Eingriff verkürzt werden."[43] Die Tatsache, daß Morell diese Passage bei der Überarbeitung strich, legt den Schluß nahe, daß zwischenzeitlich der Entschluß gefallen war, die „Aktion" als „geheime Reichssache" durchzuführen. Wahrscheinlich schrieb Morell also den Entwurfstext vor dem Oktober 1939, die Überarbeitung fand nach diesem Zeitpunkt statt. Doch Morells Entwurf wurde nicht akzeptiert. Im Frühjahr 1940 wurde dann von den „Euthanasie"-Verantwortlichen in der Kanzlei des Führers ein Entwurf ausgearbeitet, der von Hefelmann nach eigener Aussage Anfang Juli 1940 an 30 ausgewählte Spitzenfunktionäre aus dem Bereich der Gesundheits- und Sozialpolitik versandt wurde.[44] Dieser Entwurf betraf nicht mehr nur die „Sterbehilfe für Lebensunfähige", sondern auch – auf Betreiben von SD-Chef Reinhard Heydrich – die „Sterbehilfe für Gemeinschaftsfremde", d.h. für alle unangepaßten sozialen Minderheiten. In der nachfolgenden Debatte wurde diese „Vermengung" allerdings kritisiert und im nächsten Entwurf zurückgenommen. Dieser wurde bis Ende August 1940 ausgearbeitet und trug nun den Titel „Gesetz über die Leidensbeendigung bei unheilbar Kranken und Lebensunfähigen". Er wurde im Oktober 1940 von einer Kommission überarbeitet, zu der neben Heinze und Wentzler die Psychiater Max de Crinis und Carl Schneider zählten. Doch der Entwurf wurde im Spätherbst 1940 von Hitler abgelehnt, wobei die genaueren Umstände noch der Klärung harren. Nach gültigem Recht waren also sowohl die Sterbehilfe als auch die „Vernichtung lebensunwerten Lebens" weiter strafbar.[45]

Doch zurück zur „Aktion":[46] Nachdem die ersten Meldebogen (via Innenministerium) in der Kanzlei des Führers eingegangen waren, wurde ein ausgeklügeltes Bearbeitungssystem entwickelt. Nach der Registrierung wurden Kopien der Meldebogen an jeweils drei Gutachter verschickt (auf einer 1943 entstandenen Liste waren insgesamt 40 Ärzte verzeichnet, die seit dem 17. 11. 1939 verschieden lange als Gutachter tätig waren). Im Schnitt kamen die begutachteten Sendungen nach ein bis zwei Wochen zurück. Zu Beginn der „Aktion" scheint es keine festgelegten Begutachtungskriterien gegeben zu haben. Doch de facto war das wichtigste Selektionskriterium, ob der Kranke arbeitsfähig war oder nicht. Die Gutachter trugen ein „+" ein, wenn der Patient getötet werden sollte, ein „–", wenn er am Leben bleiben sollte, und ein „?", wenn sie sich nicht entscheiden konnten. Anschließend gingen die Unterlagen an die Obergutachter. Zunächst übernahm Linden diese Funktion, bald darauf kam Heyde als zweiter Obergutachter dazu. Nach etwa einem halben Jahr wurde Linden durch den Psychiater Hermann Paul Nitsche ersetzt. Der Obergutachter entschied endgültig über das Schicksal des Patienten. Die Unterlagen gingen dann an den Leiter der Transportabteilung („Gekrat"), der Transportlisten zusammenstellte. Abschriften dieser Listen wurden über das Reichsministerium des Innern entweder direkt oder – bei außerpreußischen Anstalten – über die Landesministerien an die betroffenen Anstalten versandt, so daß diese die zu „verlegenden" Patienten vorbereiten konnten. Die „Gekrat", deren Busse in den Vernichtungszentren stationiert waren, brachte die Patienten dann direkt in die Vernichtungszentren.[47] Dies wurde aus Tarnungsgründen ab Herbst 1940 geändert. Nun wurden die Patienten zumeist erst nach kurzen Aufenthalten in sogenannten Zwischenanstalten (reguläre Heil- und Pflegeanstalten) in die Vernichtungszentren gebracht. Neben Grafeneck (Tötungsbetrieb: Januar bis Dezember 1940) und Brandenburg (Probetötungen: Januar 1940, eigentlicher Tötungsbetrieb: Februar bis September 1940) waren als Vernichtungszentren zunächst Hartheim bei Linz (Tötungen seit Mai 1940) und Sonnenstein bei Pirna (Tötungen seit Juni 1940) in Betrieb.[48] Anstelle von Grafeneck nahm Hadamar im Januar 1941 den Betrieb auf, anstelle von Brandenburg wurde Bernburg „eröffnet" (Tötungen seit September 1940). Nach dem offiziellen „Stopp" der „Aktion T 4" fanden in den Zentren Bernburg, Sonnenstein und Hartheim im Rahmen anderer Vernichtungsaktionen weitere Vergasungen statt (siehe dazu unten).

In den Vernichtungszentren wurden die Patienten sofort nach der Ankunft in einer als Duschraum getarnten Vergasungskammer mittels Kohlenmonoxyd getötet. Zuvor waren sie entkleidet und kurz von einem der Tötungsärzte betrachtet und photographiert worden. Die Leichen wurden „aus seuchenpolizeilichen Gründen" – wie es hieß – sofort verbrannt. Zur Tarnung der hohen Sterbeziffern wurde in eigens eingerichteten Sonderstandesämtern in diesen Zentren der Tod bescheinigt und die Angehörigen verständigt. Einer in Hartheim gefundenen Statistik läßt sich entnehmen, daß in diesen sechs Tötungszentren (nur von Januar 1940 bis zum 1. September 1941 gerechnet) mehr als 70 000 Patienten getötet wurden.

Die „geheime Reichssache" war in einer solchen Dimension natürlich nicht geheimzuhalten. Die Bevölkerung – vor allem in der Umgebung der Vernichtungszentren – wußte bald relativ genau, was geschah (die voll ankommenden und leer abfahrenden Busse sprachen ebenso eine eigene Sprache wie die rauchenden Schornsteine der Verbrennungsöfen). Es gab schließlich mehr oder weniger verhaltene Proteste „auf dem Dienstweg", z.B. von Juristen oder Theologen. Einige Psychiater, die mit der Durchführung der „Aktion" zumindest „in dieser Weise" nicht einverstanden waren, suchten informell eine Modifikation zu erreichen. Es scheint so, als ob lediglich die am 3. 8. 1941 in Münster gehaltene Protestpredigt von Bischof Clemens August Graf von Galen, die anschließend in hektographierter Form in Umlauf kam, eine breitere Öffentlichkeit erreichte. Doch diese Predigt und die „allgemeine Unruhe" in der Bevölkerung, die gelegentlich registriert wurde, reichen sicher nicht als Begründung dafür aus, daß die „Aktion" am 24. 8. 1941 – aller Wahrscheinlichkeit nach von Hitler selbst – „gestoppt" wurde.[49] Es war wohl ein Bündel von Ursachen, das zu diesem „Stopp" führte. Neben den schon angeführten Gründen trugen sicherlich auch die unerwartet hohen Verluste an der „Ostfront" und die Angriffe der Royal Air Force auf Nordwestdeutschland, die zu „Stimmungseinbrüchen" bei der Bevölkerung führten, mit dazu bei, daß es Hitler geraten schien, das zentral gesteuerte Erfassungs- und Vernichtungsprogramm einzustellen.[50]

Mit dem „Stopp" hörte das Machtaggregat, das zur Planung und Durchführung der Euthanasie entstanden war, nicht zu existieren auf. Und dieser „Euthanasie"-Komplex (wenn dieses Wort gestattet sei) war weiterhin an „Aktionen" und „Programmen" zur „Vernichtung lebensunwerten Lebens" beteiligt. Die Organisationsform des „Euthanasie"-Komplexes änderte sich dabei. Diese Veränderungen der Organisationsform können hier nicht ausführlich geschildert werden. Es seien nur drei wichtige Punkte angeführt. Zum einen wurde am 23. 10. 1941, sofort nach dem „Stopp" der „Aktion T 4", Herbert Linden, der als Vertreter des Innenministeriums an der Planung der „Kinder"- und der „Erwachseneneuthanasie" beteiligt war, zum Reichsbeauftragten für die Heil- und Pflegeanstalten ernannt.[51] Formal war er weiter dem Reichsminister des Innern unterstellt, er war jedoch ermächtigt, im Einvernehmen mit dem Leiter der Reichsarbeitsgemeinschaft Heil- und Pflegeanstalten (diese aus Gründen der Tarnung der „Erwachseneneuthanasie" gegründete Organisation bestand also fort) eigenständig die Anstalten betreffende „planwirtschaftliche Maßnahmen" zu ergreifen. Zum anderen ist zu erwähnen, daß die Kriegsverhältnisse 1943 eine „räumliche Auseinanderziehung" der – nun so genannten – „Zentraldienststelle" des „Euthanasie"-Komplexes notwendig machten. Dabei wurde die „Medizinische Abteilung" der „Zentraldienststelle", die der schon erwähnte Psychiater Hermann Paul Nitsche leitete, zunächst nach Schoberstein am Attersee, später (1944) nach Hartheim verlegt. Dabei wurde die „Zentraldienststelle" neu organisiert.[52] Nitsche wollte auf jeden Fall, daß die Strukturen erhalten bleiben, die eine schnelle Wiederaufnahme der „Euthanasie"-Aktion nach dem „Endsieg" möglich gemacht hätten. Zum dritten ist noch eine Veränderung zu erwähnen, die das „Umfeld" des „Euthanasie"-Komplexes betraf.[53] Karl Brandt wurde am 28. 7. 1942 von Hitler zum Bevollmächtigten für das Sanitäts- und Gesundheitswesen ernannt.[54] Er war damit u.a. zuständig für den „Ausgleich des Bedarfs an Ärzten, Krankenhäusern und Medikamenten usw. zwischen dem militärischen und zivilen Sektor". Am 5. 9. 1943 wurde er Generalkommissar für das Sanitäts- und Gesundheitswesen mit dem Auftrag, „zentral die Aufgaben und Interessen des gesamten Sanitäts- und Gesundheitswesens zusammenzufassen und weisungsgemäß zu steuern". Am 25. 8. 1944 wurde Brandt sogar Reichskommissar für das Sanitäts- und Gesundheitswesen, seine Dienststelle wurde Oberste Reichsbehörde. Es überrascht nicht, daß Brandt, der u.a. für die Einrichtung von „Ersatzkrankenhäusern" für Bombenopfer und für die Verlegung von Kranken aus „luftgefährdeten" Anstalten zuständig war, in seiner neuen Funktion eng mit Linden und mit den fortbestehenden Organisationen des „Euthanasie"-Komplexes zusammenarbeitete.

Einige der Aktivitäten des „Euthanasie"-Komplexes nach dem „Stopp" der „Aktion" seien hier noch kurz skizziert. Zunächst ist daran zu erinnern, daß der „Komplex" – als „Reichsausschuß" getarnt – das „Kindereuthanasieprogramm" fortführte, auf das oben eingegangen wurde. Er führte auch die schon im Frühjahr 1941 begonnene „Sonderbehandlung 14f13" in Kooperation mit dem Inspekteur der Konzentrationslager der SS fort.[55] Dabei übernahmen SS-Ärzte in den Lagern eine Vorauswahl „kranker" (d. h. arbeitsunfähiger oder mißliebiger) Häftlinge. Ärzte, die vom „Euthanasie"-Komplex" bestimmt wurden, besuchten die Lager allein oder in Gruppen und führten die endgültige Selektion durch. Die Verlegung der Häftlinge in die Vernichtungszentren übernahm die „Gekrat". Im Zuge dieser „Sonderbehandlung" wurden in den Vernichtungszentren Bernburg, Sonnenstein und Hartheim (hier bis Ende 1944) Schätzungen zufolge ca. 30 000 KZ-Häftlinge vergast. Beteiligt war der „Euthanasie"-Komplex auch an den 1942 eingeleiteten Maßnahmen gegen „kriminelle Geisteskranke", die nach § 42b des „Gesetzes gegen gefährliche Gewohnheitsverbrecher" in einer Heil- und Pflegeanstalt untergebracht waren.[56] Federführend hierbei war das Reichsministerium der Justiz. Zwei Ärzte des „Euthanasie"-Komplexes bereisten seit dem 3. 10. 1942 deutsche Heil- und Pflegeanstalten und führten Selektionen durch. Es ist nicht bekannt, wie viele „Sicherheitsverwahrte" im Zuge dieser „Aktion" in ein KZ verbracht wurden und dort zu Tode kamen. Erwähnt sei ferner, daß der „Euthanasie"-Komplex auch zur sogenannten „Endlösung der Judenfrage" Personal und „know how" lieferte. So überließ Brack dem Leiter der sogenannten „Aktion Reinhard", SS-Brigadeführer Odilo Globocnik, Mit-

arbeiter der ehemaligen „Aktion T 4".[57] Die ersten „Helfer"
trafen zwischen Ende Oktober und Ende Dezember 1941 im Ge-
neralgouvernement ein. Ehemalige „T 4-Angehörige" (darunter
auch der Arzt Irmfried Eberl) stellten schließlich fast das gesamte
deutsche Personal der drei im Zuge der „Aktion Reinhard" errich-
teten Vernichtungslager Belzec, Sobibor und Treblinka. In diesen
Vernichtungslagern wurden vom März 1942 bis zum Oktober
1943 mindestens 1,75 Millionen Juden vergast. Eine weitere Ver-
nichtungsaktion unter Beteiligung des „Euthanasie"-Komplexes
betraf seit Mitte 1943 psychisch und physisch kranke „Ostar-
beiter".[58] Bei dieser Aktion, die vom Reichssicherheitshauptamt,
dem Generalbevollmächtigten für den Arbeitseinsatz und der
Reichsgesundheitsführung gesteuert wurde, wurden Zwangsarbei-
ter unter Mitwirkung der Reichsarbeitsgemeinschaft Heil- und
Pflegeanstalten und der „Gekrat" in „Sammelanstalten" durch
Verhungernlassen oder durch Medikamente getötet.

Die gerade dargestellten „Aktionen", an denen der „Euthanasie"-Komplex nach dem „Stopp" der „Aktion T 4" beteiligt war,
zeigen, daß die „Euthanasie" im Sinne der Tötung Geisteskranker
und Behinderter im Dritten Reich Ausdruck einer *umfassenden*
Ideologie der Vernichtung angeblich „lebensunwerten Lebens"
war (auch sogenannte „Asoziale" und „Fremdrassige" galten als
„lebensunwert"). Ausdrücklich muß auch noch darauf hingewiesen werden, daß nach dem August 1941 zahlreiche weitere Kranke
und Behinderte zu Tode kamen, zum einen durch das allgemeine
„Hungersterben" in den Anstalten, zum anderen durch gezielte
Tötungsmaßnahmen. „Hungersterben" und „gezielte Tötung"
sind dabei für den Historiker oft nur schwer voneinander ab-
grenzbar. Hierzu in aller Kürze einige Bemerkungen:[59]

Die bei Kriegsbeginn vom Reichsfinanzministerium verfügten
Einsparungen in den Länderhaushalten hatten über die Verringe-
rung der Verköstigungssätze zu einem Anstieg der Sterblichkeit in
den Anstalten (unabhängig von der „Euthanasie"-Aktion) geführt
(in rund 50 von Faulstich zusammenfassend untersuchten Anstalten stieg der Durchschnitt der Sterberaten von 7,9% im Jahre
1939 auf 11% im Jahr 1940 an).[60] Da die Anstaltspatienten ab Januar 1940 der „Normalbevölkerung" in bezug auf die Ernährung
gleichgestellt wurden, gingen zur Zeit der massiven Ernährungs-
krise 1941 wohl die meisten Anstalten dazu über, die arbeitenden

Patienten auf Kosten der nichtarbeitenden „besser" zu verpflegen. Dies führte ab 1942 zu einem weiteren allgemeinen Anstieg der Sterberaten (1941 lag die durchschnittliche Sterberate noch bei 10,2%, 1942 stieg sie auf ca. 15%). Doch in einzelnen Anstalten stieg die Sterberate ab 1942 weiter an. Ursächlich dafür waren gezielter Nahrungsentzug und/oder medikamentöse Vergiftung (oft genug wurden diese Tötungsmethoden kombiniert eingesetzt). Diese Anstalten lagen nach den Forschungen von Faulstich in den Provinzen Hessen-Nassau und Sachsen sowie im Land Sachsen. Es waren dies zum einen Anstalten, in denen beim Abbruch der „Aktion T4" Patienten zurückgeblieben waren, die zur Tötung in einem Vernichtungszentrum vorgesehen waren. Es waren zum anderen auch Anstalten, die Patienten aufgenommen hatten, die im Zuge der Räumungen norddeutscher Anstalten im Herbst 1941 verlegt worden waren.[61] Zu den genannten Regionen, in denen Patienten auch nach der „Aktion T4" eine sehr geringe Überlebenschance hatten, kam 1942 die Provinz Pommern (mit der Anstalt Meseritz-Obrawalde) und 1943 Bayern (mit den sogenannten „Hungerabteilungen" in bestimmten Anstalten) hinzu. In Anstalten dieser Regionen (mit Ausnahme des Landes Sachsen, das Aufnahmen verweigerte) wurden ab Herbst 1942 zahlreiche weitere Patienten aus „luftgefährdeten" Gebieten verlegt, worauf die Sterberate in den betreffenden Anstalten weiter anstieg (z.B. betrug in Hadamar, das solche Transporte aufnahm, die Sterberate 1942 59,9%, 1943 75,2%, 1944 75,8%). Diese Transporte fanden wohl auf Initiative der „Gauleiter" der „Abgabegebiete" statt, über die Verteilung der Patienten entschied jedoch der Reichsbeauftragte Herbert Linden. Linden war auch an der Evakuierung von Anstalten in der Rheinprovinz, in Westfalen, in Brandenburg und in Hamburg beteiligt, die unter der Hauptverantwortung von Karl Brandt im Sommer 1943 begann.[62] Die Sterbeziffer der aus diesen Regionen deportierten Patienten war in den Aufnahmeanstalten besonders hoch. Im Zusammenhang mit diesen Verlegungen stimmte Brandt (ohne dies in irgendeiner Form schriftlich zu fixieren) einem Vorschlag Nitsches vom Juni 1943 zu, in bestimmten Anstalten gezielt medikamentöse „Euthanasie"-Maßnahmen durchzuführen.[63] Die Entscheidung, wer getötet werden sollte, lag dabei in den Händen der Psychiater in den Anstalten (die genaue Anzahl der beteiligten Ärzte ist nicht bekannt, dürfte aber bei etwa 10–15 liegen). Die benötigten tödlichen „Medikamente" bezogen sie über die „Zentraldienststelle" des fortbestehenden „Euthanasie"-Komplexes. Oft betrafen diese Tötungen Patienten, die durch Hunger schon gezielt „niedergeführt" worden waren, so daß die entsprechenden Mittel in niedrigerer Dosis tödlich wirkten. Auch ohne „medikamentöse Euthanasie" oder „gezielte Hungereuthanasie" starben in den verbliebenen Heil- und Pflegeanstalten (1944 waren nur noch etwa 40 in Betrieb) bis zum Kriegsende zahlreiche weitere Patienten an Unterernährung oder Mangelversorgung. Nach den Berechnungen von Faulstich sind von 1939 bis 1945 – über die „Aktion T 4" hinaus, die ca. 70 000 Patienten das Leben kostete – noch mindestens 90 000 Menschen allein aus den staatlichen Anstalten der deutschen Länder und Provinzen als Opfer der „NS-Psychiatrie" zu Tode gekommen.

VII. Zur Diskussion um „Euthanasie" und Sterbehilfe im deutschsprachigen Raum (1945 bis ca. 1980)

Naturgemäß können im folgenden nur einige Aspekte der Diskussion um „Euthanasie" und Sterbehilfe im deutschsprachigen Raum nach 1945 dargestellt werden. Dabei wird zunächst das Augenmerk auf die „Aufarbeitung" (bzw. „Nichtaufarbeitung") der „NS-Euthanasie" zu richten sein. In einem Exkurs ist dann auf die „neuen Möglichkeiten" der Intensivmedizin der 50er Jahre einzugehen, die bald auch Auswirkungen auf die „Sterbehilfe"-Diskussion hatten. Schließlich ist die Entwicklung der „Euthanasie"-Debatte in Deutschland bis ca. 1980 nachzuzeichnen (wichtige Stichworte sind dabei: „Enttabuisierung" und „Ärztliche Richtlinien").

1. Zur „Aufarbeitung" der „NS-Euthanasie"

Die Diskussion um „Euthanasie" und Sterbehilfe in Deutschland nach 1945 wurde erst einmal durch das Thema „NS-Euthanasie" bestimmt: „Soweit nach dem Kriege überhaupt über den Problembereich geschrieben wurde, nahm die Auseinandersetzung mit der Vernichtung ,lebensunwerten Lebens' den breitesten Raum ein."[1] Bestätigt wird diese Auffassung durch die kursorische Betrachtung der „Euthanasie"-Bibliographie von G. Koch: Bei weit mehr als der Hälfte der verzeichneten Beiträge in deutscher Sprache aus der Zeit von 1945 bis 1960 wird allein schon aus dem Titel ein Bezug zur „NS-Euthanasie" deutlich.[2] Die Feststellung, das Thema „NS-Euthanasie" habe die „Euthanasie"-Diskussion der 50er und 60er Jahre in Deutschland dominiert, sollte allerdings nicht zu dem Fehlschluß verführen, daß die „NS-Euthanasie" in dieser Zeit Gegenstand intensiver *öffentlicher* Auseinandersetzung gewesen sei. Nimmt man als grobes Maß für eine solche Auseinandersetzung die Zahl der Artikel in den Wochenschriften „Der Spiegel" und „Die Zeit", dann ist festzuhalten, daß vor der gleich näher zu besprechenden Heyde-Sawade-Affäre 1959/60 kaum längere Artikel publiziert wurden, die vom Titel her dem Thema „NS-Euthanasie" zuzuordnen sind.[3]

Dennoch gilt: Wer sich über die „NS-Euthanasie" informieren *wollte, konnte* dies in der Nachkriegszeit tun, z.B. anhand von Publikationen, die im Zusammenhang mit dem Nürnberger Ärzteprozeß standen. Im Rahmen dieses Prozesses, der vom 9. 12. 1946 bis zum 19. 7. 1947 dauerte, wurde auch über die „NS-Euthanasie" verhandelt. Wegen ihrer Beteiligung an den „Euthanasie"-Verbrechen waren in Nürnberg allerdings nur Viktor Brack und Karl Brandt angeklagt worden; beide wurden zum Tode verurteilt.[4] Noch während des Prozesses erschien im März 1947 die Dokumentation „Das Diktat der Menschenverachtung" von Privatdozent Dr. med. Alexander Mitscherlich und cand. med. Fred Mielke, beide aus Heidelberg, die als Mitglieder der deutschen „Ärztekommission" den Prozeß beobachteten.[5] Aus den in diesem Buch publizierten Dokumenten und den Kurzkommentaren der Herausgeber entstand – trotz der aus heutiger Sicht zu konstatierenden Mängel im Detail – ein in den Grundzügen zutreffendes Bild der Kranken- und Behindertentötungen.[6]

Informieren konnte man sich auch in dem 1948 gedruckten Buch von Alice Platen-Hallermund mit dem Titel „Die Tötung Geisteskranker in Deutschland". Die Verfasserin, die als Ärztin in Bamberg tätig war, gehörte wie Mitscherlich und Mielke zu der den Ärzteprozeß beobachtenden „Ärztekommission".[7] Sie stellte in ihrer Veröffentlichung die „NS-Euthanasie" auf der Grundlage von Dokumenten des Nürnberger Ärzteprozesses und des vor dem Landgericht Frankfurt im Januar 1947 geführten Kalmenhof-Prozesses ausführlicher dar, als es im Buch von Mitscherlich und Mielke geschehen war. Für Platen-Hallermund stand fest, daß der Arzt nur die Aufgabe habe, Krankheiten zu heilen oder Leiden zu lindern, jedoch nicht die, Richter über Leben und Tod zu sein. Sie wandte sich von daher auch gegen aktuelle Forderungen nach „Euthanasie mit Einwilligung", wie sie etwa 1947 in den USA von Ärzten gestellt worden seien: „Diese freiwillige Euthanasie, die als so human gepriesen wird, kann nur dort vertreten werden, wo ein flacher Eudaimonismus die wirklichen Grundlagen des Menschseins erschüttert hat und der Mensch von Tod und Leiden nichts wissen will."[8]

Anders als Mitscherlich/Mielke und Platen-Hallermund ging Viktor von Weizsäcker in seinem 1947 veröffentlichten Text „Euthanasie und Menschenversuche" auf Einzelheiten der Krankentötungen nicht ein.[9] Weizsäcker, der von 1920 bis 1941 Leiter der Neurologischen Abteilung der Medizinischen Klinik in Heidelberg war und dann bis 1945 als Ordinarius für Neurologie und Leiter des Neurologischen Forschungsinstituts in Breslau wirkte, war nach dem Krieg an der Universität Heidelberg Ordinarius für Allgemeine Klinische Medizin geworden.[10] Weizsäcker verwarf die „NS-Euthanasie" im Rückblick als „unärztlich" und „unsittlich".[11] Bemerkenswert war sein Interpretationsansatz, wonach die Taten der Angeklagten nicht zuletzt Ausdruck einer „überlebten Art von Medizin" gewesen seien: „Denn es kann kein Zweifel darüber bestehen, daß die moralische Anästhesie gegenüber den Leiden der zu Euthanasie und Experimenten Ausgewählten *begünstigt* war durch die Denkweise einer Medizin, welche den Menschen betrachtet wie ein chemisches Molekül oder einen Frosch oder ein Versuchskaninchen."[12] Da die „Denkweise" dieser „Medizin" fortbestand, war laut Weizsäcker auch nach dem Nürnberger Ärzteprozeß die Gefahr einer „vernichtenden Euthanasie" nicht ausgeräumt.

Auf weitere Prozesse gegen Beteiligte an der „NS-Euthanasie" kann hier nicht ausführlich eingegangen werden.[13] Ein spektakuläres Verfahren darf jedoch nicht unerwähnt bleiben: das Verfahren gegen Werner Heyde, einen der Hauptverantwortlichen für die „Erwachseneneuthanasie".[14]

Heyde, der im Juli 1947 aus der Untersuchungshaft entflohen war, war Ende 1959 in Kiel festgenommen worden.[15] Hier hatte er als nervenärztlicher Gutachter unter dem Namen „Dr. Sawade" gearbeitet. Das Verfahren gegen ihn wurde von der Generalstaatsanwaltschaft in Frankfurt übernommen. Generalstaatsanwalt Fritz Bauer recherchierte gründlich und stellte 84 000 Seiten Gerichtsprotokolle, NS-Akten und Zeugenaussagen zur Vorbereitung des Prozesses gegen Heyde und seine Mitangeklagten Friedrich Tillmann, Gerhard Bohne und Hans Hefelmann von der Zentrale des „Euthanasie"-Komplexes zusammen, seine mehr als 800 Seiten starke Anklageschrift wurde zur bis dahin eingehendsten schriftlichen Auseinandersetzung mit dem Thema „NS-Euthanasie".[16] Bauer versprach sich von dem Prozeß nach eigener Aussage „in erster Linie nationalpädagogische Effekte: auf das Volk, dem das Leben wieder heilig werden soll, auf die Ärzte, die sich niemals mehr als Werkzeuge hergeben dürfen, und nicht zuletzt [...] auf Richter und Staatsanwälte".[17] Doch im Februar 1964 – nur wenige Tage vor Beginn des Prozesses, der in Limburg stattfinden sollte – entzog sich der Hauptangeklagte Heyde dem Verfahren durch Selbstmord. Sieben Monate zuvor, im Juli 1963, hatte sich sein Mitangeklagter Bohne nach Südamerika abgesetzt. Einen Tag vor Heyde hatte Tillmann Selbstmord begangen. Als Angeklagter blieb somit nur noch Hefelmann übrig. Wegen seines angeblich „angegriffenen Gesundheitszustands" wurde das Verfahren gegen ihn vom Landgericht Limburg am 14. 9. 1964 vorläufig eingestellt.[18] Die quasi „katharttische" Wirkung, die sich Bauer von dem Verfahren gegen Heyde versprochen hatte, blieb aus.

Nur kurz sei noch erwähnt, daß im Zusammenhang mit dem „Fall Heyde" auch ein weiterer Beteiligter an der „NS-Euthanasie" ins Rampenlicht der Öffentlichkeit geriet: Werner Catel, einer der Ärzte, die für die „Kindereuthanasie" verantwortlich waren.[19] Catel lebte unbehelligt als Professor für Kinderheilkunde in Kiel.[20] Nachdem sein Name im Zusammenhang mit der Heyde-Affäre in die Schlagzeilen kam, ließ er sich 1960 „freiwillig" emeritieren. Die Staatsanwaltschaft Hannover nahm am 5. 4. 1962 Vorermittlungen gegen ihn auf.[21] In diesem Jahr veröffentlichte Catel quasi als Vorabverteidigung ein unsägliches Buch mit dem Titel „Grenzsituationen des Lebens. Beitrag zum Problem der begrenzten Euthanasie".[22] Unter völliger Verdrehung der Tatsachen suchte er sich als skrupulösen Intellektuellen darzustellen, der sich im Dritten Reich nach eingehender Überlegung zum Einsatz für eine „begrenzte Euthanasie" bei „idiotischen Kindern" durchgerungen habe. Das Wort „Reichsausschuß", für den Catel als Gutachter tätig gewesen war, fiel in seinem Buch bezeichnenderweise nicht! Daß er, wie aus einem von G. Aly aufgefundenen Protokoll hervorgeht,[23] gezielt „Reichsausschußkinder" für seine Forschungen einsetzte, wurde natürlich ebenfalls verschwiegen. Catels apologetische Absicht wurde jedoch durchschaut. Von den zahlreichen kritischen Stimmen, die sich gegen das Buch erhoben, sei hier nur die des Psychiaters Hoimar von Ditfurth zitiert: „Bei diesem Buch handelt es sich auch gar nicht, wie der Titel behauptet, um einen diskussionswürdigen Beitrag zum Problem der Euthanasie, sondern um etwas ganz anderes: um einen Versuch, die öffentliche Meinung für eine Geisteshaltung zu gewinnen, die es für moralisch, gerechtfertigt und vernünftig hält, schwachsinnige Kinder zu beseitigen."[24] Ditfurth faßte sein Urteil wie folgt zusammen: „Ein geschmackloses, unwahrhaftiges und sehr gefährliches Buch, das viele Köpfe verwirren wird. Wer die Tendenz des Verfassers erst einmal durchschaut hat, wird nach der Lektüre erst einmal das dringende Bedürfnis verspüren, sich die Hände zu waschen."[25] Die Vorermittlungen gegen Catel führten übrigens zu keinem Hauptverfahren. Catel wurde Ende 1964 außer Verfolgung gesetzt, nicht jedoch, wie er in späteren Veröffentlichungen suggerierte, wegen erwiesener Unschuld, sondern allein deshalb, weil der von der Staatsanwaltschaft Hannover konstatierte Tatbestand des Totschlags am 8.5.1960 (nach 15 Jahren) verjährt war.[26]

Während die Gerichte noch mehr oder weniger intensiv mit der Strafverfolgung der „NS-Euthanasie" beschäftigt waren, wurde – ein Skandal ersten Ranges – in der ersten Nachkriegsausgabe des einflußreichen Strafrechtskommentars von Prof. Dr. Adolf Schönke (Freiburg) aus dem Jahr 1949 die „NS-Euthanasie" mit keinem Wort erwähnt.[27] Lapidar hieß es nur: „Ein Recht auf Vernichtung lebensunwerten Lebens besteht nicht" (Schönke 1949, S. 449). Bei den „strafrechtlichen Reformarbeiten" (gemeint waren die strafrechtlichen Reformarbeiten der NS-Zeit!) hätte sich die von Binding und Hoche erhobene Forderung nach Zulassung der „Sterbehilfe" nicht durchgesetzt (das war aus nationalsozialistischer Sicht auch nicht notwendig gewesen, wie man inzwischen wußte). Auch der Abschnitt über „Sterbehilfe" war äußerst problematisch. Zunächst bemerkte der Kommentator: „Auch ein Recht zur Sterbehilfe ist gesetzlich nicht anerkannt" (Schönke 1949, S. 449). Doch diese klare Aussage wurde gleich wieder relativiert: „Die Zulässigkeit der Sterbehilfe wird nicht vollständig auszuschließen sein. Man wird aber, um die Herrschaft des Tötungsverbots ungeschmälert zu lassen, nur in Ausnahmefällen anerkennen können, daß eine Sterbehilfe des Arztes nicht rechtswidrig sei. Jedenfalls wird in den Fällen keine Tötung anzunehmen sein, in denen der Arzt es durch Nichtanwendung besonderer Stimulantien, wie z.B. durch Kampfereinspritzungen, unterläßt, ein bereits verlöschendes qualvolles Leben künstlich zu verlängern" (Schönke 1949, S. 449). Schönke schrieb dann noch, unter zumindest mißverständlicher Verwendung der auch von den Nationalsozialisten bevorzugten nebulösen Terminologie: „Weiter dürfte anzunehmen sein, daß auch dann keine Tötung vorliegt, wenn der Arzt den ‚Todeskampf' in ein sanftes Hinüberschlummern verwandelt" (Schönke 1949, S. 450). Es wäre ein lohnendes Unterfangen, weitere juristische Literatur der Nachkriegszeit unter diesem Aspekt des Verschweigens und der Verzerrung der jüngsten „Euthanasie"-Vergangenheit" zu untersuchen.

2. Exkurs: Die neuen Möglichkeiten der Medizin

Von der Jurisprudenz zur Medizin: Die neuere Diskussion um „Euthanasie" und Sterbehilfe wurde zweifellos durch die Entwicklung der Intensivmedizin in den 50er und 60er Jahren stark beeinflußt. Diese Entwicklung sei im folgenden Exkurs kurz vorgestellt:

In den Jahren 1957 bis 1959 konnte eine Gruppe um den amerikanischen Anästhesiologen Peter Safar in experimentellen und klinischen Studien zeigen, daß die Mund-zu-Mund-Beatmung den bislang üblichen „manuellen" Methoden bei der Notfallbeatmung überlegen war.[28] Es dauerte bis ca. 1965, bis sich diese Methode in der BRD durchgesetzt hatte. 1960 erschien eine Publikation, in der eine Forschergruppe aus Baltimore (W. B. Kowenhoven, J. R. Jude, G. G. Knickerbocker) über die Wirksamkeit der extrathorakalen Herzmassage (Kompression des Brustkorbs von außen) als Reanimationsmaßnahme bei Herzstillstand berichtete.[29] Bis zu diesem Zeitpunkt wurde als das beste Verfahren zur Behandlung eines Herzstillstands die „interne" Herzmassage nach Eröffnung des Brustkorbs angesehen, die auch von geschulten Chirurgen nur als letzte Möglichkeit in verzweifelten Fällen durchgeführt wurde. Außerhalb des Operationssaals galt die Injektion von Adrenalin als einzige Behandlungsmethode mit einer gewissen Aussicht auf Erfolg. In der BRD wurde die extrathorakale Herzmassage schon 1961 vereinzelt angewandt und bald akzeptiert. Zusammen mit neuen Medikamenten, mit der seit 1957 in den USA ausgearbeiteten elektrischen Defibrillation des Herzmuskels bei geschlossenem Brustkorb und mit der temporären Anwendung eines Herzschrittmachers ergab sich damit Anfang der 60er Jahre ein vollständiger Behandlungsansatz für den Herzstillstand. Anfang der 60er Jahre wurde auch die Infusion von Blutersatzmitteln, die teilweise seit Mitte der 50er Jahre schon durchgeführt wurde, als wirksame Maßnahme der Schockbehandlung allgemein akzeptiert, wodurch das Konzept der „Wiederbelebung" vervollständigt wurde.[30]

Eine weitere wichtige medizinische Neuerung mit Folgen für die Sterbehilfediskussion, die in den 50er Jahren eingeführt und in den 60er Jahren breit akzeptiert wurde, war die apparative Langzeitbeatmung. Die Geschichte dieser „Erfindung" verlief nicht unilinear. Schon zu Anfang des Jahrhunderts waren „Lebensrettungsgeräte" konstruiert worden, die für eine gewisse Zeit eine apparative Beatmung ermöglichten, und schon 1929 war die „Eiserne Lunge" (Prinzip: Herstellung von Unter- bzw. Überdruck in einer Kammer, die den Brustkorb umschließt) zur Überbrückungsbehandlung bei der mit Atemlähmung einhergehenden Poliomyelitis („Kinderlähmung") eingeführt worden.[31] Unabhängig davon gab es in der Anästhesiologie schon seit der Jahrhundertwende die (wenn auch nur selten genutzte) Möglichkeit der „automatischen" Narkosebeatmung über die oberen Luftwege mit Intubation, Kohlendioxidabsorption und Atembeutel. Die Narkosebeatmung war jedoch ebenso wie die Beatmung mit „Lebensrettungsgeräten" und mit der „Eisernen Lunge" nur für kürzere Zeiträume gedacht. Das Konzept der maschinellen Langzeitbeatmung wurde dann während der Poliomyelitisepidemie 1952 in Kopenhagen entwickelt. Zahlreiche Patienten mußten während dieser Zeit in Narkose versetzt werden, um sie so besser mit der „Eisernen Lunge" behandeln zu können (das aktive Atmen gegen den Rhythmus der „Eisernen Lunge" fiel so weg). Dabei wurde zunächst mittels manuell bedienter Atembeutel Luft in den Tubus eingebracht. Als die Kinderlähmungsepidemie ein solches Ausmaß annahm, daß nicht mehr genügend Beatmungshelfer zur Verfügung standen, wurden Respiratoren an die Atembeutel angeschlossen, welche die Arbeit der Beatmungshelfer übernahmen. Bald bemerkte man, daß die Luftinsufflation via Tubus zur Beatmung ausreichte, daß also die „Eiserne Lunge" überflüssig geworden war. Ende der 50er Jahre (in Deutschland etwas später) hatte sich diese Methode der „Langzeitbeatmung" durchgesetzt. In Verbindung mit den Errungenschaften der Notfall- und Wiederbelebungsmedizin wurde die apparative Beatmung zum wichtigen Bestandteil der modernen Intensivmedizin.

3. „Enttabuisierung"

Vor allem den intensivmedizinisch tätigen Ärzten wurde schon bald bewußt, daß mit den „neuen Möglichkeiten" der Medizin auch neue ethische Problemstellungen verbunden waren. Seit Ende der 50er Jahre nahm auf jeden Fall die Zahl der Publikationen zu ethischen Fragen der Reanimation und Lebensverlängerung inklusive Sterbehilfe stetig zu.[32] Diese Publikationen können hier nicht untersucht werden. Für den deutschsprachigen Raum gilt wohl aber, daß bis Anfang der 70er Jahre kaum für „aktive Sterbehilfe" argumentiert wurde, daß sich jedoch ein gewisser Konsens dahingehend herausbildete, daß die Nichtaufnahme bzw. der Abbruch einer Intensivtherapie unter bestimmten Umständen zulässig sei.[33] Diese Position war schon 1957 von Papst Pius XII. vertreten worden, wie in Kapitel II.2. dargelegt wurde. In dieselbe Richtung wies auch der evangelische Theologe Helmut Thielicke in einem 1968 veröffentlichten Aufsatz mit dem Titel „Ethische Fragen der modernen Medizin. Mit besonderer Berücksichtigung der künstlichen Lebensverlängerung und der Organtransplantation".[34] Thielicke stimmte Papst Pius XII. darin zu, daß im Falle von Moribunden der Abbruch von lebensverlängernden Maßnahmen durch den Arzt zulässig sei. Er warnte die Ärzte ausdrücklich vor bedenklichen Implikationen der modernen hochtechnisierten Medizin: „Wir sollten aber wissen, daß [...] Regionen existieren, in denen kraft des Vermögens heutiger Medizin der Heilauftrag des Arztes in einen Terror der Humanität umzuschlagen droht."[35]

In den 50er und 60er Jahren war in der BRD nur selten öffentlich für die „aktive Sterbehilfe" eingetreten worden. Dies änderte sich in den 70er Jahren. Nun wurde auch hier (in Großbritannien und in den USA war dies auch in den 50er und 60er Jahren der Fall gewesen)[36] für die Freigabe der „aktiven Sterbehilfe" plädiert. Doch es mußte – aus der Sicht der Befürworter – erst einmal das „Tabu" über dem „Euthanasiethema" in Deutschland gebrochen werden. Dies geschah (spätestens) 1973. Anlaß bot ein Prozeß, der in den Niederlanden geführt wurde.

Im Februar 1973 mußte sich die Ärztin Geertruida Postma-van Boven aus Noordwolde vor einem Gericht in Leeuwarden verantworten.[37] Sie hatte im Oktober 1971 ihre 78jährige Mutter, die nach einem Schlaganfall teilweise gelähmt war und in einem Heim gepflegt wurde, auf deren Bitte durch die Injektion von 200 mg Morphin getötet. Die Ärztin wurde zu einer eher symbolischen Strafe von einer Woche Freiheitsentzug auf Bewährung verurteilt. Dies war nun sicher kein Fall, der ethisches oder juristisches „Neuland" eröffnet hätte. Es war ein klassischer Fall von Tötung auf Verlangen bei einer zwar schwerkranken, aber nicht moribunden Frau. Einflußreiche deutsche Journalisten, offenkundig durchweg mit Sympathien für die „aktive Sterbehilfe", versuchten, im Zuge ihrer Berichterstattung über diesen Fall, die „Euthanasie"-Diskussion in Deutschland zu „enttabuisieren" und eine „neue Euthanasie-Debatte" zu inaugurieren. Dies wird bei der näheren Betrachtung der einschlägigen Artikel in den Wochenschriften „Der Spiegel", „Die Zeit" und „Stern" deutlich.

Zunächst erschien am 5. 2. 1973 ein (namentlich nicht gezeichneter) kurzer Artikel im „Spiegel".[38] Im „Aufmacher" hieß es – man bemerke die Wortwahl –, daß die holländische Ärztin „ihre todkranke [!] Mutter mit Morphium erlöste [!]". Im Artikel wurde pflichtschuldig darauf hingewiesen, daß in der Bundesrepublik diesbezüglich die Rechtslage eindeutig sei, „Sterbehilfe" dieser Art sei vorsätzliche Tötung. In einer seltsamen Denkbewegung fuhr der Verfasser dann fort: „Für deutsche Nachkriegsmediziner ist das Thema Euthanasie wegen der grausamen Verzerrung des Begriffs vom guten Tod durch NS-Ärzte ohnedies [!] tabu, obwohl Krankenhausärzte auch hierzulande täglich mindestens mit dem Problem des indirekten oder passiven Gnadentods konfrontiert sind." Als einer der wenigen deutschen Ärzte, die „das beim Namen nennen", wurde der Bonner Neurochirurg Peter Röttgen genannt, der für Patienten, die „ohne Bewußtsein unrettbar dahindämmern [!]", das „Recht zu sterben" fordere. Was Röttgen genau darunter verstand, wurde nicht erwähnt. Es wurde noch darauf hingewiesen, daß die „American Hospital Association", der 700 Kliniken angeschlossen waren, im Januar 1973 eine „Bill of Rights" für Patienten vorgelegt hatte, nach der ein unheilbar

Kranker künftig lebensverlängernde Maßnahmen ablehnen dürfe. Die Wortwahl und der Duktus dieses Artikels belegen, daß der Verfasser nicht nur der „passiven", sondern auch der „aktiven Euthanasie" durchaus aufgeschlossen gegenüberstand, auch wenn er dies nicht explizit machte.

Im „Stern" vom 15. 2. 1973 erschien ein Bericht von Peter Grubbe mit dem reißerischen Titel „Sterbehilfe. 200 Milligramm Morphium in die Vene".[39] Es wurden dabei zunächst Aussagen aus dem Gerichtssaal von Leeuwarden zitiert. Mit dem Hinweis darauf, daß vor dem Gerichtsgebäude Tafeln mit den Worten „Du sollst nicht töten!" und „Euthanasie ist heimlicher Mord" aufgestellt waren und ein Demonstrant auf einem Transparent forderte: „Zurück zu Gottes Wort", leitete der Autor über zu eigenen Überlegungen. Er schrieb, daß mit solchen Argumenten überall auf der Welt gegen „Euthanasie" und Sterbehilfe gekämpft werde. Seit die moderne Medizin aber nicht nur das Leben, sondern auch das Leiden der Menschen verlängern könne (was dies mit dem niederländischen Fall zu tun hat, ist unklar!), würden sich Ärzte und Patienten fragen, „ob das richtig ist" (Grubbe 1973, S. 127). In Deutschland, so heißt es, sei „eine offene Diskussion dieser [!] Frage durch Erinnerungen [!] an die Nazis belastet, die viele Tausend Menschen ermorden ließen [!], weil sie ihnen nicht ‚lebenswert' erschienen" (Grubbe 1973, S. 127). Als ob er thematisch noch nicht genug gesprungen sei, fügte der Verfasser hinzu, daß in England in den letzten 37 Jahren viermal vergebens versucht worden sei, die „Euthanasie" durch das Parlament zu legalisieren, und auch der Hinweis auf die „Bill of Rights", welche die „American Hospital Association" vorgelegt hatte, durfte nicht fehlen. Der Artikel schloß mit dem Hinweis darauf, daß die angeklagte niederländische Ärztin weder vom Gericht noch von der Ärztekammer eine Berufsbeschränkung zu gewärtigen habe, so daß sie „praktisch heute schon freigesprochen [sei], noch ehe das Gericht am 21. Februar seinen Urteilsspruch fällt" (Grubbe 1973, S. 128). Der aus diesem Artikel zu gewinnende Eindruck, daß der „Stern" im Hinblick auf die „aktive Sterbehilfe" durchaus permissiv eingestellt war, wurde noch verstärkt durch einen Kommentar von Sebastian Haffner mit dem Titel „Ein Recht auf den Tod".[40] Der Publizist plädierte, auch wenn er auf Gegenargumente hinwies, letztlich doch für die Freigabe der „aktiven Sterbehilfe" auf Verlangen: „[…] wenn ein für allemal ganz klargemacht wird, daß die Entscheidung bei ihm [dem Patienten] liegt und nicht beim Arzt – warum dann eigentlich nicht Euthanasie? Mir scheint, das Recht auf einen leichten Tod ist ein Menschenrecht."[41]

In der „Zeit" vom 16. Februar 1973 nahm Theo Löbsack unter dem Titel „Töten Sie mich, sonst sind Sie mein Mörder" den niederländischen Prozeß zum Anlaß, über Euthanasie und Sterbehilfe zu räsonieren.[42] Auch Löbsack vergriff sich – wie schon der Autor des „Spiegel"-Artikels – bei seinem kurzen Bericht über den Prozeß selbst (er umfaßte nur neun von den über 200 Zeilen des Gesamtartikels) im Wort, als er schrieb, daß die Ärztin ihre Mutter „eingeschläfert" habe. Der Hauptteil des Artikels war ein Plädoyer für die „passive Sterbehilfe". Erst am Ende wurde dann erkennbar, daß der Verfasser auch die „aktive Euthanasie" unterstützte. Das zum Titel erhobene ominöse Kafka-Zitat: „Töten Sie mich, sonst sind Sie mein Mörder", das sich nur auf „aktive Euthanasie" beziehen läßt, beschloß nämlich den Artikel.

Ob es die Wirkung dieser Veröffentlichungen ethischer „Avantgardisten" war[43] oder ob sich einfach der „Zeitgeist" verändert hatte (und die zitierten Veröffentlichungen nur den veränderten „Zeitgeist" widerspiegelten), ist unklar, doch laut einer EMNID-Umfrage stimmten im Mai 1973 immerhin 52% der befragten Erwachsenen in Deutschland für den „Gnadentod auf Wunsch"[44] (auf die Problematik solcher Umfragen, die ohne vorherige eingehende Information tendenziell eher „pro aktive Sterbehilfe" ausfallen, sei hier nur hingewiesen).

Die offiziellen Stellen in Deutschland reagierten zurückhaltend, was eine Gesetzesänderung anging. Dies geht z.B. aus der Beantwortung einer Anfrage im Bundestag hervor. Im September 1974 richtete eine CDU-Abgeordnete folgende Frage an den Bundesminister der Justiz: „Wie ist die von Medizinern sogenannte ‚passive Sterbehilfe' rechtlich zu beurteilen, und erwägt die Bundesregierung auf diesem Gebiet Änderungen des geltenden Rechts?"[45] Die Antwort gab der zuständige parlamentarische Staatssekretär. Ob und gegebenenfalls in welchem Umfang ein Arzt eine Behandlung fortsetzen müsse, hänge – so der Staatssekretär – von der „Ausgestaltung des konkreten Einzelfalles ab". Die Notwendigkeit einer Änderung der bestehenden Gesetze gebe es nicht. Dem Staatssekretär waren „aus der höchstrichterlichen Rechtsprechung keine Urteile bekannt geworden [...], die für das Bedürfnis nach einer korrigierenden gesetzlichen Regelung sprechen würden. Offenbar ist es der Praxis bislang gelungen, den unterschiedlichen Aspekten dieses Fragekreises angemessen Rechnung zu tragen." Der Staatssekretär wies noch darauf hin, daß die Verabreichung schmerzlindernder Mittel lege artis nicht strafbar sei, daß aber die Gabe einer „Überdosis eines entsprechenden Medikamentes", um einen Patienten „durch den Tod endgültig von seinem Leiden zu befreien", als Tötungsdelikt strafbar sei.

4. „Ärztliche Richtlinien"

Ein wichtiger Impuls für die weitere Sterbehilfe-Diskussion in Europa kam Anfang 1976 aus Straßburg. Hier tagte vom 26. bis 30. 1. 1976 die Parlamentarische Versammlung des Europarates. Es wurde eine Empfehlung „betreffend die Rechte der Kranken und Sterbenden" verabschiedet.[46] In der Empfehlung hieß es, daß seit einiger Zeit allgemeine Übereinstimmung darüber herrsche, daß die Ärzte in erster Linie den Willen der kranken Menschen respektieren sollten. Jedem Patienten stünde das Recht auf „Würde und persönliche Unverletzlichkeit, auf Information und ordentliche Pflege" zu. Die Verlängerung des Lebens „als solches" dürfe nicht das ausschließliche Ziel der medizinischen Praxis sein. Der Arzt habe aber „kein Recht, den natürlichen Verlauf des Sterbens absichtlich zu beschleunigen". Der Europarat regte an, die Regierungen der Mitgliedsländer aufzufordern, die Rechte der Kranken und Sterbenden zu stärken und nationale Enquetekommissionen einzurichten, „um ethische Grundsätze für die Behandlung von Sterbenden auszuarbeiten, ärztliche Richtlinien für die Anwendung von außergewöhnlichen Maßnahmen zur Verlängerung des Lebens festzulegen".

Die Empfehlung, ärztliche Richtlinien für die Sterbehilfe auszuarbeiten, wurde zunächst in der Schweiz umgesetzt. Es wurde allerdings keine „nationale Enquetekommission" gebildet, sondern die Schweizerische Akademie der Medizinischen Wissenschaften nahm sich des Themas an. Ende 1976 veröffentlichte sie ihre „Richtlinien für die Sterbehilfe".[47] Darin hieß es, daß der Arzt den Willen des urteilsfähigen Patienten zu respektieren habe.

Beim bewußtlosen oder sonst urteilsunfähigen Patienten sei nach „medizinischen Indikationen" im Sinne einer Geschäftsführung ohne Auftrag vorzugehen. Hinweise auf den mutmaßlichen Willen des Patienten seien zu berücksichtigen. Wichtig war der folgende Passus: „Beim Sterbenden, auf den Tod Kranken oder lebensgefährlich Verletzten [neue Zeile] – bei dem das Grundleiden mit infauster Prognose einen irreversiblen Verlauf genommen hat und [neue Zeile] – der kein bewußtes und umweltbezogenes Leben mit eigener Persönlichkeitsgestaltung wird führen können [neue Zeile] lindert der Arzt die Beschwerden. Er ist aber nicht verpflichtet, alle der Lebensverlängerung dienenden therapeutischen Möglichkeiten einzusetzen."[48] Damit war die „passive Sterbehilfe" bei bestimmten Patienten zulässig. Im Kommentarteil wurde noch darauf hingewiesen, daß sich dieser Teil der „Richtlinien" explizit auf „Sterbende" bezog, also auf Menschen, bei denen „der Tod in kurzer Zeit" zu erwarten sei. In Widerspruch dazu stand aber die Aussage, daß der Verzicht auf lebensverlängernde Maßnahmen (genannt wurden explizit „die Unterlassung oder das Nichtfortsetzen von Medikationen sowie von technischen Maßnahmen, z. B. Beatmung, Sauerstoffzufuhr, Bluttransfusionen, Hämodialyse, künstliche Ernährung") auch bei Patienten mit „apallischem Syndrom" nach „längerer Beobachtung" erlaubt sei.[49]

Die „Richtlinien für Sterbehilfe" der „Schweizerischen Akademie der Medizinischen Wissenschaften" wurden in Deutschland bald wahrgenommen. Am 8. 12. 1977 richtete ein FDP-Abgeordneter an die Bundesregierung folgende Frage: „Ist die Bundesregierung bereit, ähnlich dem Vorbild der Schweizerischen Akademie der Wissenschaften [!] eine interdisziplinäre Expertenkommission einzusetzen, die sich (eventuell in Zusammenarbeit mit der zur Zeit tätigen Bund/Länder-Arbeitsgemeinschaft für das Explantationsrecht) unter ethischen, medizinischen und juristischen Gesichtspunkten mit den nachstehenden Fragekomplexen befassen und gegebenenfalls richtungsweisende Stellungnahmen ausarbeiten sollte: Organspende, -transplantation; bundeseinheitlicher Organspenderpaß; Definition und Diagnose des Todeszeitpunktes; passive Sterbehilfe; denkbare Formen einer Ausbildung von auf das Todesgeschehen spezialisierten Personals?"[50] Der zuständige parlamentarische Staatssekretär antwortete, daß es die Bundesregierung „in Übereinstimmung mit der Parlamentarischen

Versammlung des Europarates" für wünschenswert halte, vor allem „die Fragen um das Thema Sterbehilfe zu vertiefen". Er betonte, daß auch wenn eine gesetzliche Regelung dieses Problemkreises zur Zeit von der Bundesregierung nicht angestrebt werde, sie doch eine „Erörterung mit Wissenschaftlern der hier in Betracht kommenden Disziplinen für wünschenswert" halte.

Die „Richtlinien für Sterbehilfe" der „Schweizerischen Akademie der Medizinischen Wissenschaften" und die vorausgegangene „Empfehlung" des Parlamentarischen Ausschusses des Europarates wurden auch in einer Fragestunde des Bundestages am 23. Juni 1978 erwähnt. Es war wiederum ein FDP-Abgeordneter, der zuvor die folgende Frage gestellt hatte: „Was hat die Bundesregierung bisher zur Ausführung des Beschlusses des Europarats vom 26. Januar 1973 über die Rechte der Kranken und Sterbenden unternommen, insbesondere im Hinblick auf die Forderung nach nationalen Untersuchungsausschüssen [...]? Ist die Bundesregierung bereit, die am 26. Januar 1973 vom Europarat verabschiedeten Erklärungen über die Rechte der Kranken und Sterbenden in ähnlicher Weise auch für die Bundesrepublik durchzusetzen, wie dies die Schweiz [!] in ihren ‚Richtlinien für die Sterbehilfe' getan hat?"[51] Die Antwort des zuständigen parlamentarischen Staatssekretärs vom Justizministerium auf die erste Frage des Abgeordneten war diplomatisch nichtssagend: „Bezüglich der Behandlung ethischer und juristischer Fragen im Zusammenhang mit der Hilfe für Sterbende verfolgt die Bundesregierung die wachsende Diskussion mit großer Aufmerksamkeit; sie behält sich vor, sich verstärkt und initiativ in die Diskussion einzuschalten, wenn sich eingehende Konturen dieses ungemein sensiblen Sachverhaltes abzeichnen." Bezüglich der zweiten Frage des Abgeordneten hieß es: „Bei der Regelung über Sterbehilfe in der Schweiz handelt es sich um Richtlinien der dortigen Akademie der Wissenschaften [!] vom 5. November 1976 und nicht um eine regierungsseitige Maßnahme. Über entsprechende Vorschläge der deutschen Ärzteschaft liegen keine Erkenntnisse vor. Zur Haltung der Bundesregierung darf ich auf die Antwort zu Ihrer vorhergehenden Frage hinweisen."

Nach dem eben Dargelegten nimmt es nicht wunder, daß im April 1979 von der Bundesärztekammer „Richtlinien für die Sterbehilfe" (Text siehe Anhang) verabschiedet wurden.[52] Diese „Richtlinien" folgten weitgehend dem Text der 1976 verabschiedeten

„Richtlinien" der „Schweizerischen Akademie der Medizinischen Wissenschaften".[53] Zunächst wurde darauf hingewiesen, daß bei der Behandlung nach angemessener Aufklärung der Wille des urteilsfähigen Patienten zu respektieren sei (Bundesärztekammer 1979, S. 957). Beim bewußtlosen oder sonst urteilsfähigen Patienten seien die erforderlichen Behandlungsmaßnahmen unter dem Gesichtspunkt der Behandlungsführung ohne Auftrag durchzuführen. Hinweise auf den mutmaßlichen Willen des Patienten sollten berücksichtigt werden. In bezug auf die Zulässigkeit der „passiven Sterbehilfe" wurde folgendes festgelegt: „Beim Sterbenden, einem dem Tode nahe Erkrankten oder Verletzten [neue Zeile] – bei dem das Grundleiden mit infauster Prognose einen irreversiblen Verlauf genommen hat und [neue Zeile] – der kein bewußtes und umweltbezogenes Leben mit eigener Persönlichkeitsgestaltung wird führen können, lindert der Arzt die Beschwerden. Er ist aber nicht verpflichtet, alle der Lebensverlängerung dienenden therapeutischen Möglichkeiten einzusetzen" (Bundesärztekammer 1979, S. 957f). Im Kommentarteil wurde zu dem Begriff „Sterbender" folgendes ausgeführt: „Ein Sterbender ist ein Kranker oder Verletzter, bei dem der Arzt aufgrund einer Reihe klinischer Zeichen zur Überzeugung kommt, daß die Krankheit irreversibel oder daß die traumatische Schädigung infaust verläuft und der Tod in kurzer Zeit eintreten wird" (Bundesärztekammer 1979, S. 958). Beim Eintritt des Todes, der, wie es in nicht ganz korrekter Formulierung hieß, „nach dem Stand der medizinischen Wissenschaft mit dem Hirntod gleichzusetzen ist",[54] ende die „ärztliche Hilfe". Sterbehilfe „als Beschränkung auf eine Linderung von Beschwerden bei gleichzeitigem Verzicht auf lebensverlängernde Maßnahmen" (Bundesärztekammer 1979, S. 958) konnte nach den „Richtlinien" also nur bei einem „Todkranken" zur Anwendung kommen. Sie umfasse „die Unterlassung oder das Nichtfortsetzen von Medikation sowie von technischen Maßnahmen, zum Beispiel Beatmung, Sauerstoffzufuhr, Bluttransfusion, Hämodialyse, künstliche Ernährung" (Bundesärztekammer 1979, S. 958). In bezug auf die „aktive Sterbehilfe" wurde auf das Strafgesetzbuch verwiesen: „Die gezielte Lebensverkürzung durch künstliche Eingriffe in die restlichen Lebensvorgänge, um das Eintreten des Todes zu beschleunigen, ist nach dem Strafgesetzbuch strafbare vorsätzliche Tötung (§ 216)" (Bundesärztekammer 1979, S. 958).

VIII. Zur Diskussion um „Euthanasie" und Sterbe.
in anderen Ländern

Bislang behandelte die Untersuchung in bezug auf das 19. und 20. Jahrhundert vorrangig den deutschsprachigen Raum. Im folgenden soll die Entwicklung in drei angelsächsischen Ländern (Großbritannien, USA, Australien) und in den Niederlanden skizziert werden, nicht zuletzt deshalb, weil in diesen Ländern sehr intensiv über Theorie und Praxis der „Euthanasie" und Sterbehilfe gestritten wurde (und wird). Da die öffentliche Auseinandersetzung um diese Themen in Großbritannien und in den USA – anders als in Australien und in den Niederlanden – schon in der zweiten Hälfte des 19. Jahrhunderts begann, muß die Darstellung für diese Länder etwas weiter zurückgreifen.

1. Großbritannien

Wie die deutschen Ärzte waren auch die englischen Ärzte bis in die zweite Hälfte des 19. Jahrhunderts hinein wohl durchgängig der Ansicht, daß es nicht erlaubt sei, bewußt Maßnahmen zu ergreifen, durch die das Leben eines Patienten (auch eines unheilbar Kranken) abgekürzt würde.[1] Eine erste – wenn auch sehr begrenzte – Auseinandersetzung um die „ärztliche Euthanasie" bei unheilbar körperlich Kranken gab es in England nach derzeitigem Kenntnisstand erstmals in den 70er Jahren des 19. Jahrhunderts. Der Lehrer und Schriftsteller Samuel D. Williams jr. aus Birmingham forderte in einem 1870 erschienenen Essay mit dem Titel „Euthanasia", daß der Arzt Patienten mit „hoffnungsloser und schmerzhafter Krankheit" auf deren Verlangen Chloroform oder andere Anästhetika geben dürfe, um ihnen so zu einem „raschen und schmerzlosen Tod" zu verhelfen.[2] Der Herausgeber der Zeitschrift „Spectator" kritisierte Williams daraufhin im März 1871.[3] 1873 griff der englische Philosoph Lionel L. Tollemache in die Debatte ein und verteidigte den von Williams gemachten Vorschlag bezüglich der „aktiven Euthanasie auf Verlangen" in einem „The New Cure for Incurables" betitelten Essay in der Zeitschrift „The Fortnightly Review". Als Antwort darauf erschien im „Spectator" umgehend ein „Editorial", in dem es hieß, daß die Freigabe dieser Form der „Euthanasie" auch „aktive Euthanasie" ohne explizites Verlangen legitimieren würde. Die Freigabe würde auf jeden Fall zu „Ungeduld" Moribunden gegenüber führen. Im selben Jahr 1873 schloß sich Francis William Newman, ein emeritierter Professor der Altphilologie, in einem Leserbrief im „Spectator" Tollemache an, wobei er mehr oder weniger verklausuliert den Vorschlag machte, auch Insassen von Irrenanstalten der „Euthanasie" zuzuführen.[4] In einem weiteren „Editorial" im „Spectator" wurde darauf noch im Jahr 1873 entgegnet, daß man dazu kein Recht habe. Denn wenn es erlaubt sei, Invalide und Geisteskranke zu töten, dürfe man dann nicht auch Arme töten? In mehreren Leserbriefen wurde anschließend Stellung gegen Tollemache und Newman bezogen, so daß die Debatte mit einer „Niederlage" der „Euthanasie"-Anhänger endete. Der Arzt und Professor für Rechtsmedizin Charles Tidy gab 1882 sicherlich die „herrschende Meinung" wieder, wenn er bemerkte, daß die hier diskutierte Form der „Euthanasie" mit bewußter Lebensabkürzung als Mord zu werten sei.[5]

In der Folgezeit entzündete sich die „Euthanasie"-Debatte in Großbritannien immer wieder an Veröffentlichungen in Tageszeitungen, die Zustimmung zur Freigabe der „aktiven Euthanasie" signalisierten. Urteilt man nach den einschlägigen Beiträgen in der führenden medizinischen Fachzeitschrift, war die Reaktion der englischen Ärzte darauf eindeutig. Denn zwischen 1901 und 1915 erschienen im „British Medical Journal" mehrere Artikel zum Thema „aktive Euthanasie", in denen eine klar ablehnende Position in bezug auf die Legalisierung vertreten wurde. In einem „Editorial" aus dem Jahr 1904 hieß es z.B., daß die Rede vom „Right to die" und vom Fehlverhalten der Ärzte, die Leben „sinnlos" verlängerten, vor allem modernem „Sentimentalismus" und Egoismus entspringen würde.[6]

Die Zeit von ca. 1915 bis ca. 1930 war dann relativ ruhig, was die Debatte um die „Euthanasie" angeht. Dies sollte sich jedoch Anfang der 30er Jahre ändern. 1931 startete der Arzt und „public health officer" Dr. C. Killick Millard eine Initiative pro „ärztliche

Euthanasie".[7] Millard betonte im Rahmen eines Vortrags, den er vor der „Society of Medical Officers of Health" am 16. 10. 1931 hielt (der Vortrag wurde noch im selben Jahr veröffentlicht), daß es ihm bei seiner Gesetzesinitiative nicht um die Tötung von Geisteskranken gehe, sondern nur um Hilfe für leidende Schwerkranke. Er erhielt Unterstützung durch die im Herbst 1935 gegründete „Voluntary Euthanasia Legalization Society". Nach der ersten öffentlichen Versammlung der „Voluntary Euthanasia Legalization Society" entspann sich eine Kontroverse, die durch mehrere Beiträge im „British Medical Journal" dokumentiert ist.[8] In den meisten der hier veröffentlichten Beiträge wurde gegen die Legalisierung der „Euthanasie" argumentiert. Nichtsdestotrotz arbeitete die „Voluntary Euthanasia Legalization Society" einen Gesetzentwurf aus, der am 4. 11. 1936 im Oberhaus auch in erster Lesung diskutiert wurde. Am 1. 12. 1936 wurde er jedoch im Rahmen der zweiten Lesung abgelehnt.[9]

Für England gilt (wie im übrigen auch für die anderen angelsächsischen Länder), daß das Bekanntwerden der „NS-Euthanasie" zunächst dafür sorgte, daß die Forderungen nach aktiver „ärztlicher Euthanasie" zurückgingen. Doch im November 1950 wurde mit Unterstützung der britischen „Euthanasie-Gesellschaft" ein neuer Antrag im Oberhaus eingebracht, um die „Euthanasie" zu legalisieren.[10] Nach eingehender Debatte zog man diesen Antrag aber wieder zurück, wohl, weil man sich in einer Abstimmung keine Chancen ausrechnete. Nach dem Scheitern dieses Versuchs wurde die öffentliche Auseinandersetzung um die „Euthanasie" in Großbritannien erst Mitte/Ende der 60er Jahre neu entfacht, nicht zuletzt unter dem Eindruck von Berichten über intensivmedizinische „Übertherapie" bei Sterbenden.[11] Erneut wurde die britische „Euthanasie-Gesellschaft", die sich seit 1969 „The Voluntary Euthanasia Society" nannte, aktiv.[12] Am 6. 3. 1969 brachte sie über ein Mitglied einen Gesetzentwurf im Oberhaus ein, der die Möglichkeit der „aktiven Euthanasie" durch einen Arzt bei unheilbar kranken Patienten vorsah. Dabei war nicht nur an „Euthanasie auf direktes Verlangen" bei urteilsfähigen Patienten gedacht. Mit diesem Gesetz sollte auch die Möglichkeit einer Vorausverfügung („Advanced declaration") der Anwendung „aktiver Euthanasie" im Falle von Krankheit und Geschäftsunfähigkeit rechtsverbindlich eingeführt werden.[13] Dieser Entwurf wurde im Zuge der zweiten Lesung am 25. 3. 1969 abgelehnt. Im selben Jahr wiederholte die „British Medical Association" ihre 1950 ausgesprochene Ablehnung der „aktiven Euthanasie".[14]

Die Kampagne der britischen „Euthanasie-Gesellschaft" ging dennoch weiter.[15] Anfang der 80er Jahre wurde ein neuer Gesetzentwurf vorgestellt, der jedoch weder im Ober- noch im Unterhaus zur Debatte angenommen wurde. Im Jahr 1990 wurde im Oberhaus ein Vorschlag für ein „Euthanasie"-Gesetz kurz diskutiert, doch mit deutlicher Mehrheit abgelehnt, bevor ein Gesetzgebungsverfahren im engeren Sinn beginnen konnte. Weitere Vorstöße der „Voluntary Euthanasia Society" folgten, die bis heute jedoch kein legislatives Ergebnis zeitigten.

Zwei wichtige Fälle sind noch darzustellen, welche die Diskussion in bezug auf „Euthanasie" in Großbritannien in den letzten Jahren bestimmten: zum einen der Fall Dr. Nigel Cox, zum anderen der Fall Anthony Bland.

Dr. Nigel Cox, ein in einem Krankenhaus in Winchester als „Consultant" tätiger 47jähriger Rheumatologe, hatte am 16. 8. 1992 einer 70jährigen Patientin, die trotz hochdosierter Morphintherapie an starken Schmerzen aufgrund von Rheumatoider Arthritis litt und die ihn fünf Tage zuvor um ihren Tod gebeten hatte, durch Injektion von Kaliumchlorid getötet.[16] Der Fall war entdeckt worden, als eine Krankenschwester den entsprechenden Eintrag des Arztes in der Krankenakte fand. Dr. Cox wurde im September 1992 wegen versuchten Mordes angeklagt und zu einer Gefängnisstrafe von einem Jahr auf Bewährung verurteilt. Nach diesem Urteil ist die „aktive Euthanasie" auf Verlangen in Großbritannien weiterhin strafbar.[17]

Der zweite Fall betraf den Bereich Sterbehilfe bei Patienten mit „apallischem Syndrom" (Wachkoma). Der 18jährige Anthony Bland wurde am 15.4.1989 bei dem Unglück im Hillsborough-Fußballstadion in Sheffield schwer verletzt.[18] Sein Zustand wurde schließlich als „persistierendes apallisches Syndrom" (Wachkoma) diagnostiziert.[19] Nachdem sich sein Zustand auch nach drei Jahren nicht verändert hatte, wollte der behandelnde Arzt im Airedale Hospital in Keighley (West Yorkshire) mit Billigung der Familie des Patienten die künstliche Ernährung einstellen. Deshalb wurde 1993 der zuständige High Court angerufen. Dieses Gericht genehmigte ebenso wie das wenig später angerufene Berufungsgericht die Einstellung der Sondenernährung als eine Maßnahme, die im „best interest" des Patienten liege. Wegen der Bedeutung des Falles brachte ihn der „Official Solicitor", der Anthony Bland vertrat, vor die sogenannten „Lawlords" im Oberhaus, vor die höchsten Richter Englands also. Diese urteilten im Februar 1993 einstimmig, daß in diesem besonderen Fall kein Rechtsbruch vorliegen würde, sollten die Ärzte die Sondenernährung einstellen.[20] Durch die Einstellung der Sondenernährung würden die Ärzte nicht „töten", sondern nur „erlauben, daß der Patient sterben könne".[21] Es wurde weiter festgelegt, daß in vergleichbaren Fällen die Ärzte zukünftig ein Gericht einschalten müßten, wenn sie lebenserhaltende Maßnahmen einstellen wollten.[22] Am 3. 3. 1993 starb Anthony Bland. Seither wurde die Einstellung von Sondenernährung bei Patienten mit „persistierendem apallischen Syndrom" mehrfach von Gerichten genehmigt.

2. USA

Wie in England begann – wenn man den Aussagen in der Literatur trauen darf – auch in den USA eine intensivere Auseinandersetzung um die „Euthanasie" erst in der zweiten Hälfte des 19. Jahrhunderts. So veröffentlichte eine in Philadelphia erscheinende populäre medizinische Zeitschrift 1873 ein „Editorial" mit dem Titel „The Euthanasia", in dem behauptet wurde, daß amerikanische Ärzte häufig Opium und andere Narkotika bei Sterbenden in so hohen Dosen geben würden, daß diese nicht mehr erwachen würden.[23] Bekannt ist ferner, daß 1879 ein Ausschuß der „South Carolina Medical Association" über „aktive Euthanasie" diskutierte und zu dem Schluß gelangte, daß eine solche Maßnahme als Mord anzusehen sei. Doch im Zuge der Diskussion des Ausschußberichts äußerte ein Mitglied der Ärztevereinigung auch die Ansicht, daß diese Form der „Euthanasie" eines Tages selbstverständlich sein werde.[24]

Anfang der 80er Jahre erschienen sporadisch Artikel in medizinischen Fachzeitschriften in den USA, in denen die „aktive Euthanasie" thematisiert wurde. Obwohl einige Ärzte zugaben, diese Form der „Euthanasie" schon praktiziert zu haben, und andere ihre Zustimmung signalisierten, war die Gesamttendenz doch eindeutig ablehnend.[25] Bemerkenswert aus heutiger Sicht ist ein 1884 erschienenes „Editorial" im angesehenen „Boston Medical and Surgical Journal" mit dem Titel „Permissive Euthanasia", in dem – quasi als Kompromiß – für die „passive Euthanasie" eingetreten wurde. Darin hieß es u. a.: „Vielleicht ist es vom Standpunkt der Logik schwierig [zu verstehen], mehr für einen passiven als für einen aktiven Ansatz in bezug auf die ‚Euthanasie' einzutreten; aber sicher ist dieser [passive Ansatz] für unsere Gefühle weniger abstoßend. Stärkeren Kräften zu weichen ist nicht dasselbe, wie den Angriff des Feindes auf die eigenen Freunde zu führen."[26] Dies war wohl der Zeitpunkt, an dem erstmals bewußt die Unterscheidung zwischen aktiver und passiver Euthanasie im heutigen Sinn durchgeführt wurde!

Wenig später schrieb der Richter Simeon Eben Baldwin einen Artikel mit dem Titel „The Natural Right to a Natural Death", in dem es hieß, daß der Arzt nicht in jedem Fall von den Möglichkeiten der „modernen Medizin" Gebrauch machen und Leben verlängern müsse, vor allem dann nicht, wenn die restliche Lebenszeit von „Agonie" geprägt sei.[27] Wesentlich akzentuierter war der Beitrag von Reverend Merle St. Clair Wright, der beim jährlichen Festessen der „New York State Medical Association" am 21. 10. 1903 vorschlug, die „ärztliche Euthanasie" für Unheilbare in New York City zu legalisieren.[28] Dazu sollte die Stadt in „Euthanasie"-Distrikte aufgeteilt werden, in jedem Distrikt hätte eine Prüfungskommission über die Euthanasie-Anträge zu entscheiden. Doch offenkundig blieb dieser Vorstoß ohne praktische Folgen.

Die erste ernstzunehmende Gesetzesinitiative pro „aktive Euthanasie" wurde nur wenig später im Bundesstaat Ohio gestartet. Hier wurde 1906 ein Gesetzentwurf eingebracht, wonach ein Schwerverletzter oder unheilbar Kranker von seinem Arzt schmerzlos getötet werden dürfe, wenn er dies verlange.[29] Doch der Entwurf wurde abgelehnt.[30] Auch in Iowa wurde 1906 ein Gesetzentwurf eingebracht, diesfalls des Inhalts, daß nicht nur unheilbar Kranke (auf ihr Verlangen hin), sondern auch Mißgestaltete und idiotische Kinder (ohne Einwilligung) mittels Anästhetika getötet werden könnten.[31] Auch dieser Entwurf wurde abgelehnt.

Es gab aber nicht nur Initiativen pro „aktive Euthanasie".[32] Auch Gegner meldeten sich zu Wort. Im Bundesstaat New York wurde 1906 sogar ein (letztlich nicht angenommenes) Gesetz vorgeschlagen, wonach Propaganda für „Euthanasie" strafbar geworden wäre.[33] Im einflußreichen „Journal of the American Medical Association" erschienen zwischen 1901 und 1915 sieben Beiträge zum Thema „Euthanasie", die alle gegen eine Legalisierung Stellung bezogen, und auch das „New York Medical Journal" druckte zwischen 1901 und 1909 mehrere Stellungnahmen gegen „aktive Euthanasie".[34]

Wie in England war auch in den USA in der Zeit von 1915 bis ca. 1930 „Euthanasie" nur selten Thema öffentlicher Auseinandersetzung. Doch nach dem Bekanntwerden der Initiative der englischen „Voluntary Euthanasia Legalization Society" wurde schon im Februar 1937 im Bundesstaat Nebraska ein dem britischen Vorbild folgender Gesetzentwurf eingebracht (der letzten Endes nicht verabschiedet wurde).[35] Ein ähnlicher Entwurf im Bundesstaat New York vom selben Jahr gelangte nicht zur Abstimmung, sondern wurde im Vorfeld gestoppt.[36]

1938 wurde nach dem Vorbild der britischen „Voluntary Euthanasia Legalization Society" die „Euthanasia Society of America" gegründet.[37] Offiziell sollte sie nur der Legalisierung der „freiwilligen Euthanasie" dienen, doch Äußerungen des Schatzmeisters Charles E. Nixdorff vom Januar 1939 im kleineren Kreis lassen darauf schließen, daß man längerfristig auch an die Tötung von „Nicht-Freiwilligen" („non-volunteers") dachte, denen die Medizin nicht mehr helfen könne. Für diesen letzten Punkt sei, so Nixdorff, die Öffentlichkeit in den USA jedoch noch nicht „reif"![38]

Nach dem Bekanntwerden der „NS-Euthanasie" wurde es auch in den USA wieder etwas ruhiger, was die Bemühungen um die Legalisierung der „aktiven Euthanasie" angeht. Doch ganz verstummten die Stimmen pro „Euthanasie" nicht. So wurde 1947 im Staat New York mit Unterstützung der „Euthanasia Society of America" ein neuer Gesetzentwurf eingebracht, der jedoch nicht akzeptiert wurde.[39] Nichtsdestotrotz gab es in einzelnen Bundesstaaten auch in der Folgezeit immer wieder Gesetzesinitiativen „pro Euthanasie", die allerdings durchweg scheiterten.[40] Zu erwähnen ist noch, daß 1952 englische und amerikanische Befürworter der „aktiven Euthanasie", darunter viele Prominente, eine Petition an die „Vereinten Nationen" in New York schickten.[41]

Es wurde beantragt, einen Zusatzartikel zur „Erklärung der Menschenrechte" von 1948 zu verabschieden, der unheilbar Kranken das Recht geben sollte, auf ihr Verlangen hin getötet zu werden. Doch offenkundig wurde dieser Antrag nicht positiv beschieden.

Die angeführten Stimmen „pro aktive Euthanasie" blieben nicht ohne Widerspruch: 1951 wies der Rat der „Presbyterian Church" Legalisierungsbestrebungen mit dem Hinweis auf das biblische Gebot „Du sollst nicht töten" zurück, und 1952 äußerte sich die Generalversammlung der „Protestant Episcopal Church of America" ähnlich.[42] Die Position der „American Medical Association" war in den 50er und 60er Jahren ebenfalls eindeutig ablehnend, was die „aktive Euthanasie" anging. Doch erst 1973 bezog die Delegiertenversammlung ausdrücklich Stellung. In einer Erklärung vom 4. 12. 1973 hieß es: „Die vorsätzliche Beendigung des Lebens eines Menschen durch einen anderen – Sterbehilfe – widerspricht sowohl dem, was der Arztberuf nach außen hin verkörpert, als auch den Richtlinien des Amerikanischen Ärzteverbands. Im Fall unwiderlegbarer Anzeichen für den unmittelbar bevorstehenden biologischen Tod des Patienten liegt die Entscheidung zum Verzicht auf Anwendung besonderer Maßnahmen zur Verlängerung der physischen Existenz beim Patienten selbst und/oder bei seinen nächsten Angehörigen. Von dem Rat und dem Urteil des Arztes sollten der Patient und/oder seine nächsten Angehörigen ungehindert Gebrauch machen können."[43] Nach dieser Erklärung war „passive Sterbehilfe" nur dann zulässig, wenn der Tod des Patienten unmittelbar bevorstand. Dieses Kriterium galt jedoch nicht im Fall Quinlan, der wenig später Schlagzeilen machte.

Am 15. 4. 1975 erlitt eine junge Frau namens Karen Ann Quinlan (geboren 1954) im Bundesstaat New Jersey einen Atemstillstand.[44] Sie wurde reanimiert, in einem Krankenhaus maschinell beatmet und künstlich ernährt, erlangte das Bewußtsein jedoch nicht wieder, sondern blieb im Zustand des „apallischen Syndroms".[45] Im September 1975 ging der Fall durch die Presse, als sich die behandelnden Ärzte weigerten, dem Ersuchen des Vaters nachzukommen, den Respirator abzustellen. Der Vater zog daraufhin vor Gericht. Der zuständige Richter lehnte am 10. 11. 1975 seinen Antrag auf Therapieabbruch mit dem Hinweis darauf ab, daß Karen Ann Quinlan nicht tot sei und daß die Tötung eines

Menschen – auch aus „humanitären Motiven" – nach den Grundsätzen des „Common Law" nicht zulässig sei. Der Supreme Court des Bundesstaates New Jersey hob diese Entscheidung jedoch am 31. 3. 1976 auf und bestimmte, daß die lebenserhaltenden Geräte mit Zustimmung des Vaters, der zum Pfleger in persönlichen Angelegenheiten ernannt worden war, abgeschaltet werden dürften. Dabei wurde ausdrücklich festgestellt, daß das seit Mitte der 60er Jahre in der amerikanischen Rechtsprechung entwickelte „Right of Privacy" auch das Recht eines nicht entscheidungsfähigen Patienten umfasse, lebensverlängernde medizinische Maßnahmen abzulehnen.[46] Am 17. 5. 1976 wurde das Beatmungsgerät trotz heftiger Proteste von „Anti-Euthanasie"-Aktivisten abgestellt. Doch Karen Ann Quinlan, zwischenzeitlich von einer Krankenschwester schrittweise vom Respirator „entwöhnt", starb nicht. Sie atmete spontan weiter, blieb jedoch komatös. Über eine Magensonde wurde sie weiter künstlich ernährt und mit Flüssigkeit versorgt. Erst 1985 starb sie an einer Lungenentzündung.[47]

Schon vor dem Publikwerden dieses Falls und vor den entsprechenden Gerichtsentscheidungen hatte in den USA die Auseinandersetzung um die Zulässigkeit von Patientenverfügungen begonnen. Der erste sogenannte „Living Will" war wohl 1967 von dem Rechtsanwalt Luis Kutner (Chicago) zusammen mit der amerikanischen „Euthanasia Society" entwickelt worden.[48] Ein geschäftsfähiger Verfasser konnte in einem „Living Will" festlegen, daß er, falls er unheilbar erkranken sollte und geschäftsunfähig werde, die Anwendung außergewöhnlicher lebensverlängernder Behandlungsmaßnahmen ablehne.[49] Zunächst gab es für solche Verfügungen jedoch keine gesetzliche Grundlage. Der erste Versuch, den „Living Will" in einem Gesetz zu verankern, wurde 1968 in Florida unternommen. Er scheiterte ebenso wie ähnliche Versuche in fünfzehn anderen Bundesstaaten vor 1976.[50] Es ist anzunehmen, daß es nicht zuletzt die Debatte um den Fall Quinlan war (hier lag allerdings, dies sei nicht vergessen, ein „Living Will" nicht vor), die noch im Jahr 1976 zur Verabschiedung des ersten Gesetzes in einem Bundesstaat führte, das Patientenverfügungen zuließ.

Es war dies der am 30. 9. 1976 verabschiedete „Natural Death Act" des Bundesstaats Kalifornien.[51] Nach diesem Gesetz, das am 1. 1. 1977 in Kraft trat, war es Ärzten bei Vorliegen einer entspre-

chenden Erklärung gestattet, auf „künstliche Mittel" zur Lebensverlängerung bei unheilbar Kranken zu verzichten. Eine Patientenverfügung (hier „Directive to Physicians" genannt) sollte nur
verbindlich sein, wenn der Patient sie frühestens 14 Tage, nachdem er (von zwei Ärzten) als unheilbar krank diagnostiziert worden war, aufgesetzt oder bestätigt hatte. Eine straf- oder zivil-
rechtliche Haftung des Arztes bei Nichtbeachtung sollte durch
das Gesetz nicht begründet werden. Es hieß aber, daß der Arzt,
der einer solchen Verfügung nicht Folge leisten wollte, verpflichtet sei, den Patienten an einen Kollegen zu überweisen, der hierzu
bereit sei. Im Falle der Verweigerung einer solchen Überweisung
sollte sein Verhalten als „berufswidrig" gelten und disziplinarisch
geahndet werden (genannt wurde als mögliche Maßnahme die
Aufhebung der Approbation). Falls der Patient erst nach Ausfer-
tigung einer Verfügung unheilbar erkrankt sei und diese nach
Mitteilung der Diagnose nicht erneuert habe (z. B. weil er zuvor
bewußtlos wurde), dann sei das Dokument laut „Natural Death
Act" nicht bindend, aber doch ein wichtiges Indiz für die Ermittlung seines mutmaßlichen Willens.

Angelehnt an den kalifornischen „Natural Death Act" verabschiedeten bald weitere Bundesstaaten ähnliche Gesetze. 1977 lagen in 42 Staaten Gesetzentwürfe vor, bis 1989 hatten 38 Staaten
und der District of Columbia „Natural Death Acts" in Kraft gesetzt.[52] Diese Gesetze konnten jedoch nur Anwendung finden,
wenn eine Patientenverfügung vorlag. Eine solche fehlte allerdings
beim nächsten zu besprechenden Fall, der in den USA – wie
schon der Fall Quinlan – mit großer Intensität öffentlich diskutiert wurde.

Am 11. 1. 1983 verlor die 25jährige Nancy Cruzan auf einer
Landstraße im Bundesstaat Missouri die Kontrolle über ihren
Wagen und verunglückte.[53] Sie wurde von Rettungssanitätern ohne Zeichen von Atmungs- und Kreislauftätigkeit vorgefunden und
reanimiert. Nach Aufnahme in ein Krankenhaus wurde sie intensivmedizinisch behandelt. Zunächst wurde ihr Zustand als „tief
komatös" beschrieben, nach einigen Wochen diagnostizierte man
ein „apallisches Syndrom" (Wachkoma).[54] Nancy Cruzan wurde
nicht maschinell beatmet, sie mußte jedoch über eine Sonde
künstlich ernährt und mit Flüssigkeit versorgt werden. Rehabili-
tationsmaßnahmen erbrachten keine Besserung ihres Zustandes.

1987, also vier Jahre nach dem Unfall, bat die Familie schließlich die behandelnden Ärzte, die künstliche Ernährung einzustellen. Diese weigerten sich jedoch, dies ohne gerichtliche Freigabe zu tun (eine Patientenverfügung lag, wie schon erwähnt, nicht vor). Die Familie beantragte daraufhin bei dem zuständigen Jasper County Circuit Court, man möge den Ärzten erlauben, die Magensonde zu entfernen. Diese Erlaubnis wurde dann auch erteilt. In der Urteilsbegründung verwies das Gericht darauf, daß Nancy Cruzan in einem Gespräch einmal geäußert habe, sie wolle nicht mehr weiterleben, wenn sie z.B. infolge eines Unfalls in einen Zustand kommen würde, der nicht mehr „halbwegs normal" wäre. Doch der Supreme Court von Missouri hob 1988 dieses Urteil auf.[55] Es sei der Familie nicht gelungen, zu beweisen, daß ihre Tochter den ernsthaften Wunsch geäußert habe, „im Falle eines Falles" nicht künstlich ernährt zu werden. Deshalb hätten ihre Eltern auch kein Recht, das Absetzen der Maßnahmen zu verlangen. Die Eltern legten gegen dieses Urteil Beschwerde ein. Der U.S. Supreme Court ließ diese Beschwerde noch im Jahr 1989 zu und überprüfte anschließend, ob Nancy Cruzan „under the United States Constitution" ein Recht habe, welches das Krankenhaus zur Einstellung der genannten Maßnahmen verpflichten könne. Am 25. 6. 1990 erging die Entscheidung des U.S. Supreme Court im Fall Cruzan. Das höchste Gericht der USA bestätigte zwar ein „Recht zu sterben" als ein von der Verfassung garantiertes „Freiheitsrecht". Doch es bestätigte auch den Spruch der Vorinstanz, wonach es der Familie nicht gelungen sei, „klare und überzeugende Beweise" für eine mögliche Präferenz von Nancy Cruzan vorzubringen, in einem Zustand wie dem ihren nicht mehr künstlich ernährt zu werden. Die vom Staat Missouri verfolgten Grundsätze, in einem solchen Fall den Wünschen der Eltern nicht zu entsprechen, seien verfassungsgemäß. Die Cruzans zogen daraufhin im August 1990 erneut in Missouri vor Gericht, um nachzuweisen, daß ihre Tochter einen entsprechenden Wunsch „klar" geäußert habe. Das Gericht urteilte am 14. 12. 1990 nach einer ausführlichen Anhörung, daß die nötige Evidenz vorliege. Die Magensonde wurde gezogen. Umgeben von ihrer Familie starb Nancy Cruzan am 26. 12. 1990. Während dieser Zeit wurde das Pflegeheim von protestierenden Menschen belagert, die teilweise sogar versuchten, eine erneute Sondenernährung zu erzwingen.

Nach der Entscheidung des Obersten Bundesgerichts im Fall Cruzan wurde ein Bundesgesetz verabschiedet, um den Bereich Patientenverfügung bzw. Stellvertretung in Gesundheitsangelegenheiten einheitlich zu regeln.[56] Der sogenannte „Patient Self-Determination Act" wurde vom Kongreß im November 1990 gebilligt und trat am 1. 12. 1991 in Kraft.[57] Alle Kliniken und Pflegeeinrichtungen, denen vom staatlichen Medicare- oder Medicaid-Programm Unterstützung zukommt, sind seither verpflichtet, ihre Patienten bei der Aufnahme über die Möglichkeit der Abfassung einer Patientenverfügung bzw. der Bestimmung eines Stellvertreters in Gesundheitsangelegenheiten zu informieren. In der Krankenakte muß festgehalten werden, ob der Patient von seinem Recht Gebrauch gemacht hat. Der „Patient Self-Determination Act" enthielt aber keine Vorschriften bezüglich Form und Inhalt der Patientenverfügungen. Er wurde in den USA durchaus auch kritisiert, nicht zuletzt deshalb, weil man daran zweifelte, ob die Krankenhausaufnahme der richtige Zeitpunkt für eine Aufklärung über die Möglichkeiten der „passiven Sterbehilfe" sei.[58]

Nachzutragen ist, daß im Bundesstaat Kalifornien mittels eines Wählerreferendums im Jahr 1988 – also noch vor der endgültigen Entscheidung im Fall Cruzan – ein Gesetzentwurf mit weiteren Regelungen zur Sterbehilfe als Ergänzung zu dem oben erwähnten „Natural Death Act" von 1976 eingebracht wurde.[59] Mit diesem sogenannten „Humane and Dignified Death Act" sollte das „Right of Privacy" im Bundesstaat Kalifornien explizit so definiert werden, daß es auch das Recht des unheilbar Kranken in der letzten Lebensphase auf „ärztliche Sterbehilfe" umfasse. Damit wäre sowohl die „aktive freiwillige Euthanasie" als auch die ärztliche Beihilfe zum Suizid zulässig gewesen. Doch es kamen nicht genug Unterschriften zusammen, um den Entwurf in das Volksabstimmungsverfahren des Jahres 1988 einzubringen.[60] Dies gelang jedoch mit dem sogenannten „California Death with Dignity Act" (einer überarbeiteten Fassung des „Humane and Dignified Death Act"), der 1992 zur Abstimmung gestellt wurde. Dieser Entwurf wurde jedoch von den Wählern abgelehnt.[61] Im Bundesstaat Washington war ein ähnlicher Entwurf im November 1991 gescheitert.[62]

Einen Erfolg konnte die „Right to Die"-Bewegung im Bundesstaat Oregon erzielen. 1994 wurde der „Oregon Death with Dignity Act" eingebracht und in der Volksabstimmung vom 8. 11.

1994 mit knapper Mehrheit akzeptiert (pro: 51% der abgegebenen Stimmen).[63] Nach diesem Gesetz sollte es Ärzten in Oregon erlaubt sein, terminal kranken Patienten straffrei Mittel zu verschreiben, mit denen sie ihr Leben beenden könnten. Terminal krank wurde so definiert, daß der Tod des Patienten innerhalb der nächsten sechs Monate zu erwarten sei. Das Bewilligungsverfahren sah so aus: Zunächst sollte das Gesuch mündlich bei einem Arzt vorgetragen und gleichzeitig schriftlich fixiert werden. Nicht weniger als 15 Tage nach dem ersten mündlichen Gesuch sollte der Patient erneut beim Arzt vorsprechen und sein Gesuch mündlich noch einmal wiederholen. Zwei Zeugen sollten bestätigen, daß der Patient freiwillig handle. Zumindest einer der Zeugen sollte nicht verwandt sein mit dem Patienten. Der Arzt dürfe das tödliche Mittel nicht selbst geben, die Tathoheit müsse beim Patienten liegen („aktive Euthanasie" wurde also nicht erlaubt).

Das Gesetz sollte am 8. 12. 1994 in Kraft treten.[64] Doch eine Gegeninitiative, die von der „National Right to Life Organization" unterstützt wurde, reichte Klage gegen den Staat Oregon ein. Die Kläger argumentierten, daß durch dieses Gesetz u. a. Behinderte diskriminiert und möglicherweise zum Suizid „genötigt" würden, deshalb sei es verfassungswidrig. Mittels einstweiliger Verfügung vom 7. 12. 1994 (erneuert am 27. 12. 1994) wurde das Inkrafttreten gestoppt. Am 18. 4. 1995 begann vor dem Oregon District Court die Hauptverhandlung, in der geprüft wurde, ob das Gesetz verfassungsgemäß sei. Am 3. 10. 1995 erklärte der zuständige Richter das Gesetz wegen Verletzung des im 14. Zusatzartikels fixierten Gleichheitsgrundsatzes für verfassungswidrig. Die Befürworter wandten sich daraufhin an die nächsthöhere Instanz, an den für Oregon zuständigen Ninth Circuit Court of Appeals.[65] Dieses Berufungsgericht kam im Zuge eines Urteils bezüglich des Gesetzes zum Verbot der Beihilfe zum Suizid im Bundesstaat Washington am 6. 3. 1996 (auf dieses Verfahren wird noch näher einzugehen sein) auch auf das Urteil des District Court zum „Oregon Death with Dignity Act" zu sprechen und erklärte es für nichtig.[66] Doch damit war das Gesetz nicht gestoppt. In der Volksabstimmung vom November 1997 wurde der „Oregon Death with Dignity Act" akzeptiert.[67] Das Gesetz trat sofort in Kraft. Die Zahl der Patienten, die seither von diesem Verfahren Gebrauch gemacht haben, ist nicht bekannt.

Bevor auf legislative Initiativen in anderen Bundesstaaten einzugehen ist, sei ein kurzer Exkurs zu dem Arzt gestattet, der seit 1990 wie kein anderer die Schlagzeilen zum Thema ärztliche Beihilfe zum Suizid in den USA beherrscht: Dr. Jack Kevorkian alias „Dr. Death", so sein Spitzname.[68]

Der ursprünglich als Pathologe tätige Kevorkian (geb. 1928) wurde bekannt, als er am 4. 6. 1990 der 54jährigen Janet Adkins „zum Tode verhalf". Janet Adkins, die an Morbus Alzheimer litt, hatte 1989 Kontakt mit Kevorkian aufgenommen, auf seinen Rat hin nahm sie – ohne Erfolg – vom Dezember 1989 bis März 1990 an einem Behandlungsprogramm mit einem neuentwickelten Medikament teil. Kevorkian beurteilte sie trotz ihrer Alzheimer-Krankheit als bei vollem Verstand, nur ihr Gedächtnis habe gelitten.[69] Der erste „Medizid" („Medicide") – so nannte Kevorkian seine ärztliche Beihilfe zum Suizid – fand in seinem VW-Bus auf einem Campingplatz in der Nähe von Holly, Michigan statt.[70] Dabei kam das 1989 von Kevorkian entwickelte sogenannte „Mercitron" zum Einsatz, eine von einem Elektromotor angetriebene „Todesmaschine", durch die, vom Patienten mit einem Schalter bedient, über einen intravenösen Zugang zunächst Thiopental (ein Narkotikum), dann Kaliumchlorid (ein Mittel, das Herzstillstand bewirkt) injiziert werden. In Michigan gab es, anders als in Oregon, dem Staat, aus dem Janet Adkins stammte, kein Gesetz, das Beihilfe zum Suizid verbot. Dennoch wurde Kevorkian am 3. 12. 1990, also sechs Monate nach dem von ihm gemeldeten Suizid von Janet Adkins, wegen Mordes angeklagt. Er wurde kurzzeitig inhaftiert, doch am 13. 12. 1990 stellte der zuständige Richter in Clarkston, Michigan, das Verfahren ein. Der Staatsanwalt ging in die Berufung. In einem von diesem Verfahren unabhängigen Zivilprozeß lehnte es eine Richterin zunächst ab, dem Begehren der Staatsanwaltschaft zu entsprechen und eine einstweilige Verfügung zu erlassen, die Kevorkian daran hindern sollte, vor einer endgültigen gerichtlichen Klärung weiteren Menschen Beihilfe zum Suizid zu leisten. Im Februar 1991, zwei Monate nach der Einstellung des Verfahrens gegen Kevorkian wegen Mordes, erließ dieselbe Richterin dann jedoch eine einstweilige Anordnung, die ihm weitere „Medizide" in Michigan zunächst untersagte.

Doch trotz dieses Verbots leistete Kevorkian weiter Beihilfe zum Suizid. Nur noch eine Patientin starb dabei durch das „Merci-

tron", die weiteren „Medizide" wurden mittels einer ebenfalls von
Kevorkian entwickelten Kohlenmonoxyd-Methode verübt. Ein
Kanister mit Kohlenmonoxyd wurde dabei mit einer Gesichts-
maske verbunden. Nach dem Öffnen eines Zuleitungsventils (in
einer später entwickelten Variante mußte nur noch eine Heft-
klammer entfernt werden, die den Zuleitungsschlauch abklemm-
te) atmeten die Sterbewilligen das tödliche Kohlenmonoxyd ein.
Nur wenige Wochen, nachdem Kevorkian am 23. 10. 1991 zwei
Frauen Beihilfe zum Suizid geleistet hatte, wurde ihm im November 1991 die Approbation als Arzt in Michigan entzogen.[71] Wegen
dieser „Medizide" Nr. 2 und 3 entschied eine Grand Jury im Februar 1992, Kevorkian wegen Mordes anzuklagen, doch am 21. 7.
1992 wies der zuständige Richter in Rochester (Michigan) diese
Anklage mit der Begründung ab, daß ärztliche Beihilfe zum Suizid in Michigan „kein Verbrechen" sei. Der Staatsanwalt legte
Widerspruch gegen dieses Urteil ein. In der Folgezeit half Kevorkian drei weiteren Menschen beim Suizid.[72] Ende November
1992 verabschiedete das House of Representatives in Michigan ein
wenig später vom Senat bestätigtes Gesetz, wonach Beihilfe zum
Suizid in Michigan strafbar werden sollte. Das Gesetz sollte am
1. 4. 1993 in Kraft treten. Doch zuvor wurde Kevorkian erneut
aktiv, sieben weitere „Medizide" (die meisten betrafen Krebspati-
enten) folgten bis zum 18. 2. 1993. Die Politiker in Michigan reagierten: Das Gesetz, das Beihilfe zum Suizid unter Strafe stellte,
wurde im Sinne einer einstweiligen Anordnung am 25. 2. 1993 mit
sofortiger Wirkung in Kraft gesetzt. Daraufhin strengte die
„American Civil Liberties Union", die Kevorkian unterstützte,
am 1. 3. 1993 einen Prozeß an, in dem überprüft werden sollte, ob
das Gesetz verfassungsgemäß sei.[73] Im Mai 1993 fällte die zuständige Richterin vom Wayne County Circuit Court das Urteil,
daß das neue Gesetz nicht verfassungskonform sei. Sie hielt dafür,
daß es durchaus ein von der Verfassung garantiertes „due process
right to commit suicide" gebe.[74] In einem davon unabhängigen
Verfahren (People v. Kevorkian No. 93-11482) vor dem Wayne
County Circuit Court urteilte ein Richter ebenfalls im Jahr 1993
ähnlich.[75] Doch der Michigan Court of Appeals hob diese Urteile
Anfang 1994 auf, so daß das Verbotsgesetz (zunächst nur vorläufig) in Kraft trat.[76] Der Michigan Supreme Court bestätigte dieses
Revisionsurteil noch im Jahr 1994. Am 7. 12. 1994 beschloß der

Senat von Michigan, daß das bislang nur vorläufig geltende Gesetz, das Beihilfe zum Suizid untersagte, dauerhaft gültig sein sollte.[77] Das House of Representatives schloß sich dem wenig später an. Doch Kevorkian ließ sich von diesen legislativen Initiativen der Politiker in Michigan nicht von weiteren „Meziden" abhalten. Auch die Tatsache, daß er im Februar 1996 wegen zweier „Medizide" aus dem Jahr 1993 angeklagt wurde, konnte ihn nicht stoppen, denn am 8. 3. 1996, kurz nach dem für ihn günstigen Urteil des Ninth Circuit Court of Appeals im Fall Compassion in Dying v. Washington vom 6. 3. 1996 (siehe dazu unten), wurde er auch in diesem Verfahren freigesprochen. Am 24. 7. 1996 reichte Kevorkian, der inzwischen 33 Patienten beim Suizid assistiert hatte, eine Petition beim U.S. Supreme Court ein. Er wollte ein höchstrichterliches Urteil über die Frage der Zulässigkeit der ärztlichen Beihilfe zum Suizid erreichen. Doch der Supreme Court lehnte die Annahme des Verfahrens ab.

Damit war die Debatte um eine Gesetzesänderung in Michigan nicht abgeschlossen. 1998 wurde ein Gesetzentwurf vorgestellt, wonach es Ärzten erlaubt gewesen wäre, Patienten tödliche Mittel zu verschreiben (damit wäre natürlich das Gesetz, das direkte Beihilfe zum Suizid verbot, de facto aufgehoben worden). Doch in der Volksabstimmung vom 3. 11. 1998 wurde dieser Entwurf (29% pro; 71% contra) abgelehnt.[78] Wohl als Reaktion darauf übergab Kevorkian Ende November 1998 dem US-Fernsehsender CBS ein Videoband, das zeigte, wie er am 17. 9. 1998 einem 52jährigen Mann, der an Amyotropher Lateralsklerose litt, auf dessen Verlangen hin ein tödliches Mittel injizierte. Kevorkian, nun 71 Jahre alt, wollte damit wohl endgültig zum Märtyrer der „pro-Euthanasie"-Bewegung in den USA werden. Reportern gegenüber begründete er die Übergabe des Bandes damit, daß er seine Festnahme provozieren und damit die öffentliche Debatte über „aktive Euthanasie" befördern wolle. CBS zeigte am 22. 11. 1998 Ausschnitte aus dem Band in einer Nachrichtensendung. Am 23. 11. 1998 erhob die Staatsanwaltschaft von Oakland Mordanklage gegen Kevorkian.

Im Rahmen der Darstellung zu Leben und „tödlichem Werk" von Dr. Kevorkian wurde schon die Entscheidung des Ninth Circuit Court of Appeals bezüglich der Suizidgesetzgebung im Bundesstaat Washington erwähnt. Das entsprechende Verfahren begann 1993. Dem Beispiel der „American Civil Liberties Union" vom 1. 3. 1993 in Michigan folgend, strengte eine Gruppe von Klägern (darunter mehrere Ärzte und auch mehrere terminal kranke Patienten) mit Hilfe der „Euthanasie"-Gesellschaft „Compassion in Dying" ein Gerichtsverfahren im Bundesstaat Washington an.[79] Es sollte dadurch geprüft werden, ob das seit 1854 in diesem Bundesstaat bestehende Gesetz, das Beihilfe zum Suizid verbot, verfassungskonform sei. Am 24. 1. 1994 wurde die Klage beim U.S. District Court for Western Washington in Seattle eingereicht. Die Kläger nahmen zum einen Bezug auf den 14. Zusatzartikel der Verfassung, wonach der Staat keinen Bürger des Lebens, der Freiheit bzw. des Eigentums „without due process of law", ohne Einhaltung des vorgeschriebenen juristischen Weges also, berauben dürfe. Sie bezogen sich auf das hier angesprochene Freiheitsrecht, das terminal Kranken ihrer Ansicht nach erlaube, zum Mittel des ärztlich assistierten Suizids zu greifen. Das Suizidverbot wurde zusätzlich attackiert mit dem Verweis auf den Gleichheitsgrundsatz („Equal Protection Clause") des 14. Zusatzartikels. Durch das Gesetz würden verfassungswidrig zwei Gruppen von einwilligungsfähigen terminal Kranken entstehen: Die eine Gruppe, die von lebenserhaltenden Maßnahmen (z.B. Respiratoren) abhängig sei, hätte nach geltendem Recht einen Anspruch darauf, daß diese abgesetzt werden, während es der anderen Gruppe durch das Verbotsgesetz verwehrt sei, das Sterben mit ärztlicher Hilfe zu beschleunigen (ein typisch amerikanisches verfasungsrechtliches Argument!). Die zuständige Richterin urteilte am 3. 5. 1994 in beiden Punkten im Sinne der Kläger und erklärte das Verbotsgesetz im Staat Washington für verfassungswidrig. Der Staat Washington legte dagegen Widerspruch ein, das Verfahren ging an den U.S. Court of Appeals for the Ninth Circuit. Hier wurde am 9. 3. 1995 das Urteil der Richterin aufgehoben (zwei Richter stimmten dagegen, einer stimmte dafür), das Gesetz für verfassungskonform erklärt. Doch eine erneute Revision im Rahmen einer sogenannten „en banc"-Anhörung vor nun elf Richtern des Ninth Circuit Court of Appeals erbrachte das gegenteilige Ergebnis. Mit deutlicher Mehrheit beschloß das Revisionsgericht am 6. 3. 1996, daß das ursprüngliche Urteil der Richterin Bestand haben sollte. In der Begründung wurde betont, daß der 14. Zusatzartikel der Verfassung nach Ansicht der Richter tatsächlich garantiere, daß ein Bürger der USA „die Zeit und die Umstände seines Todes" selbst wählen dürfe. Doch auch dieses Urteil wurde angefochten. Der Generalstaatsanwalt des Bundesstaates Washington legte Widerspruch beim U. S. Supreme Court ein. Der U. S. Supreme Court fällte sein Urteil in diesem Verfahren am 26. 6. 1997 zusammen mit dem Urteil über das nun noch kurz darzustellende Verfahren, das im Bundesstaat New York seinen Ausgang nahm.

Nach dem Erfolg der Befürworter der ärztlichen Beihilfe zum Suizid in der ersten Instanz im Bundesstaat Washington strengte im Jahr 1994 im Bundesstaat New York eine Gruppe von Klägern eine analoge Klage an.[80] Das zunächst „Quill et al. versus Koppell" genannte Verfahren begann am 29. 7. 1994.[81] Der zuständige Richter am U. S. District Court in New York lehnte mit Entscheidung vom 15. 12. 1994 den Antrag der Kläger auf Aufhebung des Verbots der Beihilfe zum Suizid ab. Diese zogen daraufhin vor den für New York, Connecticut und Vermont zuständigen Court of Appeals for the Second Circuit. Am 1. 9. 1995 fand die mündliche Anhörung vor den drei Revisionsrichtern statt. Am 2. 4. 1996, nur wenige Wochen nach der Entscheidung „Compassion in Dying versus State of Washington (en banc)" des Court of Appeals for the Ninth Circuit, fiel dann die Entscheidung des Court of Appeals for the Second Circuit in dem nun – zwischenzeitlich hatte der Generalstaatsanwalt des Bundesstaates New York gewechselt – „Quill et al. versus Vacco" genannten Fall. Das Revisionsgericht entschied, daß Ärzte einwilligungsfähigen unheilbar Kranken Medikamente verschreiben dürften, die zum Suizid verwendet werden können. Dabei wurde das Argument der Kläger, das sich auf das Gleichheitsgebot des 14. Zusatzartikels bezog, für gültig befunden, der alternative Begründungsansatz der Kläger, wonach eine Verletzung des im 14. Zusatzartikel niedergelegten „Liberty Interest" vorliege, wurde jedoch zurückgewiesen. Der U. S. Supreme Court nahm den nachfolgenden Widerspruch des Generalstaatsanwalts von New York gegen diese Entscheidung an.

Am 26. 6. 1997 entschied der U. S. Supreme Court dann in den nun „Washington et al. versus Glucksberg et al." und „Vacco, Attorney General of New York et al. versus Quill et al." genannten Verfahren.[82] In beiden Verfahren wurde der bundesstaatlichen Seite recht gegeben. Kein Amerikaner habe ein verfassungsmäßiges „Recht auf Suizid". Deshalb seien Gesetze, die Suizid verbieten würden, verfassungskonform. Doch so klar, wie es auf den ersten Blick scheinen mag, war dieses Urteil nicht. Denn der Supreme Court wies darauf hin, daß es die Verfassung umgekehrt einem Bundesstaat nicht grundsätzlich verbiete, ein Gesetz zu erlassen, das ärztliche Beihilfe zum Suizid erlaube. Dies hieß nun aber, daß der „Oregon Death with Dignity Act" vom November 1997 in Kaft blieb.[83] Dies hieß auch, daß in Zukunft der Kampf um die ärztliche Beihilfe zum Suizid in den USA in jedem Staat einzeln geführt werden muß.

3. Australien

Im folgenden soll zunächst ein Überblick über die „Euthanasie"-Debatte in Australien gegeben werden, wobei der Schwerpunkt auf der legislativen Entwicklung liegt. Anschließend wird in einem ausführlichen Exkurs gesondert die Position des australischen Philosophen Peter Singer dargestellt, der in sehr umstrittener Weise für die „aktive Euthanasie" eintritt.

a) Überblick

Die öffentliche Debatte über „Euthanasie" und ärztliche Beihilfe zum Suizid begann in Australien Mitte der 80er Jahre, also im Vergleich zu Großbritannien, den USA oder auch Deutschland relativ spät.[84] In den einzelnen Bundesstaaten bzw. Territorien verlief die Auseinandersetzung dabei unterschiedlich. Um das folgende besser verstehen zu können, sei kurz daran erinnert, daß der „Commonwealth of Australia" aus den sechs Bundesstaaten New South Wales, Victoria, Queensland, Southern Australia, Western Australia und Tasmania besteht.[85] Hinzu kommen neun sogenannte Territorien, von denen allerdings nur drei (Northern Territory, Australian Capital Territory und Norfolk Island) in bezug auf die Legislative zumindest partiell autonom sind (das Northern Territory seit 1978). Staatsoberhaupt des Commonwealth of Australia ist die britische Krone, die Regierungsgewalt liegt nominell beim Generalgouverneur, faktisch jedoch beim Premierminister, der von der Parlamentsmehrheit gewählt wird.

An der Spitze jedes Territoriums steht nominell ein sogenannter „Administrator".

1985 erhielt ein Parlamentsausschuß im Bundesstaat Victoria den Auftrag, das Thema „Behandlung von sterbenden Patienten" näher zu untersuchen.[86] Dabei ging es auch um die Frage, ob in diesem Bundesstaat ein Gesetz erlassen werden sollte, das ein „Recht auf den Tod" garantieren würde. Der Ausschuß empfahl, nicht zuletzt wegen der „Unbestimmtheit" des entsprechenden Konzepts, ein „Recht auf den Tod" nicht in einem Gesetz zu fixieren. Damit wurde auch die Diskussion über „aktive Euthanasie" im Bundesstaat Victoria quasi unterbunden.

Anfang der 90er Jahre wurde im Bundesstaat South Australia ein spezieller Ausschuß eingerichtet, der sich mit „Fragen der Gesetze und der Praxis bezüglich Tod und Sterben" befassen sollte.[87] Dieser Ausschuß beriet auch über mögliche Gesetzesänderungen im Bereich der „Euthanasie". Er lehnte jedoch eine Legalisierung der „aktiven Euthanasie" explizit ab, wie sie z. B. von Vertretern der (1983 gegründeten) „South Australian Voluntary Euthanasia Society"[88] gefordert wurde. 1995 wurde im Parlament dieses Bundesstaates ein Gesetzentwurf eingebracht, der „aktive Euthanasie" durch Ärzte erlaubt hätte.[89] Dieser Entwurf wurde jedoch noch im selben Jahr abgelehnt.

Im Juni 1991 teilte die „Labor Party" des Australian Capital Territory überraschend mit, daß sie das Konzept der „aktiven Euthanasie" in ihr Parteiprogramm aufgenommen habe.[90] Es war dann jedoch ein unabhängiger Abgeordneter, der in diesem Territorium im Juni 1993 in der „Legislative Assembly" einen Gesetzentwurf vorstellte: „The Voluntary and Natural Death Bill 1993 (ACT)". Nach diesem Entwurf wäre Ärzten sowohl „aktive" als auch „passive Euthanasie" bei terminal Kranken erlaubt gewesen. Die Patienten hätten die Möglichkeit gehabt, eine verbindliche Patientenverfügung auszustellen oder einen Stellvertreter in Gesundheitsangelegenheiten nach amerikanischem Vorbild zu benennen. Doch nachdem ein Parlamentsausschuß den Entwurf geprüft hatte, wurde er nicht weiter verfolgt, nicht zuletzt deshalb, weil die „Labor Party" inzwischen von ihrer Forderung nach sofortiger Legalisierung der „aktiven Euthanasie" abgerückt war.

Anders verlief die Entwicklung im Northern Territory of Australia.[91] Im Februar 1995 wurde der „Legislative Assembly" dieses Bundesgebiets ein Gesetzentwurf vorgelegt, nach dem „aktive Euthanasie" und „ärztliche Beihilfe zum Suizid" zulässig sein sollten.[92] Der „Rights of the Terminally Ill Bill 1995" genannte Entwurf wurde einem Parlamentsausschuß („Northern Territory Select Committee on Euthanasia") zur weiteren Beratung überantwortet. Der Ausschuß führte öffentliche Anhörungen durch und legte im Mai 1995 der „Legislative Assembly" einen Bericht vor. Eine Empfehlung zur Einführung oder Ablehnung wurde darin nicht ausgesprochen. Die „Legislative Assembly" ließ dann den Entwurf zur zweiten Lesung zu. Diese fand am 25. 5. 1995 statt. Der zwischenzeitlich modifizierte Entwurf wurde an diesem Tag mit einer Mehrheit von 15:10 Stimmen angenommen.[93] Das Gesetz sollte am 1. 7. 1996 in Kraft treten. Es bestimmte, daß ein Patient, der „im Verlauf einer terminalen Krankheit Schmerzen, Leid und/oder Not in einem für ihn unerträglichen Ausmaß" erlebe,[94] seinen Arzt legal darum bitten könne, ihm bei der Beendigung seines Lebens zu helfen. Im Kommentarteil wurde erläutert, daß diese „Hilfe" sowohl in der Verschreibung als auch in der Abgabe bzw. der Verabreichung eines tödlichen Mittels bestehen könne. Die vollzogene „Euthanasie" sollte dann dem „Coroner" gemeldet werden. Der Patient müsse mindestens 18 Jahre alt sein, und er müsse an einer unheilbaren Krankheit leiden.[95] Die Diagnose müsse durch einen zweiten, unabhängigen Arzt bestätigt werden, der ein „Diplom in Psychologischer Medizin" („Diploma of Psychological Medicine") oder ein Äquivalent besitze, also psychiatrisch erfahren sein müsse. Da nach der parlamentarischen Beratung des Gesetzes im Mai 1995 klar wurde, daß das erwähnte „Diplom in Psychologischer Medizin" eine „obsolete Qualifikation" darstellte (es war in der Ausbildungsordnung für Ärzte gestrichen worden), wurde in einem ergänzenden Gesetzentwurf vom November 1995 („The Rights of the Terminally Ill Amendment Bill 1995") festgelegt, daß der Patient sowohl von einem unabhängigen zweiten Arzt als auch von einem Psychiater untersucht werden müsse.[96] Dieses Ergänzungsgesetz wurde im Februar 1996 von der „Legislative Assembly" des Northern Territory angenommen.

Mitte 1996, kurz bevor das Gesetz in Kraft trat, strengten zwei Privatpersonen, ein Arzt und ein Geistlicher, eine Klage vor dem Northern Territory Supreme Court dagegen an (und zwar formal sowohl gegen das Northern Territory als auch gegen dessen „Administrator").[97] Man berief sich u.a. auf ein „Right to life", das durch das Gesetz verletzt werde. Der Supreme Court lehnte es ab, eine einstweilige Verfügung gegen das Inkrafttreten zu erlassen. Nach dem Inkrafttreten des Gesetzes am 1. 7. 1996 wurde die Klage schließlich am 24. 7. 1996 abgewiesen.[98] Die Kläger legten Berufung gegen diese Entscheidung ein, die vom High Court of Australia angenommen wurde. Eine Entscheidung wurde aber ausgesetzt, nachdem am 9. 9. 1996 ein Abgeordneter im Unterhaus des australischen Parlaments einen Gesetzentwurf („Euthanasia Laws Bill") mit dem Ziel eingebracht hatte, die „Rights of the Terminally Ill Bill 1995" des Northern Territory aufzuheben.[99] Dies war aus verfassungsrechtlichen Gründen nicht direkt möglich. Deshalb wurde ein komplizierter indirekter Weg gewählt. Durch die sogenannte „Euthanasia Laws Bill" wurde zum einen der „Northern Territory Self-Government Act 1978" dahingehend geändert, daß die „Euthanasie genannte absichtliche Tötung eines anderen Menschen [...] und die Beihilfe zum Suizid" der legislativen Kompetenz des Territoriums für die Zukunft entzogen wurde. Zum anderen wurde die „Rights of the Terminally Ill Bill" des Territoriums außer Kraft gesetzt (dies wäre nicht möglich gewesen, falls ein Bundesstaat und nicht ein Territorium betroffen gewesen wäre).[100] Die „Euthanasia Laws Bill" wurde am 9. 12. 1996 im House of Representatives angenommen, der Senat bestätigte das Gesetz am 24. 3. 1997.[101] Die Partei der „Euthanasie"-Befürworter versuchte noch, gegen diesen Beschluß vorzugehen, indem man eine Eingabe bei Generalgouverneur Sir William Deane machte, doch dieser unterzeichnete am 27. 3. 1997 das „Anti-Euthanasie"-Gesetz. Damit trat es sofort in Kraft.[102]

Nach der Verabschiedung der „Rights of the Terminally Ill Bill 1995" am 25. 5. 1995 machten sieben Patienten, alle an Krebs leidend, Gebrauch von der Möglichkeit, ärztliche „Euthanasie" zu beantragen.[103] Alle Patienten wurden von dem Arzt Dr. Philip Nitschke aus Darwin betreut. Von diesen sieben Patienten starben zwei, bevor das Gesetz am 1. 7. 1996 in Kraft trat.[104] Eine Patientin kam nach der Aufhebung des Gesetzes Mitte April 1997 durch „terminale Sedation" mit Morphium, Midazolam, Ketamin, Phenobarbital und Chlorpromazin zu Tode, Mittel, die von Nitschke angeblich zur Bekämpfung ihres „agitiert-depressiven Zustands"

[!] verabreicht wurden. Der „Coroner" beschloß in diesem Fall, keine strafrechtliche Verfolgung einzuleiten. Am 22. 9. 1996 beging als erster Patient der an Prostatakrebs leidende Rentner Bob Dent mittels der von Nitschke konstruierten „Euthanasie"-Maschine Suizid. Bei dieser Weiterentwicklung des Kevorkianschen „Mercitrons" betätigt der Suizident eine Taste an einem „Laptop"-Computer. Durch ein Computerprogramm mit dem Namen „Deliverance" gesteuert, wird über einen intravenösen Zugang – den der Arzt zuvor gelegt hat – zunächst ein Narkotikum, dann ein tödliches Medikament aus der „Euthanasie"-Maschine injiziert. Bis zum März 1997 starben drei weitere Menschen auf diese Weise. Nach der Aufhebung der „Rights of the Terminally Ill Bill 1995" des Northern Territory konstruierte Nitschke eine neue computergesteuerte Maschine, die nun nicht mehr den Tod, sondern „nur noch" ein „andauerndes Koma" induziert. Der Patient soll so schmerzfrei eines „natürlichen Todes" sterben, wobei der Arzt dem Tötungsvorwurf entgehen würde.

Auch nach dem Inkrafttreten der „Euthanasia Laws Bill" im März 1997 kam die Diskussion um die Legalisierung der „Euthanasie" in Australien nicht zur Ruhe. So muß z.B. noch der High Court of Australia zu den verfassungsrechtlichen Prämissen dieses Gesetzes Stellung nehmen.[105]

b) Exkurs: Peter Singer

Im Jahr 1979 erschien die Erstausgabe der „Praktischen Ethik" („Practical Ethics") des australischen Philosophen Peter Singer. Sie wurde 1984 in die deutsche Sprache übersetzt.[106] Eine überarbeitete Ausgabe in englischer Sprache erschien 1993, die deutsche Neuausgabe folgte 1994 (nach dieser Neuausgabe wird im folgenden zitiert).[107] Dieses Buch hatte zwar wesentlich mehr Einfluß auf die „Euthanasie"-Debatte in Deutschland als auf die in Australien (vor allem nach den Boykottmaßnahmen gegen Singer, die seit 1989 in Deutschland stattfanden). Dennoch soll es schon an dieser Stelle im australischen Kontext vorgestellt werden.

Peter Singer wurde 1946 als Sohn einer vor den Nationalsozialisten aus Österreich geflohenen jüdischen Familie in Melbourne geboren.[108] Drei seiner Großeltern waren in deutschen Konzentrationslagern umgebracht worden. Nach der philosophischen

Ausbildung an den Universitäten Melbourne und Oxford übernahm Singer Lehraufträge an Universitäten in England und in den USA. Seit 1977 lehrt er Philosophie in Clayton (Victoria). Singer ist in den angelsächsischen Ländern ein angesehener Fachphilosoph, er publizierte u.a. Bücher über zivilen Ungehorsam (1973), über Tierschutz („Animal Liberation" 1975; „Animal Rights and Human Obligations" 1976), über Marx (1980), über Hegel (1983) und über die „Reproduktionsrevolution" („Test-Tube Babies" 1982; „The Reproductive Revolution" 1984). Seit 1983 ist Singer auch Direktor eines Zentrums für „Human Bioethics" in der Nähe von Melbourne.

In der „Praktischen Ethik" propagiert Singer eine „konsequentialistische" Form der Ethik. Er vertritt dabei nicht die Position der bekanntesten Form des Konsequentialismus, des klassischen Utilitarismus, sondern die des sogenannten Präferenz-Utilitarismus. Der klassische Utilitarist in der Nachfolge eines Jeremy Bentham oder John Stuart Mill betrachtet eine Handlung dann als richtig, „wenn sie ebensoviel oder mehr Zuwachs an Glück für alle Betroffenen produziert als jede andere Handlung, und als falsch, wenn sie das nicht tut" (Singer 1994, S. 17). Singer dagegen zieht als Präferenz-Utilitarist die Präferenzen, also die Interessen der Betroffenen, in Betracht. Der Blickwinkel der Betrachtung soll dabei überindividuell sein: „Die Ethik verlangt von uns, daß wir über ‚Ich' und ‚Du' hinausgehen hin zu dem universalen Gesetz, dem universalisierbaren Urteil, dem Standpunkt des unparteiischen Beobachters oder idealen Betrachters [...]" (Singer 1994, S. 28). Vor allem den von ihm postulierten universalen Anspruch einer rationalen Ethik sieht Singer am ehesten vom Präferenz-Utilitarismus erfüllt, der als an den „best consequences" orientiert das favorisiere, was „per saldo die Interessen der Betroffenen fördert, und nicht bloß das, was Lust vermehrt und Unlust verringert" (Singer 1994, S. 31).

In seiner Betrachtung der Legitimierung von Tötung geht es Singer, wie er im vierten Kapitel („Weshalb ist töten unrecht?") darlegt, nicht nur um die Ethik der Tötung von Menschen, sondern von Lebewesen überhaupt. Wichtig ist, daß er dabei zwischen Personen und Nicht-Personen unterscheidet. Eine Person ist für ihn ein „rationales und selbstbewußtes Lebewesen" (Singer 1994, S. 120). Singer hält nun dafür, daß voller Lebensschutz nur

Personen zukomme (und nicht menschlichen Lebewesen an sich). Er begründet dies wie folgt: „Nach dem Präferenz-Utilitarismus ist eine Handlung, die der Präferenz irgendeines Wesens entgegensteht, ohne daß diese Präferenz durch entgegengesetzte Präferenzen ausgeglichen wird, moralisch falsch. Eine Person zu töten, die es vorzieht, weiterzuleben, ist daher, gleiche Umstände vorausgesetzt, unrecht" (Singer 1994, S. 128 f.). Singer fährt fort: „Für Präferenz-Utilitaristen ist die Tötung einer Person in der Regel schlimmer als die Tötung eines anderen Wesens, weil Personen in ihren Präferenzen sehr zukunftsorientiert sind. Eine Person zu töten bedeutet darum normalerweise nicht nur eine, sondern eine Vielzahl der zentralsten und bedeutendsten Präferenzen, die ein Wesen haben kann, zu verletzen" (Singer 1994, S. 129). Im Gegensatz dazu könne ein Wesen, das sich selbst nicht als Einheit mit einer Zukunft sehen könne, keine Präferenz hinsichtlich seiner Zukunft haben. Nach seiner Definition von Person durchaus folgerichtig entwickelt Singer im fünften Kapitel („Leben nehmen: Tiere"), daß zumindest einige Tiere als „Personen" angesehen werden könnten. Sie seien selbstbewußt, könnten bestimmte Formen von Sprache benutzen, hätten Gedächtnis und Zukunftsabsichten. Zu den Tierarten, die als „Quasi-Personen" schützenswert seien, zählt Singer auf jeden Fall Menschenaffen und bestimmte Säugetiere (Schwein, Hund, Katze, Wal etc.), eventuell müßten seiner Ansicht nach sogar alle Säugetiere als „Quasi-Personen" betrachtet werden (es ist von daher verständlich, daß Singer sich im Bereich des Tierschutzes engagiert).

Doch was bedeutet sein Ansatz für den Bereich des „Menschenschutzes"? Im sechsten Kapitel mit der Überschrift „Leben nehmen: Der Embryo und der Fötus" geht Singer zuerst auf das Problem der Abtreibung ein. Er gelangt in bezug auf die biologischen Grundlagen der Entwicklung des Menschen zu demselben Ergebnis wie die Vertreter einer „konservativen" Position, daß es nämlich eine klare Trennlinie zwischen dem befruchteten Ei und dem Erwachsenen nicht gebe. Daraus folgt für Singer allerdings nicht, daß das Leben des Fötus genauso geschützt sei wie das einer Person, denn der Fötus ist für ihn ja eine „Unperson". Er steht für Singer quasi noch unter bestimmten Tieren: „Denn bei jedem fairen Vergleich moralisch relevanter Eigenschaften wie Rationalität, Selbstbewußtsein, Autonomie, Lust- und Schmerzempfindung und so weiter haben das Kalb, das Schwein und das viel verspottete Huhn einen guten Vorsprung vor dem Fötus in jedem Stadium der Schwangerschaft – und wenn wir einen weniger als drei Monate alten Fötus nehmen, so würde sogar ein Fisch mehr Anzeichen von Bewußtsein zeigen" (Singer 1994, S. 196f.). Die Formulierungen Singers an dieser Stelle sind drastisch (sie waren es schon in der Erstausgabe!), die Folgerungen ebenso: „Ich schlage daher vor, dem Leben eines Fötus keinen größeren Wert zuzubilligen als dem Leben eines nichtmenschlichen Lebewesens auf einer ähnlichen Stufe der Rationalität, des Selbstbewußtseins, der Bewußtheit, der Empfindungsfähigkeit usw. Da kein Fötus eine Person ist, hat kein Fötus denselben Anspruch auf Leben wie eine Person" (Singer 1994, S. 197). Auch wenn man damit dem Fötus die Personalität abspreche, gebe es aber noch andere Argumente zu bedenken, die Auswirkungen auf die Freigabe des Schwangerschaftsabbruchs hätten. Der Fötus müsse spätestens dann, wenn er Schmerzen empfinden könne, als immerhin bewußtes Wesen betrachtet werden. Doch vor dieser Zeit – laut Singer vor der 18. Schwangerschaftswoche – beende der Schwangerschaftsabbruch „eine Existenz, die überhaupt keinen Wert an sich hat" (Singer 1994, S. 197). Nach dieser Zeit gelte: „Aber die ernsthaften Interessen der Frau würden normalerweise jederzeit vor den rudimentären Interessen selbst eines bewußten Fötus Vorrang haben" (Singer 1994, S. 197). Singer untersucht dann noch das Argument, daß der Fötus ja als potentielles Leben betrachtet werden könne, daß es also auch unrecht sei, ein potentielles menschliches Wesen zu töten. Doch mit dem Hinweis darauf, daß Potentialität nicht Aktualität sei, daß ein potentieller König noch nicht die Rechte eines Königs habe, erklärt Singer dieses Argument für hinfällig.

Es ist nach dem Ausgeführten nicht verwunderlich, daß Singer bezüglich der Möglichkeit des „Infantizids" dann folgendes ausführt: „Wenn der Fötus nicht denselben Anspruch auf Leben wie eine Person hat, dann hat ihn das Neugeborene offensichtlich auch nicht, und das Leben eines Neugeborenen hat für dieses weniger Wert als das Leben eines Schweins, eines Hundes oder eines Schimpansen für das nichtmenschliche Tier" (Singer 1994, S. 219). Erst ab der Zeit, in der sich das Kind als distinkte, in der Zeit existierende Einheit begreife, nach Singer ein zwar schwierig zu bestimmender Zeitpunkt, aber normalerweise nicht vor dem 2. oder 3. Lebensjahr anzusiedeln, genieße es als „Person" den vollen Lebensschutz. Singer fügt noch hinzu, daß im Falle des „Infantizids" auch das intuitive Moralempfinden der Menschen zu berücksichtigen sei (sozusagen das „vor-rationale" Moralempfinden). Dies würde wohl eher gegen eine solche Freigabe der Tötung nach der Geburt sprechen. Und da weitere Argumente wie z.B. die „Verständlichkeit" gegen eine solche „Tötungs"-Grenze weit nach der Geburt sprechen würden, folgt für Singer, daß das „Gesetz über Mord aus rechtlichen Gründen weiterhin unmittelbar nach der Geburt anzuwenden" (Singer 1994, S. 222) sei.[109]

Im siebten Kapitel „Leben nehmen: Menschen" unterscheidet Singer drei Formen der „Euthanasie": 1. Die „freiwillige Euthanasie" („voluntary euthanasia"), d.h. „Euthanasie" auf Verlangen der betroffenen Person. 2.) Die „unfreiwillige Euthanasie" („involuntary euthanasia"), d.h. „Euthanasie" gegen oder ohne den Willen einer zustimmungsfähigen Person. 3.) Die „nichtfreiwillige Euthanasie" („non-voluntary euthanasia"), d.h. „Euthanasie" bei einem menschlichen Wesen, das unfähig sei, die „Entscheidung zwischen Leben und Tod zu verstehen", z.B. a.) für unheilbar kranke oder schwerbehinderte Säuglinge oder b.) für Menschen, die durch Unfall, Krankheit oder hohes Alter diese Fähigkeit auf Dauer verloren haben.

Diese dritte Form analysiert Singer dann zuerst, und zwar zunächst in bezug auf die Gruppe der behinderten Säuglinge. Er wiederholt noch einmal, was er im vierten Kapitel entfaltet hatte, daß seiner Ansicht nach für die Rechtmäßigkeit der Tötung eines Menschen Eigenschaften wie Rationalität, Autonomie und Selbstbewußtsein entscheidend seien, nicht jedoch die Zugehörigkeit zur Spezies. Die Tötung eines Säuglings, der diese Eigenschaften nicht habe, könne also nicht mit dem Töten einer Person gleichgesetzt werden. Dies gelte sowohl für behinderte wie für nichtbehinderte Säuglinge. Der Unterschied zwischen der Tötung eines behinderten und der eines normalen Säuglings liegt nach Singer in anderen Erwägungen über das Töten. Ein wichtiger Grund gegen die Tötung eines normalen Säuglings sei etwa die Wirkung dieser Tötung auf die Eltern, die sich im Normalfall über die Geburt gefreut hätten. Es sei etwas anderes, wenn der Säugling behindert sei. Im Falle einer schweren Behinderung verwandle sich das

„normalerweise freudige Ereignis der Geburt in eine Bedrohung für das Glück der Eltern und anderer Kinder, die sie vielleicht haben" (Singer 1994, S. 234). Singer gibt zu, daß dies nicht so sein müsse. Einige Eltern wollten, daß ihr schwerbehindertes Kind so lange wie möglich lebe. Für die folgende Erörterung geht er aber davon aus, daß dies nicht der Fall sei und daß auch kein anderes Paar daran interessiert sei, den Säugling zu adoptieren. Solche Säuglinge seien nun wie nichtmenschliche Lebewesen zu betrachten, die Empfindungsfähigkeit, aber nicht Rationalität oder Selbstbewußtsein besitzen. Für ihr Schicksal sei die voraussichtliche Lebensqualität wichtig. In Fällen schwerer und schwerster Behinderung (Singer befindet sich in bezug auf die von ihm erwähnten Spina-bifida-Kinder und die entsprechenden Therapiemöglichkeiten allerdings noch auf dem Literatur- bzw. Forschungsstand von 1979!) sei das Leben eines solchen Säuglings so elend, daß es, „– sofern keine ‚äußeren' Gründe vorliegen wie etwa die Gefühle der Eltern –, besser ist, ihm ohne weiteres Leiden zum Sterben zu verhelfen" (Singer 1994, S. 236). Für Singer steht also fest, daß schwerbehinderte Säuglinge getötet werden dürfen.

Ein „schwierigeres" Problem ergebe sich aber etwa für Hämophiliefälle (Kinder mit der sogenannten „Bluter"-Krankheit). Die Lebensaussichten dieser Kinder seien nicht so „rosig" wie ohne Behinderung, aber auch nicht so „trübe", daß das Leben nicht lebenswert erschiene. Auch bei solchen Kinder kann sich Singer „Euthanasie" (auf Wunsch der Eltern) vorstellen. Dazu bemüht er die Analogie der Pränataldiagnostik mit nachfolgender Abtreibung, wie sie gerade in Hämophiliefällen oft durchgeführt werde. Diese Praxis sei weitgehend akzeptiert. Akzeptiere man aber diese Praxis, gebe es keine vernünftigen Gründe, einen späteren Zeitpunkt der „Selektion" zu verwerfen. Das Argument, daß eine solche Handlung unrecht deshalb sei, weil man dadurch lebenden Behinderten bedeute, ihr Leben sei weniger lebenswert als das von Nichtbehinderten, wollte Singer nicht gelten lassen. Denn die Behauptung von der schlechteren Lebensqualität der Behinderten sei „im Durchschnitt gesehen" (Singer 1994, S. 241) richtig. Singers Nachsatz, daß diese Äußerung „keinerlei Mißachtung" gegenüber Behinderten bedeute, sondern „einfach die Realität der Schwierigkeiten" anerkennen würde, denen sie ausgesetzt seien, kann allerdings nicht darüber hinwegtäuschen, daß seine Ausführungen eindeutig behindertenfeindlich sind.[110]

Singer kommt dann zur Gruppe der Menschen, die durch Unfall, Krankheit oder hohes Alter die Fähigkeit, ihre Zustimmung zur „Euthanasie" zu geben „für immer verloren" haben (an dieser Stelle wird übrigens deutlich, daß Singer nicht begriffen hat, daß bei Komapatienten – im Gegensatz zu „hirntoten" Patienten – eben nicht mit Sicherheit zu sagen ist, daß diese die Zustimmungsfähigkeit *für immer* verloren haben). In bezug auf die Legitimität der „nichtfreiwilligen Euthanasie" dieser Gruppe sieht Singer keinen prinzipiellen Unterschied zur „Säuglingseuthanasie". Doch er kann sich immerhin „vorstellen", daß die Freigabe dieser „Euthanasie"-Form zu „Unsicherheit oder Furcht unter denen führen wird, die, wenn nicht jetzt, so doch irgendwann einmal in ihren Anwendungsbereich fallen könnten. Ältere Menschen z.B., die wissen, daß nichtfreiwillige Euthanasie manchmal bei senilen älteren Patienten angewendet wird, die bettlägerig und leidend sind und nicht die Fähigkeit haben, den Tod zu akzeptieren oder zurückzuweisen, könnten befürchten, daß jede Spritze oder Pille ihnen den Tod bringt" (Singer 1994, S. 246). Deshalb könne die Gesellschaft (Singer macht nur „Vorschläge", die Gesellschaft soll entscheiden) auch auf die Freigabe verzichten. Oder sie könne ein Sicherungsverfahren einführen, das es denjenigen, welche die „nichtfreiwillige Euthanasie" unter keinen Umständen wünschen, ermögliche, ihre Weigerung schriftlich festzuhalten. Wer nicht widersprochen habe, könne dann getötet werden.

Die Tötung einer „Nicht-Person" ist für Singer also, sollten keine Präferenzen anderer Menschen beeinträchtigt werden, prinzipiell zulässig. Doch auch die Tötung einer Person erachtet Singer für erlaubt, und zwar dann, wenn diese Person selbst dies will. Im Kapitel über „freiwillige Euthanasie" betrachtet er nur die „einfacheren" Fälle, in denen der Patient noch in der Lage sei, seine Wünsche zu äußern.[111] Für Singer sprechen alle von ihm in Betracht gezogenen moralischen Prinzipien (nicht nur Respektierung der Präferenzen eines Patienten, sondern auch Respektierung seiner Autonomie, Respektierung seines Rechts auf Privatleben und das Prinzip der Vermeidung von Leid im Sinne des klassischen Utilitarismus) eher für als gegen die „freiwillige Euthanasie". Diese Gründe seien so gewichtig, daß die sonst vorzubringenden Gründe gegen die Tötung einer Person zurücktreten müßten. Das Argument eines möglichen Mißbrauchs etwa bei Bedrängung der Betroffenen durch Angehörige sieht Singer nicht für schwerwiegend an. Er glaubt, daß dies durch Regelungen wie etwa in den Niederlanden auszuschließen sei. Die entsprechenden Richtlinien gibt er ausführlich wieder (Singer 1994, S. 251). In der Erstausgabe hatte er übrigens noch auf entsprechende Richtlinien von „Gesellschaften für freiwillige Euthanasie in Großbritannien und anderswo" verwiesen.[112]

Das Argument, man würde durch dieses Verfahren einige vielleicht doch heilbare Kranke „unnötig" töten, akzeptiert Singer mit dem lapidaren Hinweis darauf, daß nun einmal die Wahrscheinlichkeit „Führerin des Lebens" sei, nicht. Es müßte eher die hohe Zahl der Profitierenden berücksichtigt werden. Auch das Argument, ausreichende Schmerztherapie und gute Betreuung (etwa in einem Hospiz) würden die „aktive Euthanasie" überflüssig machen, weist Singer zurück. Es gebe seiner Ansicht nach durchaus entwürdigende Umstände einer terminalen Krankheit (z. B. Erbrechen, Inkontinenz etc), die das Leben für einen Betroffenen trotz Schmerztherapie und guter Betreuung nicht mehr lebenswert machen könnten.

Ganz kurz nur geht Singer auf die „unfreiwillige Euthanasie" ein, für die er – die „literarischen Sonderfälle" ausgenommen (etwa wenn eine Geisel eine andere Geisel töte, um ihr Folter „zu ersparen") – keine Rechtfertigung findet.

Singers präferenz-utilitaristische Argumentation für die Freigabe der „aktiven Euthanasie" Schwerkranker auf Verlangen und schwerstbehinderter Säuglinge (auf Verlangen der Eltern) ist in vielerlei Hinsicht kritikwürdig. Konzentriert man sich nur auf die Hauptlinien seiner Argumentation, dann ist folgendes festzuhalten: Zum einen überschätzt Singer bei seiner Argumentation für die „aktive Euthanasie" die Autonomie des Individuums. Er will offensichtlich nicht wahrhaben, daß „Interessen" gesellschaftlich vermittelt sind, und er will offensichtlich auch nicht wahrhaben, daß seine Argumentation eine „Euthanasie"-Mentalität befördert. Denn natürlich entsteht durch die Freigabe oder Duldung der „Euthanasie" ein starker Druck auf Kranke und Alte, die „Euthanasie" zu „wollen". Zum anderen ist seine Prämisse zurückzuweisen, daß vollen Lebensschutz nur eine „Person" genieße, also ein „selbstbewußtes und rationales Wesen". Damit wird die nun einmal menschliche, aber eben nicht rationale „Seinsart" eines Embryos oder eines Wachkomapatienten „verfehlt". Diese werden als „Un-Personen" aus dem Raum des Menschlichen hinausdefiniert. Dahinter steht eine elitäre Anthropologie, die einer radikalen körperlichen und geistigen Gesundheits- und Leistungsutopie entspricht. Diese Anthropologie qualifiziert Behinderte, Kranke und Alte ab. Von daher ist Singers „Praktische Ethik" zurückzuweisen.

4. Niederlande

Bis in die späten 60er Jahre gab es in den Niederlanden keine nennenswerte Diskussion über die „Euthanasie".[113] Tötung auf Verlangen und Beihilfe zum Selbstmord waren nach Artikel 293 bzw. 294 des Niederländischen Strafgesetzbuches verboten.[114] 1969 erschien das Buch des Nervenarztes Jan Hendrik van den Berg „Ärztliche Macht und ärztliche Ethik".[115] Der Autor attackierte in diesem Buch, von dem rasch mehrere Auflagen gedruckt wurden, die Tendenz der modernen Medizin zur „sinnlosen" Lebens- und Leidensverlängerung. Er plädierte ferner für die Freigabe der „Euthanasie" bei mißgebildeten Kindern. Eine breitere öffentliche Debatte über „Euthanasie" in den Niederlanden begann dann Anfang der 70er Jahre. Es war der im Kapitel VII.3. schon referierte Fall der Ärztin Geertruida Postma-van Boven, der die Diskussion entfachte. Die Ärztin wurde im Februar 1973 von einem Distriktgericht in Leeuwarden nach Artikel 293 zu einer symbolischen Strafe von einer Woche Gefängnis auf Bewährung verurteilt, weil sie ihre 78jährige schwerkranke Mutter im Oktober 1971 durch eine Morphiuminjektion getötet hatte. Eine wichtige Rolle bei dem Prozeß spielte die Expertise eines Arztes, der gefragt wurde, wann ein „durchschnittlicher holländischer Arzt" es für richtig ansehen würde, das Leben des Patienten nicht „bis zum äußersten" zu verlängern.[116] Obwohl die meisten dargelegten Gründe (Unheilbarkeit der Krankheit, subjektiv unerträgliches Leiden, schriftliche Fixierung des Todeswunsches, schon begonnene Sterbephase) auf den konkreten Fall nicht zutrafen, fiel das Urteil, gestützt auf diese Expertise, wie erwähnt sehr milde aus.

Vor allem wurde betont, daß die Motive der Ärztin über jeden Zweifel erhaben gewesen seien.

Im Zusammenhang mit dem Leeuwarden-Fall veröffentlichte die „Königliche Niederländische Ärztevereinigung" im Jahr 1973 eine „provisorische Stellungnahme zur Euthanasie".[117] Demnach sollte „Euthanasie" weiterhin strafbar sein, doch es sollte den Gerichten die Möglichkeit der Prüfung eingeräumt werden, ob die Handlung des Arztes als außerordentliche Maßnahme im Zustand der Pflichtenkollision erfolgt sei und von daher straflos bleiben könne. Im Zusammenhang mit dem Leeuwarden-Fall ist auch die 1973 erfolgte Gründung der „Niederländischen Vereinigung für Freiwillige Euthanasie" („Nederlandse vereniging voor vrijwillige Euthanasie") zu sehen.[118] Doch trotz der Vorstöße dieser „Vereinigung" und der fast zeitgleich gegründeten „Stiftung Freiwillige Euthanasie" („Stichting Vrijwillige Euthanasie")[119] blieben sowohl „aktive Euthanasie" (ärztliche Tötung auf Verlangen) als auch Beihilfe zum Suizid nach Artikel 293 und 294 des Holländischen Strafgesetzbuches weiterhin strafbar.

1981 wurde ein „Nicht-Arzt" wegen Beihilfe zum Suizid von einem Distriktgericht in Rotterdam verurteilt.[120] In der Urteilsbegründung legte das Gericht aber Bedingungen fest, unter denen „aktive Euthanasie" straffrei bleiben könne, wenn sie von einem Arzt ausgeführt würde. Genannt wurden z. B. unerträgliches Leid des Patienten, freiwilliger Entschluß des Patienten, vorhandene Urteilsfähigkeit des Patienten, Diskussion von Alternativen und Einschaltung eines weiteren Arztes. Viele der nachfolgenden Stellungnahmen zu diesem Urteil und zu dieser Kriterienliste waren positiv. Das niederländische Justizministerium reagierte. In Zusammenarbeit mit leitenden Staatsanwälten wurde festgelegt, daß künftig jeder gemeldete oder bekanntgewordene Fall von „Euthanasie" im Rahmen der regelmäßig stattfindenden Treffen der leitenden Staatsanwälte der Berufungsgerichte diskutiert werden sollte. Bei diesen Treffen sollte entschieden werden, ob eine Strafverfolgung einzuleiten sei (Grundlage der Entscheidung seien die von den Gerichten in Leeuwarden und Rotterdam entwickelten Kriterien). Damit wurde ein deutliches Signal gegeben, daß „ärztliche Euthanasie" künftig nicht mehr strikt nach Artikel 293 des Strafgesetzbuches verfolgt werden würde.

Ein weiterer Fall, diesmal von „ärztlicher Euthanasie", beschäftigte wenig später die Gerichte. 1982 hatte ein Arzt in Purmerend eine 95jährige „schwerkranke" Patientin mit zwei Injektionen eines nicht näher bezeichneten Mittels auf ihre wiederholt geäußerte Bitte hin getötet.[121] Das Distriktgericht in Alkmaar sprach den Arzt 1982 frei. In der Urteilsbegründung hieß es, daß die Patientin das Recht habe, über ihr Lebensende zu bestimmen. Der Arzt habe ihre Bitte „ernsthaft" geprüft und ihr dann entsprochen. Somit liege kein Verbrechen vor. Der Staatsanwalt ging in die Berufung. Das Berufungsgericht in Amsterdam sprach den Arzt 1983 schuldig. Er habe geltendes Recht verletzt, eine Legitimation aufgrund „höherer Gewalt" sei nicht erkennbar geworden. Daraufhin legte der Arzt mit Unterstützung der „Niederländischen Vereinigung für Freiwillige Euthanasie" Berufung ein, die vor dem Obersten Gerichtshof der Niederlande mit Sitz in Den Haag im Jahr 1984 verhandelt wurde.

Der Oberste Gerichtshof bestätigte zwar die Auffassung der Vorinstanz, daß eine „materielle Schuld" vorliege, doch er hob das Urteil wegen „zu limitierter Perspektive" auf und verwies den Fall zur Neuverhandlung an ein anderes Berufungsgericht. Die Vorinstanz in Amsterdam habe, so der Oberste Gerichtshof, keine Aussage darüber getroffen, ob es andere Möglichkeiten der Leidensminderung bei der Patientin gegeben habe (wie sie im Urteil der ersten Instanz in Alkmaar angedeutet worden waren). Auch sei nicht mit der nötigen Sorgfalt untersucht worden, ob der Arzt nicht im „Notstand" („noodtoestand") gehandelt habe, ob er nicht durch „höhere Gewalt" gezwungen worden sei, der Patientin zu einem schmerzlosen Ende zu verhelfen. Diese Anmerkung bezog sich explizit auf Artikel 40 des Niederländischen Strafgesetzbuches, wonach ein durch „höhere Gewalt" veranlaßtes Vergehen nicht strafbar ist.[122]

Das Berufungsgericht in Den Haag erbat sich vor seiner Entscheidung eine Stellungnahme der „Königlichen Niederländischen Ärztevereinigung".[123] Der Vorstand dieser Vereinigung entsprach der Bitte. Nach der im Juni 1986 veröffentlichten Stellungnahme war die Ärztevereinigung der Ansicht, daß es durchaus Situationen geben könne, in denen Arzt und Patient „mit dem Rücken zur Wand stünden", in denen der Arzt also durch „höhere Gewalt" gezwungen sei, dem Wunsch des Patienten nach „Euthanasie" nachzugeben.[124] Nicht zuletzt aufgrund dieser Stellungnahme der Ärztevereinigung sprach das Berufungsgericht in Den Haag den angeklagten Arzt 1986 frei.[125]

Die Ärztevereinigung hatte sich 1984, und zwar schon vor der erwähnten Entscheidung des Obersten Gerichtshofes, die in diesem Jahr erging, in einem Schreiben an das Justizministerium für eine Gesetzesänderung eingesetzt, wonach „aktive Euthanasie" zulässig sein sollte.[126] Doch der Staatsrat unter Vorsitz der Königin, der in den Niederlanden jeden Gesetzentwurf noch vor der parlamentarischen Beratung billigen muß, wies dieses Ansinnen mit der Bemerkung zurück, daß man zum einen die juristische Entscheidung im Alkmaar-Fall, zum anderen den Bericht der 1982 eingesetzten „Staatlichen Kommission zur Euthanasiefrage" abzuwarten habe. Daraufhin publizierte die Ärztevereinigung im August 1984 eine Stellungnahme zum Thema „Euthanasie".[127] „Euthanasie" wurde darin als „aktive Tötungshandlung auf Verlangen" definiert. Die „aktive Euthanasie" sollte vom Arzt nur in Ausnahmefällen durchgeführt werden, sozusagen als „letzte Zuflucht". Folgende fünf Kriterien müßten erfüllt sein: 1.) Es müsse eine „freiwillige" Entscheidung des Patienten sein. 2.) Es müsse eine „wohlüberlegte" Forderung sein. 3.) Die „Euthanasie"-Forderung müsse wiederholt geäußert werden („stabil" sein). 4.) Der Patient müsse „unerträgliches Leid" erdulden. 5.) Ein ärztlicher Kollege müsse vorab konsultiert werden. Die Tendenz dieser Stellungnahme, obwohl explizit keine Änderung der Artikel 293 und 294 gefordert wurde, war doch eindeutig: Die „aktive Euthanasie" wurde als „medizinische Maßnahme" gebilligt. Dem entsprach auch, daß die Ärztevereinigung zusammen mit der „Niederländischen Krankenpflegevereinigung" im Jahr 1987 „praktische Richtlinien" zur Durchführung der „aktiven Euthanasie" herausgab.[128] Als relativ aktuelle Entwicklung ist noch zu ergänzen, daß der Vorstand der Ärztevereinigung 1995 in einer Stellungnahme zwar immer noch die „aktive Euthanasie" in gewissen Fällen für zulässig erachtete, daß er aber doch „im Prinzip" die „Beihilfe zum Suizid" in den Fällen empfahl, in denen der Patient z.B. noch selbst ein tödliches Mittel einnehmen könne.[129] Diese Art der Einnahme würde am besten ausdrücken, daß eine autonome Entscheidung des Patienten vorliege.

Doch zurück in die 80er Jahre: Die schon erwähnte 1982 eingesetzte „Staatliche Kommission zur Euthanasiefrage" veröffentlichte ihren Bericht im August 1985.[130] Die Kommission empfahl mit deutlicher Mehrheit, daß in Artikel 293 des Strafgesetzbuches (Tötung auf Verlangen) eine Ausnahmeregelung für Ärzte aufgenommen werden sollte, die bei einem Patienten unter Beachtung bestimmter Kautelen „aktive Euthanasie" durchführen würden.[131]

Im Jahr 1985, und zwar noch vor der Veröffentlichung dieses Kommissionsberichts, brachte die Abgeordnete Frau Wessel-Tuinstra von der kleinen D 66-Partei einen Gesetzentwurf im Unterhaus des niederländischen Parlaments ein, um „aktive Euthanasie" durch eine Änderung des Artikels 293 zu legalisieren.[132] Nach dem Erscheinen des Kommissonsberichts wurde das Wessel-Tuinstra-Gesetz, wie der Entwurf genannt wurde, den Vorschlägen der Kommission entsprechend überarbeitet. Dieser überarbeitete Entwurf wurde jedoch von den Christdemokraten, die zusammen mit der Konservativen Partei die Regierung bildeten, abgelehnt. Die Regierung stellte daraufhin im Januar 1986 einen neuen Entwurf vor, wonach „aktive Euthanasie" nur dann angewandt werden dürfe, wenn der unheilbar kranke Patient sich schon in der „Sterbephase" befinde. In einem Begleitschreiben machten die zuständigen Minister jedoch klar, daß die Regierung derzeit „eigentlich" keine Gesetzesänderung wünsche, sondern eher abwarten wolle, bis letztinstanzliche Entscheidungen von Gerichten zu den relevanten Themenkomplexen vorliegen würden (das Berufungsgericht in Den Haag hatte sein Urteil im Alkmaar-Fall zu diesem Zeitpunkt noch nicht gesprochen).

Nach einigem Hin und Her wurden sowohl der Wessel-Tuinstra-Vorschlag als auch der Vorschlag der Regierung dem Staatsrat zur Begutachtung vorgelegt.[133] Im Juli 1986 empfahl der Staatsrat der Regierung, von einer Gesetzesänderung abzusehen. Er schloß sich der Ansicht der Fachminister an, zunächst einmal abzuwarten, bis die Gerichte gesprochen hatten. Doch dieser Vorschlag wurde von der Regierung nicht akzeptiert. Nach erneutem Hin und Her (u. a. wurde auch der Europarat konsultiert) formulierte die Regierung im Dezember 1987 einen neuen Vorschlag, wonach Artikel 293 im Prinzip unverändert bleiben sollte, jedoch durch Änderung des „Gesetzes zur Ausübung der ärztlichen Praxis" die „aktive Euthanasie" straffrei werden sollte. Dieser

Entwurf sollte im Frühjahr 1989 beraten werden. Dies wurde jedoch durch das Auseinanderbrechen der konservativ-christdemokratischen Koalition verhindert.

Im Jahr 1989 beschloß die neugebildete Koalitionsregierung aus Christdemokraten und Arbeiterpartei, im Bereich „Euthanasie" zunächst nicht legislativ tätig zu werden.[134] Es wurde jedoch eine Kommission eingesetzt, um einen Bericht über die Praxis der „Euthanasie" und „euthanasie-verwandter Handlungen" in den Niederlanden zu erarbeiten. Diese Kommission, die später nach dem Vorsitzenden Prof. Jan Remmelink, dem Generalstaatsanwalt am Obersten Gerichtshof der Niederlande, Remmelink-Kommission genannt wurde, nahm im Februar 1990 ihre Arbeit auf.[135] Die Kommission gab eine empirische Untersuchung in Auftrag, die im Sommer 1991 abgeschlossen wurde. Die Niederländische Ärztevereinigung unterstützte die Durchführung der Untersuchung, nachdem die Regierung zugestimmt hatte, das Meldeverfahren für „Euthanasie"-Fälle zu ändern (dieses Meldeverfahren wurde dann 1994 in das niederländische Bestattungsgesetz aufgenommen).[136] Die empirische Untersuchung wurde in Teilstudien aufgegliedert.[137] Im Rahmen der wichtigsten Teiluntersuchung erhielten Ärzte zunächst einen Fragebogen und wurden anschließend (zwischen Oktober 1990 und Februar 1991) interviewt.[138] Die Ärzte wurden zufällig aus der Gruppe der niederländischen Allgemeinärzte, der Gruppe der Ärzte in Pflegeheimen und bestimmter Untergruppen der an Kliniken tätigen Fachärzte (Fachärzte der Kardiologie, der Chirurgie, Inneren Medizin, der Pulmonologie und der Neurologie) ausgewählt.[139] Die Analyse der Antworten von 405 letztendlich befragten Ärzten (152 Allgemeinärzte, 50 Ärzte in Pflegeheimen und 203 Klinikärzte) ergab, daß 54% von ihnen schon einmal „aktive Euthanasie" ausgeübt oder Beihilfe zum Suizid geleistet hatten.[140] 34% der befragten Ärzte hatten noch keine „aktive Euthanasie" ausgeübt oder Beihilfe zum Suizid geleistet, hielten dies aber unter bestimmten Bedingungen für vorstellbar. Da auch gefragt worden war, wie oft ein Arzt in den letzten 24 Monaten „aktive Euthanasie" durchgeführt hatte, konnte man errechnen, daß 1,9% der Todesfälle im „Einzugsbereich" dieser Ärzte auf „aktive Euthanasie" zurückzuführen waren (Beihilfe zum Suizid machte 0,3% der Todesfälle aus). Die beiden anderen von dieser Forschungsgruppe durchgeführten Teilstudien erbrachten vergleichbare Ergebnisse.[141] Die Untersucher gelangten summa summarum zu dem Schluß, daß ca. 1,8% aller Todesfälle in den Niederlanden durch „aktive Euthanasie", ca. 0,3% auf ärztliche Beihilfe zum Suizid zustande kamen.[142] Da die Sterbeziffer im Jahr 1990 bei ca. 130 000 lag, konnte man abschätzen, daß in diesem Jahr ca. 2300 Todesfälle auf „Euthanasie" und ca. 400 auf ärztliche Beihilfe zum Suizid zurückgingen. Von diesen zusammen etwa 2700 Fällen von „ärztlich assistiertem Tod" – wie es in den entsprechenden Publikationen etwas euphemistisch hieß – des Jahres 1990 wurden nur 454 dem „Coroner" bzw. Staatsanwalt gemeldet, was einer Meldequote von ca. 18% entsprach.[143] Auch wenn man die Zahl der gemeldeten Fälle des Jahres 1991 berücksichtigt, die bei 591 lag, blieb die Meldequote doch bezogen auf ca. 2700 Todesfälle relativ gering.

Durch diese Untersuchung wurde deutlich, daß „aktive Euthanasie" und ärztliche Beihilfe zum Suizid in den Niederlanden doch in beträchtlichem Ausmaß vorkamen. Überdies wurde von der Untersuchergruppe noch berichtet, daß ca. 0,8% der Todesfälle in den Niederlanden (ca. 1000 Todesfälle pro Jahr) auf „nichtfreiwillige Euthanasie" (ohne explizite Einwilligung des Patienten, z.B. bei Bewußtlosen) zurückzuführen waren. Diese Fälle entsprachen sicher nicht den in den Meldevorschriften von 1990 festgelegten Kriterien, wonach nur „freiwillige" Euthanasie zulässig gewesen wäre. Auch weitere Ergebnisse der Studie wiesen auf fragwürdiges Verhalten der „Euthanasie"-Praktiker hin. So gaben die Patienten nach den Aussagen der Ärzte (Mehrfachnennungen waren möglich) am häufigsten Verlust der Menschenwürde (57%) und Schmerzen (46%) als Begründung für ihren Wunsch nach „Euthanasie" oder Beihilfe zum Suizid an.[144] Hier wäre eine bessere Palliativtherapie sicherlich eher angezeigt gewesen wäre als „finale Euthanasie".[145]

Die Remmelink-Kommission empfahl in ihrem Abschlußbericht, der im September 1991 publiziert wurde, die „Euthanasie" formal nicht zu legalisieren, aber doch das Bestattungsgesetz so zu ändern, daß bei Einhaltung gewisser Verfahrensregeln gemeldete Fälle von „Euthanasie" und Beihilfe zum Suizid nicht strafverfolgt werden würden,[146] Ein entsprechender Gesetzentwurf („Gesetz 22572") wurde dann auch von der Regierung im April 1992 im Parlament eingebracht und von diesem im Februar 1993 verabschiedet. Auch der Senat stimmte zu, so daß das Gesetz am 1. 6. 1994 in Kraft trat.[147] Demnach sind Artikel 293 und 294 des Strafgesetzbuches weiter gültig. Ein Arzt, der „aktive Euthanasie" geleistet hat, bleibt allerdings straffrei, wenn die Staatsanwaltschaft der Ansicht ist, daß die vorgeschriebenen Kautelen (diese gehen aus dem im Anhang des Bestattungsgesetzes abgedruckten Fragebogen hervor, den der Arzt ausfüllen muß) eingehalten wurden. Diese Kautelen sind (neben vollständiger Dokumentation):

1. Der Patient muß freiwillig um Sterbehilfe bitten und diesen Wunsch wiederholt vortragen.

2. Der Patient muß voll aufgeklärt sein.

3. Die Situation des Patienten muß „unerträglich" und „hoffnungslos" sein.

4. Akzeptable medizinische Alternativen sind nicht mehr vorhanden.

5. Die Meinung eines zweiten Arztes muß eingeholt werden.

Nach einer neueren Untersuchung, die im wesentlichen wie die von 1990/1991 angelegt war, nahm die Inzidenz sowohl von „aktiver Euthanasie" als auch von ärztlicher Beihilfe zum Suizid leicht zu.[148] In der Hauptuntersuchung wurden von November 1995 bis Februar 1996 405 Ärzte befragt (diesmal 124 Allgemeinärzte, 74 Ärzte in Pflegeheimen, 207 Klinikärzte).[149] Man fand, daß 2,3% der Todesfälle in den Niederlanden durch „aktive Euthanasie" und 0,4% der Todesfälle durch „ärztliche Beihilfe zum Suizid" erfolgten (also insgesamt ca. 3.600 Todesfälle durch „ärztlich assistierten Tod").[150] In weiteren 0,7% der Fälle wurde „Euthanasie" ohne die direkte Zustimmung eines urteilsfähigen Patienten durchgeführt. Aus einer späteren Studie derselben Forschergruppe ging hervor, daß 1995 zwar nun 1466 Fälle von „aktiver Euthanasie" und „ärztlicher Beihilfe zum Suizid" gemeldet wurden, doch entsprach dies bei insgesamt ca. 3600 Fällen von „physician-assisted death" nur einer Meldequote von 41%.[151] Anders ausgedrückt: 1995 meldeten niederländische Ärzte immer noch in ca. 60% der Fälle „Euthanasie" und „ärztliche Beihilfe zum Suizid" *nicht* an den „Coroner". Eine auch nur minimale externe Kontrolle war in diesen Fällen nicht gewährleistet.

Zwischenzeitlich wurden mehrere Fälle bekannt, die belegen, daß das niederländische „Euthanasie"-Modell durchaus nicht so „sicher" ist, wie viele der Befürworter es gerne sehen würden. So händigte ein Arzt einer depressiven Patientin auf ihre Bitte hin Arzneimittel in tödlicher Dosis aus, so daß sie sich das Leben nehmen konnte.[152] So wurden z.B. unheilbar kranke Patienten von Familienangehörigen oder auch von ihrem Hausarzt mit mehr oder weniger subtilen Methoden genötigt, die „Euthanasie" zu „verlangen".[153] Dies bestätigt die Ansicht z.B. von Prof. Robert Twycross, dem englischen Spezialisten auf dem Gebiet der Palliativmedizin, der vor der Herausbildung einer „Euthanasie"-Mentalität in den Niederlanden warnte. Twycross prognostizierte übrigens, daß es in Zukunft in den Niederlanden kaum noch Unterstützung für die Weiterentwicklung der Palliativmedizin geben werde, denn die Euthanasie sei „einfacher, billiger und weniger anstrengend".[154]

IX. „Fälle und Probleme": Zur Diskussion um „Euthanasie" und Sterbehilfe in Deutschland (seit 1980)

Nach dieser Betrachtung ausgewählter ausländischer „Euthanasie"-Diskurse wieder zurück nach Deutschland. Die Darstellung der Entwicklung der „Euthanasie" Diskussion war hier 1979 unterbrochen worden, dem Jahr, in dem die „Richtlinien für die Sterbehilfe" der Bundesärztekammer erschienen waren. Für die Folgezeit sind drei Schwerpunkte der Debatte zu unterscheiden: Zum einen gab es (wie in anderen Ländern auch) Forderungen nach Legalisierung der „aktiven Sterbehilfe", die allerdings ohne Erfolg blieben. Da die vorgebrachten Argumente durchweg bekannt sind, erübrigt sich eine eingehende Darstellung. Zum zweiten wurde über die „passive Sterbehilfe" eingehend diskutiert,[1] wobei es vor allem um die Frage ging, ob man lebensverlängernde Maßnahmen auch bei „noch nicht Sterbenden", z.B. bei Patienten im „persistierenden apallischen Syndrom", absetzen dürfe. Zum dritten gab es in Deutschland auch eine – allerdings im Vergleich zu den USA oder zu Australien deutlich schwächer ausgeprägte – Debatte um die „ärztliche Beihilfe zum Suizid". Zu den zuletzt genannten Bereichen „passive Sterbehilfe" und „ärztliche Beihilfe zum Suizid" ergingen mehrere Gerichtsurteile, die als Fixpunkte der folgenden Darstellung dienen sollen (Wittig-Fall, Bundesgerichtshof 1984; Hackethal-Fall, Oberlandesgericht München 1987; Kemptener Fall, Bundesgerichtshof 1994; Frankfurter Fall, Oberlandesgericht Frankfurt 1998). Gesondert ist auf die Zeit zwischen 1984 und 1986 einzugehen, in der rechtspolitisch die Frage erörtert wurde, ob eine gesetzliche Regelung des Sterbehilfekomplexes erfolgen solle.

1. Der Arzt und der bewußtlose Suizident: Zum Wittig-Fall

Man stelle sich vor: Ein Arzt wird zu Beginn der 80er Jahre in Deutschland von einem schwerkranken Patienten um „aktive Sterbehilfe" oder zumindest um Verschreibung eines tödlichen Mittels gebeten. Der Arzt will sich über die Rechtslage informieren. Er schlägt das Strafgesetzbuch auf. Hier findet er, daß Tötung auf Verlangen nach § 216 strafbar ist. Zum Thema Suizid bzw. Beihilfe zum Suizid findet er jedoch nichts. Er befragt daraufhin einen Rechtsanwalt. Dieser informiert ihn darüber, daß es hierzu keine explizite gesetzliche Regelung gebe. In der Rechtsprechung sei jedoch herausgestellt worden, daß Beihilfe zum Suizid zumindest dann straffrei bleibe, wenn sie sich auf bloße Förderungsmaßnahmen beschränke und die Selbsttötung auf einer freiverantwortlichen Willensentschließung des Suizidenten beruhe.[2] Ungeklärt sei der Bereich des tatenlosen Geschehenlassens einer Selbsttötung, speziell, wenn ein Arzt beteiligt sei. Der Rechtsanwalt konnte dem Arzt dann vielleicht noch mitteilen, daß zu erwarten sei, daß der Bundesgerichtshof sich demnächst zu dieser strittigen Frage äußern werde.

Die von dem fiktiven Rechtsanwalt angekündigte Entscheidung des Bundesgerichtshofes in Karlsruhe erging tatsächlich 1984.[3] Der zugrundeliegende Fall ereignete sich im November 1981. Der niedergelassene Arzt Dr. Wittig behandelte als Hausarzt eine 76-jährige Witwe. Sie litt an hochgradiger Verkalkung der Herzkranzgefäße sowie an Hüft- und Kniearthrose. Ihr Ehemann war im März 1981 gestorben, seither hatte sie des öfteren Dr. Wittig gegenüber geäußert, daß sie sterben wolle. Im Oktober 1980 schrieb sie in einer „Willenserklärung", die der Arzt kannte, daß sie darum bitte, im Falle einer schweren Erkrankung nicht intensivmedizinisch behandelt zu werden. Im April 1981 verfaßte sie ein weiteres Schriftstück etwa desselben Inhalts, nun mit der zusätzlichen Erklärung: „Ich bin über 76 Jahre alt und möchte nicht länger leben." Bei einem Hausbesuch am 28. 11. 1981 fand der Arzt die Tür zur Wohnung der Witwe verschlossen vor. Mit Hilfe eines Bekannten der Frau, der einen Zweitschlüssel besaß, verschaffte er sich Zugang zur Wohnung. Die Frau lag bewußtlos auf der Couch. Sie hatte eine Überdosis Morphium und Schlafmittel eingenommen. In der Hand hielt sie einen Zettel: „An meinen Arzt – bitte kein Krankenhaus – Erlösung!" Sie atmete nur noch schwach, der Puls war kaum zu fühlen. Dr. Wittig griff nicht ein, rief insbesondere keinen Notarzt. Er nahm nach eigener (nicht ganz logischer!) Aussage an, daß die Patientin „nicht, jedenfalls nicht ohne schwere Dauerschäden" zu retten sein würde. Er blieb zusammen mit dem Bekannten der Frau in der Wohnung und stellte am nächsten Morgen gegen 7 Uhr den Tod fest. Es ließ sich später nicht klären, ob das Leben der Frau bei sofortiger Einlieferung in ein Krankenhaus hätte gerettet werden können. Gegen Dr. Wittig und den Bekannten der Witwe wurde Anklage vor dem Landgericht Krefeld erhoben. Dieses sprach die Angeklagten frei. Der Freispruch des Bekannten der Witwe wurde rechtskräftig. Wegen des Freispruchs von Dr. Wittig ging die Staatsanwaltschaft in Revision, die wegen der grundsätzlichen Bedeutung des Falls vom Bundesgerichtshof in Karlsruhe übernommen wurde. Das entsprechende Urteil des 3. Strafsenats erging am 4. 7. 1984.

Der Bundesgerichtshof kam in seiner Entscheidung zum selben Ergebnis wie das Landgericht Krefeld (Freispruch für Dr. Wittig), führte jedoch z. T. andere Gründe dafür an. Ohne auf dieses Urteil im einzelnen eingehen zu können, sei mit Blick auf die Sterbehilfe-Diskussion folgendes vermerkt: Der Bundesgerichtshof ging davon aus, daß Dr. Wittig nach der Untersuchung der bewußtlosen Witwe auf jeden Fall untätig bleiben wollte, auch wenn er vielleicht doch eine Chance gesehen habe, ihr Leben zu retten (unter Inkaufnahme schwerer Dauerschäden). Von daher komme eine Bestrafung wegen versuchter Tötung durch Unterlassen ärztlicher Hilfsmaßnahmen nach § 212 oder – bei Privilegierung durch den ausdrücklichen und ernstlichen Wunsch des Opfers – nach § 216 in Frage. Das Landgericht habe hier (wegen des wiederholt geäußerten Wunsches der Witwe, sie sterben zu lassen) zutreffend allein eine Tötung auf Verlangen in Betracht gezogen. Doch die Begründung des Landgerichts für den Freispruch, wonach der Arzt sich nur dem Willen des Suizidenten untergeordnet habe, wurde verworfen. Es folgten längere Ausführungen zur strafrechtlichen Beurteilung der Beihilfe zum Suizid, auf die hier nicht eingegangen werden kann. Letztlich hielt der Bundesgerichtshof fest, daß – wie in einer früheren Entscheidung schon formuliert – der Wille des Suizidenten grundsätzlich unbeachtlich sei.[4] Nur so könne § 323 c StGB, der unterlassene Hilfeleistung mit Strafe bedrohe, seine dem solidarischen Lebensschutz dienende Funktion auch in bezug auf Suizid erfüllen.

Obwohl diese Argumentation auf eine Verurteilung des Arztes hindeutete, wurde Dr. Wittig wegen der „besonderen Umstände des Falles" freigesprochen. Die Begründung des Bundesgerichtshofes glich dabei auffällig der im niederländischen juristischen Diskurs der 70er Jahre bezüglich der „Euthanasie" vertretenen Auffassung eines „Notstands" bzw. einer „Pflichtenkollision".[5] Die von dem Arzt erkannte „suizidale Situation" einer tödlichen Arzneimittelvergiftung habe ihn „in einen Konflikt zwischen dem ärztlichen Auftrag [gebracht], jede Chance zur Rettung des Lebens seiner Patientin zu nutzen, und dem Gebot, ihr Selbstbestimmungsrecht zu achten" (BGH 1984, S. 377). Welche Verpflichtung im Kollisionsfall den Vorrang habe, unterliege „pflichtgemäßer ärztlicher Entscheidung, die sich an den Maßstäben der Rechtsordnung und der Standesethik auszurichten hat". Es wurde vom Bundesgerichtshof ausdrücklich hervorgehoben, daß das Selbstbestimmungsrecht des Patienten ein „wesentlicher Bestandteil des ärztlichen Aufgabenbereichs" sei. Ein solches Recht sei grundsätzlich bei bewußtseinsklaren Patienten anzuerkennen. Strittig sei, ob es auch bei schwerverletzten Suizidenten greife, die eine Behandlung ablehnen würden. Im konkreten Fall eines bewußtlosen Suizidenten dürfe sich der Arzt jedoch „nicht allein nach dessen vor Eintritt der Bewußtlosigkeit erklärten Willen richten, sondern [habe] in eigener Verantwortung eine Entscheidung über die Vornahme oder Nichtvornahme auch des nur möglicherweise erfolgreichen Eingriffs zu treffen" (BGH 1984, S. 378). Dabei habe er sich an der „ärztlichen Standesethik" zu orientieren. Diesfalls seien die „Richtlinien zur Sterbehilfe" der Bundesärztekammer von 1979 als Maßstab heranzuziehen. In diesen „Richtlinien" sei festgelegt worden, daß es „ärztlichem Selbstverständnis" entspreche, bei einem urteilsunfähigen Patienten die zu leistende Hilfe auf die Erhaltung des Lebens auszurichten. Dies gelte auch für einen dem Tode nahen Kranken, solange noch Aussicht auf Besserung bestehe. Aber, so der Bundesgerichtshof mit Bezug auf die „Richtlinien" weiter: „Maßnahmen zur Lebensverlängerung sind nicht schon deswegen unerläßlich, weil sie technisch möglich sind. Angesichts des bisherige Grenzen überschreitenden Fortschritts medizinischer Technologie bestimmt nicht die Effizienz der Apparatur, sondern die an der Achtung des Lebens und der Menschenwürde ausgerichtete Einzelfallentscheidung die Grenze ärztlicher Behandlungspflicht" (BGH 1984, S. 399 f.).

Auf den konkreten Fall wandte der Bundesgerichtshof die entfalteten Grundsätze folgendermaßen an: „Die den Angeklagten entlastende besondere Lage besteht vielmehr darin, daß er wegen des weit fortgeschrittenen, von ihm als tödlich [!] aufgefaßten Vergiftungszustands davon überzeugt war, das Leben von Frau U. allenfalls noch mittels von ihr selbst verabscheuter Maßnahmen der Intensivmedizin und auch dann nur unter Inkaufnahme irreparabler schwerer Schäden verlängern zu können" (BGH 1984, S. 380). Deshalb liege eine strafbare Tötung durch Unterlassen nicht vor. Auch eine Strafbarkeit wegen unterlassener Hilfeleistung nach § 323 c StGB wurde vom Bundesgerichtshof verneint. Dabei wurde nicht auf den Nutzen der möglichen Maßnahme, sondern auf die Zumutbarkeit abgehoben: „Da die Unterlassung von Rettungsversuchen [des Angeklagten] auf seiner hier von der Rechtsordnung hingenommenen ärztlichen Gewissensentscheidung beruht, war ihm die als Hilfe allein in Betracht kommende Überweisung in eine Intensivstation nicht zumutbar. Damit entfällt eine Bestrafung nach § 323 c StGB" (BGH 1984, S. 381).

Dieses Urteil war bis 1994 das einzige höchstrichterliche Urteil zur „Sterbehilfe"-Problematik im weiteren Sinn. Der Freispruch für den Arzt fand zumeist Zustimmung, doch die „einzelfallorientierte" Begründung wurde teilweise vehement kritisiert.[6] Für die Ärzte bedeutete das Urteil, daß der Bundesgerichtshof die „Richtlinien für die Sterbehilfe" der Bundesärztekammer von 1979 quasi höchstrichterlich „abgesegnet" hatte. Damit war im Bereich der „passiven Sterbehilfe" juristisch festgeschrieben, daß der Arzt bei einem *sterbenden Patienten* nicht zur technisch maximal möglichen Lebensverlängerung verpflichtet ist. Nebenbei wurde auch deutlich, daß der Bundesgerichtshof zu diesem Zeitpunkt nicht bereit war, eine „Patientenverfügung" (die Witwe hatte ihren Willen, nicht intensivmedizinisch behandelt zu werden, ja auch schriftlich fixiert) als Rechtsinstrument zu akzeptieren.

2. Kein Sterbehilfegesetz: Zur Diskussion 1984 bis 1986

Als Reaktion auf dieses Urteil aus dem Jahr 1984 wurden in der Öffentlichkeit Forderungen nach einer expliziten „Sterbehilfe"-Gesetzgebung laut. Solche Forderungen wurden auch nach dem Bekanntwerden des noch genauer darzustellenden Suizidfalles Hermy Eckert aus dem Jahr 1984 gestellt, in den der Arztrebell Prof. Julius Hackethal und Hans-Henning Atrott, der Vorsitzende der „Deutschen Gesellschaft für Humanes Sterben", verwickelt waren. Doch die Politiker reagierten zurückhaltend. Am 15. 5. 1985 fand eine Anhörung vor dem Rechtsausschuß des Bundestages zum Thema Sterbehilfe statt.[7] Ein Abgeordneter wies in der Diskussion ausdrücklich darauf hin, daß „einer der Gründe für dieses Hearing" der dargestellte Spruch des Bundesgerichtshofes gewesen sei. Daß der Fall Eckert bzw. Hackethal ebenfalls zum thematischen Hintergrund dieser Anhörung zählte, ging daraus hervor, daß zu den 15 eingeladenen Sachverständigen auch Hackethal und Atrott gehörten. U. a. wurden die Sachverständigen gefragt, ob sie eine Änderung der gesetzlichen Bestimmungen für nötig erachteten oder ob die Festlegung „ärztlicher Richtlinien" ausreiche. Von den Sachverständigen forderten lediglich Atrott, Hackethal und der Vertreter der Humanistischen Union (Prof. Dr. jur. Herbert Jäger, Frankfurt) eine grundlegende Gesetzesänderung im Sinne der Legalisierung der „aktiven Sterbehilfe". Die Mehrheit der Sachverständigen lehnte jedoch eine Änderung ab oder machte keine spezifischen Ausführungen dazu (was ebenfalls als Ablehnung zu verstehen war).

Ebenfalls keine Gesetzesänderung erbrachte der Vorstoß eines Arbeitskreises namhafter Juristen und Mediziner, die im Jahr 1986 einen „Alternativentwurf eines Gesetzes über Sterbehilfe" vorlegten.[8] Der Arbeitskreis schlug vor, nicht die Paragraphen 211–213 und 216 grundlegend zu ändern, sondern vor allem neue Paragraphen 214 und 215 einzuführen. Um nur die wichtigsten Vorschläge des Arbeitskreises zu erwähnen: Im neuen § 214 („Abbruch oder Unterlassung lebenserhaltender Maßnahmen") sollte der Bereich der „passiven Sterbehilfe" geregelt werden. Ein solcher Abbruch oder eine solche Unterlassung sollte zulässig sein, wenn 1. der Betroffene dies verlange, oder wenn 2. der Betroffene das Bewußtsein „unwiederbringlich"[9] verloren habe oder (im Falle eines schwerstgeschädigten Neugeborenen) niemals erlangen werde, oder wenn 3. bei einem urteilsunfähigen Patienten *anzunehmen* sei, daß er diese Behandlung ablehnen würde, oder wenn 4. bei nahe bevorstehendem Tod keine Aussicht auf Erfolg einer Heilbehandlung bestehe. § 215 des Alternativentwurfs galt der „Nichthinderung einer Selbsttötung". Diese Nichthinderung sei nicht strafbar, wenn die Selbsttötung frei verantwortet werde. § 216 sollte laut Alternativentwurf dahingehend modifiziert werden, daß die Tötung auf Verlangen zwar weiterhin grundsätzlich strafbar sei, daß aber das Gericht von Strafe absehen könne, wenn die Tötung der Beendigung eines „schwersten, vom Betroffenen nicht mehr zu ertragenden Leidenszustandes" dient, der nicht durch andere Maßnahmen behoben werden kann. Nach diesem Entwurf wäre also „aktive Sterbehilfe" auf Verlangen zwar nicht legalisiert worden, doch wäre die Möglichkeit geschaffen worden, im Einzelfall von Strafe abzusehen.

Dieser Alternativentwurf lag auch dem Deutschen Juristentag vor,[10] dessen strafrechtliche Abteilung am 10. und 11. 9. 1986 in Berlin das Thema „Sterbehilfe" behandelte.[11] Hauptgrundlagen der Erörterung waren hier jedoch ein schriftliches Gutachten sowie zwei Referate. In seinem schriftlichen Gutachten kam Prof. Dr. jur. Harro Otto (Bayreuth) zu dem Ergebnis, daß in bezug auf die Problematik des „Rechts auf den eigenen Tod gravierende Regelungslücken nicht auszumachen sind".[12] Die Referenten Prof. Dr. med. Hans-Dieter Hiersche[13] und Richter a. D. Prof. Dr. Herbert Tröndle[14] sahen ebenfalls keinen Bedarf, den Sterbehilfekomplex explizit gesetzlich zu regeln. Beide Referenten wandten sich auch gegen eine Legalisierung der Tötung auf Verlangen. In der anschließenden Diskussion, bei der übrigens auch Atrott und Hakkethal sprachen, wurden dann (vor allem aus dem Kreis der Verfechter des „Alternativentwurfs Sterbehilfe") Argumente für eine Gesetzesänderung vorgetragen, doch konnten diese die Teilnehmer nicht überzeugen. Bei der Abstimmung am 11. 9. 1986 wurden u. a. folgende Beschlüsse gefaßt (die Zahl der abgegebenen Stimmen differierte)[15]: Eine gesetzliche Regelung etwa im Sinne des Alternativentwurfs Sterbehilfe ist abzulehnen (31 Ja-Stimmen, 55 Nein-Stimmen, 10 Enthaltungen). Probleme im Umfeld der Sterbehilfe sind „in Auslegung des geltenden Rechts" vorzunehmen, d. h. ohne gesetzliche Neuregelung (50 Ja-Stimmen, 36 Nein-

Stimmen, 8 Enthaltungen). Schmerzlinderung als ärztliche Aufgabe bei tödlich Kranken ist auch dann erlaubt und geboten, wenn sie als „unvermeidbare Nebenfolge" möglicherweise den Eintritt des Todes beschleunige (82 Ja-Stimmen, keine Nein-Stimme, keine Enthaltung).

Man kann die These wagen, daß nach dem Juristentag 1986 die Frage der Verabschiedung eines Sterbehilfegesetzes in Deutschland vom Tisch war. Für die weitere Entwicklung kam nun den Entscheidungen der Gerichte in Einzelfällen erhebliche Bedeutung zu.

3. Straflose ärztliche Beihilfe zum Suizid: Zum Hackethal-Fall

Der Fall der Selbsttötung der Hermy Eckert, in den Prof. Julius Hackethal und Hans-Henning Atrott involviert waren, war schon kurz erwähnt worden. Der genaue Sachverhalt war der folgende[16]: Frau Eckert litt seit 1977 an einem Hauttumor (Basaliom) im Bereich von Mund und Nase, der trotz mehrerer Operationen und Bestrahlungen nicht erfolgreich behandelt werden konnte. Seit 1982 konnte Frau Eckert nur noch schwer Nahrung zu sich nehmen, sie litt zudem unter schwersten Gesichtsschmerzen, die Wunden heilten nicht, ihre Augen tränten. Zur Schmerzbekämpfung erhielt sie zweimal täglich Injektionen. Ihr Zustand verschlechterte sich ständig. In Gesprächen mit ihrer Hausärztin äußerte sie, sie könne so nicht weiterleben. Bei Prof. Hackethal war sie seit Herbst 1983 in Behandlung. Anfang 1984 wurde bei der Patientin in reduziertem Allgemein-, Ernährungs- und Kräftezustand ein Oberkieferhöhlentumor festgestellt, der in die Schädelbasis und in die Augenhöhle hineinwuchs. Obwohl sie Medikamente einnahm, klagte Frau Eckert über unerträgliche Schmerzen. Die Sehkraft ihres linken Auges ließ nach, ferner hatte sie zunehmend Schwierigkeiten mit dem Essen und Trinken. Als sich vor ihrer Entlassung aus der Privatklinik Hackethals in Bernau abzeichnete, daß die Krankheit schnell fortschreiten würde und mit einer Besserung nicht zu rechnen war, ließ sie sich von ihm das Versprechen geben, ihr „mit seinen Möglichkeiten" zu helfen, wenn sie den Entschluß fassen sollte, aus dem Leben zu scheiden.

In vielen Telefonaten wiederholte Frau Eckert ihren Wunsch, so daß Hackethal sich schließlich bereit erklärte, sein gegebenes Versprechen einzulösen und sie, auch auf Wunsch der Ziehtochter von Frau Eckert, am 16. 4. 1984 erneut in die Klinik aufnahm. Am folgenden Tag erhielt Hackethal von Hans-Henning Atrott, dem Präsidenten der „Deutschen Gesellschaft für Humanes Sterben" (Hackethal hatte Atrott kontaktiert), das zur Einnahme durch Frau Eckert vorgesehene Kaliumzyanid. Am 18. 4. 1984 wiederholte die 69jährige Patientin gegenüber Hackethal, der das Gespräch auf Videoband aufzeichnen ließ, nochmals ihren Wunsch, aus dem Leben zu scheiden. Am Abend dieses Tages händigte Hackethal in seinem Sprechzimmer dem Lebensgefährten der Ziehtochter von Frau Eckert das Gift in einem Pappbecher aus. Dieser verdünnte es mit Wasser und übergab es Frau Eckert. Diese führte gegen 20.40 Uhr den Giftbecher zu ihrem Mund und trank ihn in mehreren Schlucken aus. Kurz darauf verlor sie in den Armen ihrer Ziehtochter das Bewußtsein und verstarb etwa 10 bis 15 Minuten nach der Einnahme des Giftes. Kurz darauf, nach eigener Aussage gegen 20.55 Uhr, benachrichtigte man Hackethal, der sich zu dieser Zeit in seinem Arztzimmer aufhielt, telefonisch. Hackethal stellte den Tod von Frau Eckert fest und benachrichtigte nach Aufforderung durch die Nachtschwester die Polizei. Die Staatsanwaltschaft erhob in der Folge Anklage gegen Hackethal (wegen Tötung auf Verlangen) sowie gegen die übrigen direkt Beteiligten (wegen Beihilfe zur Tötung auf Verlangen). Doch das zuständige Landgericht Traunstein lehnte mit Beschluß vom 22. 12. 1986 die Eröffnung eines Hauptverfahrens ab, da ein hinreichender Tatverdacht nicht vorliege. Dagegen legte die Staatsanwaltschaft Beschwerde ein. Diese wurde jedoch vom Oberlandesgericht München am 31. 7. 1987 zurückgewiesen.

Das Oberlandesgericht München konstatierte, daß ein hinreichender Tatverdacht gegen Hackethal nicht bestehe. Aus der Begründung des Beschlusses seien nur einige wenige Punkte referiert. So war das Oberlandesgericht (wie der Bundesgerichtshof in seiner Entscheidung im Wittig-Fall) der Ansicht, daß für die Abgrenzung von strafloser Beihilfe zur Selbsttötung und strafbarer Tötung auf Verlangen entscheidend sei, wer das zum Tode führende Geschehen tatsächlich beherrscht habe. Falls der Suizident bis zuletzt die freie Entscheidung über sein Schicksal behalten habe, dann habe er sich selbst getötet, wenn auch „mit fremder Hilfe". Demnach sei der Beitrag Hackethals zum Tatgeschehen als straflose Beihilfe zur Selbsttötung zu werten. Daran ändere auch die berufliche Stellung des Angeschuldigten nichts: „Auch ein Arzt bleibt jedenfalls straffrei, soweit er sich lediglich als Gehilfe aktiv an einer freiverantwortlich verwirklichten Selbsttötung beteiligt". Auch sei Hackethal nicht zum Täter geworden, weil er nach Einnahme des Giftes durch die Suizidentin keine ärztlichen Hilfsmaßnahmen ergriffen habe. Voraussetzung für den Übergang der „effektiven Tatherrschaft" und für das „Vorliegen der Kausalität" sei, daß der Garant die Möglichkeit besitze, durch sein Eingreifen dem Geschehen die entscheidende Wende zu geben. Diese Möglichkeit wurde im konkreten Fall vom Oberlandesgericht aufgrund der Einnahme des stark wirksamen Giftes Zyankali und aufgrund der relativ späten Benachrichtigung verneint.[17]

Hackethal wurde in der Folgezeit – dies kann nur angedeutet werden – zum lautstarken Verfechter der Legalisierung der „aktiven Euthanasie" und der ärztlichen Beihilfe zum Suizid.[18] Auch auf die „pro-Euthanasie"-Aktivitäten der 1980 gegründeten „Deutschen Gesellschaft für Humanes Sterben" und ihres Vorsitzenden Atrott kann hier nicht näher eingegangen werden.[19] Es sei nur erwähnt, daß Atrott 1993 verhaftet und ein Jahr später vom Landgericht Augsburg wegen Verstoßes gegen das Chemikaliengesetz und die Gefahrenstoffverordnung sowie wegen Steuerhinterziehung zu zwei Jahren Gefängnis auf Bewährung und zu einer Geldbuße von 40 000 DM verurteilt wurde. Das Landgericht sah es als erwiesen an, daß Atrott in mindestens 15 Fällen persönlich und in mehr als 100 Fällen über Mittelsfrauen Zyankali zu einem horrenden Preis an Sterbewillige verkauft und damit immensen Gewinn gemacht hatte.[20] Recherchen ergaben, daß Atrott auch Menschen Gift verschafft hatte, die an Psychosen litten (die von der Deutschen Gesellschaft für Humanes Sterben zu Zeiten der Präsidentschaft Atrotts an Mitglieder versandte „Freitodanleitung" trug übrigens den Titel „Menschenwürdiges und selbstverantwortliches Sterben"!).

4. Abbruch der Sondenernährung bei einer „Apallikerin": Zum Kemptener Fall

In den Jahren 1989 bis 1992 beherrschte die Auseinandersetzung mit den Singer-Thesen (vgl. dazu Kapitel VIII.3.b) die „Euthanasie"-Debatte in Deutschland.[21] Im Zuge dieser Debatte zeigte sich – obwohl sich auch in Deutschland Stimmen für die „aktive Euthanasie" erhoben –, daß die Argumente Singers nicht überzeugen konnten. Nicht zuletzt die Ärzteschaft wandte sich gegen eine Legalisierung der „aktiven Euthanasie". Dies wurde vor allem in den im Juni 1993 beschlossenen neuen „Richtlinien der Bundesärztekammer für die ärztliche Sterbebegleitung" (Text: siehe Anhang) deutlich.[22] In den neuen „Richtlinien" wurde der mutmaßliche Wille des urteilsunfähigen Patienten als Richtschnur für die Entscheidung des Arztes stärker betont als in den „Richtlinien" von 1979, wobei Patientenverfügungen als „Anhaltspunkte" zur Ermittlung des mutmaßlichen Willens nun explizit erwähnt wurden. Doch insgesamt gesehen änderte sich im Vergleich zu den „Richtlinien" von 1979 wenig. „Passive Sterbehilfe" war auch nach den neuen „Richtlinien" nur bei Sterbenden zulässig[23], eine „gezielte Lebensverkürzung durch Eingriffe, die den Tod herbeiführen oder beschleunigen", wurde abgelehnt.

Doch nur ein Jahr nach der Verabschiedung dieser „Richtlinien" erging ein höchstrichterliches Urteil, das eine erneute Überarbeitung (die 1998 abgeschlossen wurde) notwendig machen sollte. Der zugrundeliegende Fall war der folgende: Seit März 1990 befand sich eine 70jährige Frau mit einem sogenannten hirnorganischen Psychosyndrom (es bestand der Verdacht auf Morbus Alzheimer) in einem Pflegeheim in Kempten.[24] Zum Pfleger (ab 1. 1. 1992: Betreuer) der Frau war ihr Sohn bestellt. Im September 1990 erlitt die Frau einen Herzstillstand. Sie wurde reanimiert, nach einem sechswöchigen Krankenhausaufenthalt wurde sie als 100%iger Pflegefall in das Heim zurückverlegt. Die Diagnose lautete nun: „apallisches Syndrom".

Bevor der Fall weiterzuverfolgen ist, ein kurzer Exkurs zum „apallischen Syndrom".[25] Das „apallische Syndrom" ist ein neurologisches Krankheitsbild, das durch schwere Funktionsstörungen des Gehirns verursacht wird. Häufig handelt es sich um Schäden der Großhirnrinde, doch es können auch andere Hirnregionen

194

(Marklager, Thalamus) betroffen sein. Die Funktionen des sogenannten Hirnstamms sind jedoch erhalten. Bevor auf Einzelheiten einzugehen ist, sei festgehalten, daß ein Patient mit „apallischem Syndrom" nicht hirntot ist. Es handelt sich auch nicht um einen Zustand andauernder Bewußtlosigkeit (Koma), sondern Schlafphasen und Wachphasen wechseln sich ab (die Wachphasen erklären den Ausdruck „Wachkoma", der synonym für „apallisches Syndrom" verwendet wird). Bei den betroffenen Patienten fehlen Hinweise auf eine *bewußte* Wahrnehmung der eigenen Person und der Umwelt.[26] Sprachverständnis und Sprechvermögen sind aufgehoben. In der Wachphase liegt der Patient mit geöffneten Augen da, doch bei der Untersuchung lassen sich keine willkürlichen Reaktionen auf Außenreize feststellen. Manche Patienten reagieren zwar mit einer Kopfwendung auf einen Außenreiz wie z.B. das Türöffnen, doch ist dies nach herrschender medizinischer Ansicht als primitiver Orientierungsreflex und nicht als willkürliche Reaktion zu werten. Pathologische Reflexe wie z.B. der Greifreflex können bei den Patienten auslösbar sein. Die unwillkürliche Motorik kann sich in Form von ungezielten Rumpf- und Extremitätenbewegungen äußern, gelegentlich werden auch Grimassieren, Schmatzen und andere „Automatismen" beobachtet. Kreislauf- und Atemfunktion sind aufgrund des intakten Hirnstamms so weit erhalten, daß bei entsprechender medizinischer und pflegerischer Betreuung (Beatmung ist meist nicht notwendig) ein längeres Überleben möglich ist.

Das „apallische Syndrom" kann vorübergehend auftreten oder auch von Dauer sein. Wenn es länger als einen Monat besteht, spricht man von einem „persistierenden [über eine gewisse Zeit bestehenden] apallischen Syndrom" (englisch: „persistent vegetative state"). Doch auch ein „persistierendes apallisches Syndrom" kann sich zurückbilden. Sechs Monate nach der Diagnose haben nach einer amerikanischen Untersuchung immerhin 46% der Patienten, die aufgrund eines Traumas ein „apallisches Syndrom" erlitten, das Bewußtsein wiedererlangt (wobei unklar ist, wie gut oder schlecht die Pflege bzw. Rehabilitation der Patienten war).[27] 12 Monate nach der Diagnose waren 52% der Patienten bei Bewußtsein (wobei bei mehr als der Hälfte dieser Patienten deutliche Behinderungen festzustellen waren). Später als 12 Monate erlangten nach dieser Studie immer noch 7 von 434 Patienten

(1,3 %) das Bewußtsein wieder. Um es ganz einfach zu sagen: Es ist also nicht ausgeschlossen, daß ein Patient auch nach längerer Zeit aus einem „persistierenden apallischen Syndrom" wieder erwacht.

Damit zurück zum konkreten Fall. Die Patientin in Kempten wurde ab Ende 1992 mittels einer Magensonde ernährt. Trotz Krankengymnastik entwickelte sie Kontrakturen an Armen und Beinen, ihr Bewußtseinszustand änderte sich nicht. Zu Beginn des Jahres 1993 wandte sich der behandelnde Arzt der Patientin an ihren Sohn. Der Arzt schlug vor, die Sondenernährung einzustellen und ihr nur noch Tee zu geben, was den Tod in etwa zwei bis drei Wochen zur Folge gehabt hätte. Der Sohn stimmte nach kurzer Bedenkzeit zu. Er holte keine Rechtsauskunft ein, insbesondere beantragte er keine Genehmigung seiner Einwilligung in den Abbruch der Sondenernährung beim zuständigen Vormundschaftsgericht. Das Pflegepersonal widersetzte sich jedoch der Mitte März 1993 angeordneten Maßnahme. Über die Pflegedienstleitung wurde das Vormundschaftsgericht Kempten eingeschaltet, welches das Absetzen der Sondenernährung untersagte. Die Patientin verstarb am 29. 12. 1993, also neun Monate später, an einem Lungenödem. Das Landgericht Kempten verurteilte den Arzt und den Sohn der Patientin wegen versuchten Totschlags in minderschwerem Fall mit Urteil vom 17. 3. 1994 zu Geldstrafen.

Auf die Revision der Angeklagten hin hob der Bundesgerichtshof dieses Urteil dann jedoch am 13.9.1994 auf. In der Urteilsbegründung hieß es u.a., daß das Landgericht Kempten zu Recht davon ausgegangen sei, daß ein Fall der sogenannten „passiven Sterbehilfe", wie er in den „Richtlinien für die Sterbehilfe" (bzw. „Sterbebegleitung") der Bundesärztekammer von 1979 bzw. 1993 definiert worden sei, nicht vorliege, denn im vorliegenden Fall habe der Sterbevorgang noch nicht eingesetzt. Es habe sich vielmehr um den Abbruch einer „einzelnen lebenserhaltenden Maßnahme" gehandelt (ein solcher Behandlungsabbruch – so fügten die Richter mit leicht apologetischem Unterton hinzu – werde in der Literatur gelegentlich auch als „Sterbehilfe im weiteren Sinne" oder als „Hilfe zum Sterben" bezeichnet). Der Bundesgerichtshof ging nun im Gegensatz zum Landgericht Kempten davon aus, daß „angesichts der besonderen Umstände des hier gegebenen Grenzfalls ausnahmsweise ein zulässiges Sterbenlassen durch Abbruch einer ärztlichen Behandlung oder Maßnahme nicht von vornherein ausgeschlossen ist, sofern der Patient mit dem Abbruch mutmaßlich einverstanden ist" (BGH 1995, S. 262). Worin die Richter aber genau den „Grenzfall" und die „besonderen Umstände" sahen, wurde merkwürdigerweise nicht ausgeführt. Jedenfalls folgte der Bundesgerichtshof in seiner Begründung einer seit den 80er Jahren in Deutschland immer deutlicher werdenden Tendenz in der Rechtsprechung, das Konstrukt der mutmaßlichen Einwilligung in Fällen anzuwenden, in denen etwa aufgrund von Bewußtlosigkeit eine Willensäußerung nicht möglich war.[28] Laut Bundesgerichtshof sei auch in bezug auf das Sterbenlassen ein entsprechender „Patientenwille" als „Ausdruck seiner allgemeinen Entscheidungsfreiheit und des Rechts auf körperliche Unversehrtheit (Art. 2 Abs. 2 Satz 1 GG) grundsätzlich anzuerkennen" (BGH 1995, S. 260). Doch ganz wohl war den Richtern – wenn diese Interpretation gestattet sei – nicht bei ihrer Ableitung. Deshalb fügten sie warnend hinzu, daß „an die Annahme des mutmaßlichen Willens *erhöhte Anforderungen* [Hervorhebung U.B.] insbesondere im Vergleich zur Sterbehilfe im eigentlichen Sinne zu stellen" (BGH 1995, S. 260) seien. Denn, so der Bundesgerichtshof: „Der Gefahr, daß Arzt, Angehörige oder Betreuer unabhängig vom Willen des entscheidungsunfähigen Kranken, nach eigenen Maßstäben und Vorstellungen das von ihnen als sinnlos, lebensunwert oder unnütz angesehene Dasein des Patienten beenden, muß von vornherein entgegengewirkt werden" (BGH 1995, S. 260f.). Man sah also durchaus die Gefahr, daß Außenstehende aufgrund ihrer eigenen Maßstäbe den „Willen" und damit auch die „Einwilligung" des einwilligungsunfähigen Patienten „erfinden" könnten.[29]

Im konkreten Fall – so der Bundesgerichtshof – komme nur der Bezug auf eine mutmaßliche Einwilligung der Patientin in Betracht, da sie zu einer eigenen Entscheidung nicht mehr in der Lage gewesen sei. Der Fall wurde also mit der Auflage an das Landgericht Kempten zurückverwiesen, den mutmaßlichen Willen der Patientin zu eruieren, was bislang nicht geschehen sei. Und noch einmal betonte der Bundesgerichtshof, daß an die Voraussetzungen für die Annahme eines mutmaßlichen Einverständnisses „in tatsächlicher Hinsicht allerdings *strenge Anforderungen* [Hervorhebung U.B.] zu stellen" seien. Entscheidend sei der mutmaßliche Wille des Patienten zum Tatzeitpunkt, wie er sich nach sorgfältiger Abwägung aller Umstände darstelle: „Hierbei sind frühere mündliche oder schriftliche Äußerungen des Kranken ebenso zu berücksichtigen wie seine religiöse Überzeugung, seine sonstigen persönlichen Wertvorstellungen, seine altersbedingte Lebenserwartung oder das Erleiden von Schmerzen (vgl. BGHSt 35, 246, 249). Objektive Kriterien, insbesondere die Beurteilung einer Maßnahme als gemeinhin ‚vernünftig' oder ‚normal' sowie den Interessen eines verständigen Patienten üblicherweise entsprechend, haben keine eigenständige Bedeutung; sie können lediglich Anhaltspunkte für die Ermittlung des individuellen hypothetischen Willens sein" (BGH 1995, S. 263).

Die Ableitung des Bundesgerichtshofes ist bis hierher auch für den, der das Konstrukt des „mutmaßlichen Willens" bei nichteinwilligungsfähigen Patienten für problematisch erachtet, zumindest nachvollziehbar. Äußerst bedenklich erscheint jedoch der nächste Passus, denn hier wird der „mutmaßliche Wille" seines individuellen Bezugs entkleidet: „Lassen sich auch bei der gebotenen sorgfältigen Prüfung konkrete Umstände für die Feststellung des individuellen mutmaßlichen Willens des Kranken nicht finden, so kann und muß auf Kriterien zurückgegriffen werden, die allgemeinen Wertvorstellungen entsprechen. Dabei ist jedoch Zurückhaltung geboten; im Zweifel hat der Schutz des menschlichen Lebens Vorrang vor persönlichen Überlegungen des Arztes, des Angehörigen oder einer anderen beteiligten Person. Im Einzelfall wird die Entscheidung naturgemäß auch davon abhängen, wie aussichtslos die ärztliche Prognose und wie nahe der Patient dem Tode ist: je weniger die Wiederherstellung eines nach allgemeinen Vorstellungen menschenwürdigen Lebens zu erwarten ist und je kürzer der Tod bevorsteht, um so eher wird ein Behandlungsabbruch vertretbar erscheinen (vgl. BGHSt aaO [Bd. 35] S. 250)" (BGH 1995, S. 263). Es ist nicht einzusehen, warum an dieser Stelle der schwammige Begriff der „allgemeinen Wertvorstellungen" eingeführt wurde, vor allem in Verbindung mit dem Ausdruck „menschenwürdiges" Leben, der doch stark an „lebenswertes" Leben anklingt (und damit den Begriff „lebensunwertes" Leben evoziert).[30]

Wichtig ist noch zu bemerken, daß der Bundesgerichtshof betonte, daß der Sohn sich nicht nur auf die Auskunft des von ihm über die Rechtmäßigkeit des Vorgehens befragten Arztes hätte verlassen dürfen. Aufgrund seiner Stellung als Betreuer hätte er auch die Genehmigung des Vormundschaftsgerichts nach § 1904 BGB einholen müssen. Die entsprechende Vorschrift des § 1904 BGB (siehe dazu das nächste Kapitel zum Frankfurter Fall) umfasse nach ihrem Wortlaut zwar nur aktive Maßnahmen, nach „ihrem Sinn und Zweck muß sie jedoch in Fällen der Sterbehilfe jedenfalls dann – erst recht – entsprechend anzuwenden sein, wenn die ärztliche Maßnahme in der Beendigung einer lebenserhaltenden Maßnahme besteht und der Sterbevorgang noch nicht eingesetzt habe" (BGH 1995, S. 262).

Soviel zum Spruch des Bundesgerichtshofes. Die 2. Strafkammer des Landgerichts Kempten, an die das Verfahren ging, sprach dann am 25. 5. 1995 die Angeklagten frei.[31] Die Kammer kam nach Anhörung von Zeugen zu dem Schluß, daß – obwohl die Zeugenaussagen im einzelnen nicht gerade überzeugend waren (die Patientin habe z. B. einmal geäußert, daß sie „nicht leiden wolle") – im „Zusammenhang" betrachtet der „mutmaßliche Wille" der Patientin, in einem solchen Fall wie dem eingetretenen nicht künstlich am Leben erhalten zu werden, erkennbar sei.

5. Betreuung, Vormundschaftsgericht und „Sterbehilfe": Zum Frankfurter Fall

Am 15. 7. 1998 erging ein Beschluß des Oberlandesgerichts Frankfurt in einem Betreuungsverfahren, der für großes Aufsehen in der Öffentlichkeit sorgte.[32] „Richter urteilen künftig über Leben und Tod von Patienten", so lautete z. B. die Überschrift in einer hannoverschen Tageszeitung vom 21. 7. 1998. Für den informierten Beobachter kam dieser Beschluß über die Zulässigkeit des Abbruchs der Sondenernährung bei einer „irreversibel komatösen" Patientin jedoch nicht überraschend, denn er lag ganz auf der Linie des eben dargestellten Urteils des Bundesgerichtshofes vom 13. 9. 1994 im Kemptener Fall.

Bei dem Beschluß des Oberlandesgerichts Frankfurt ging es um den Fall einer „fast 85jährigen Frau", die sich seit dem 29. 12. 1997 in stationärer Behandlung in einem Krankenhaus in Frankfurt am Main befand.[33] Im Spruch des Oberlandesgerichts wird ihr Zustand sehr knapp wie folgt geschildert: „Ein ausgedehnter Hirninfarkt hatte zu anhaltender Bewußtlosigkeit (Koma) mit vollständigem Verlust der Bewegungs- und Kommunikationsfähigkeit geführt. Die Patientin wird über eine Magensonde (PEG) ernährt. Eine Besserung ihres Zustandes ist nicht zu erwarten. Zu einer freien Willensäußerung ist sie nicht in der Lage" (OLG Frankurt 1998, S. 3). Nach Bestellung einer Verfahrenspflegerin, einem Anhörungsversuch und Einholung eines fachärztlichen Gutachtens hatte das Vormundschaftsgericht Frankfurt (Amtsgericht) mit Beschluß vom 9. 3. 1998 die 62jährige Tochter der Betroffenen zur Betreuerin bestellt (Aufgabenkreis: alle Angelegenheiten). Die Tochter beantragte mit Schreiben vom 11. 3. 1998 die vormundschaftliche Genehmigung nach § 1904 BGB[34] zur Einstellung der Sondenernährung und Umstellung auf die Gabe von Tee, „weil ihre Mutter früher geäußert habe, kein langes Sterben ertragen zu wollen" (OLG Frankfurt 1998, S. 3). Gleichzeitig beantragte die Tochter beim Vormundschaftsgericht, ihre Einwilligung in eine Oberschenkelamputation wegen einer Gewebsnekrose ebenfalls nach § 1904 BGB zu genehmigen. Im Spruch des Oberlandesgerichts Frankfurt ist nichts dazu ausgeführt, weshalb die Tochter in diese Operation einwilligte. Die Genehmigung zur Amputation wurde durch das Vormundschaftsgericht am 14. 5. 1998 erteilt. Mit Beschluß vom gleichen Tage lehnte das Vormundschaftsgericht jedoch den Antrag auf Genehmigung der Einwilligung in den Abbruch der Sondenernährung ab. Das Gericht war der Auffassung, daß entgegen der Entscheidung des Bundesgerichtshofes im Kemptener Fall „§ 1904 BGB nicht analog auf eine gezielte Herbeiführung des Todes angewendet werden könne" (OLG Frankfurt 1998, S. 4). Derlei müsse, so das Vormundschaftsgericht, vom Gesetzgeber geregelt werden.

Unter Vorlage eidesstattlicher Versicherungen der Betreuerin und ihres Bruders, „nach denen sich die Betroffene anläßlich des Todes von Angehörigen gegen ein langes Siechtum und eine künstliche Lebensverlängerung ausgesprochen habe", legte die Verfahrenspflegerin im Auftrag der Betreuerin Beschwerde beim Landgericht Frankfurt ein. Die Beschwerde wurde mit Beschluß vom 19. 5. 1998 aus denselben Gründen, die das Vormundschaftsgericht angeführt hatte, zurückgewiesen. Daraufhin legte die Verfahrenspflegerin weitere Beschwerde beim Oberlandesgericht

Frankfurt ein. Das Oberlandesgericht hob am 15. 7. 1998 die Beschlüsse der Vorinstanzen auf. Wie schon erwähnt, folgte das Oberlandesgericht in bezug auf die zentralen Festlegungen dem Urteil des Bundesgerichtshofes im Kemptener Fall. Zunächst wurde festgestellt, daß auch im vorliegenden Fall „mangels unmittelbarer Todesnähe keine geplante sog. passive Sterbehilfe i. e. S." (OLG Frankfurt 1998, S. 5) vorliege, sondern daß es um den Abbruch einer einzelnen lebenserhaltenden Maßnahme gehe. Bei dieser sei das Selbstbestimmungsrecht des Patienten als Ausdruck seiner allgemeinen Entscheidungsfreiheit und des Rechts auf körperliche Unversehrtheit (Art. 2 II 1 GG) grundsätzlich anzuerkennen, es seien jedoch an die Annahme eines erklärten oder mutmaßlichen Willens – wie der Bundesgerichtshof wörtlich ausgeführt hatte – erhöhte Anforderungen zu stellen. In bezug auf die im aktuellen Verfahren vor allem strittige Anwendbarkeit von § 1904 BGB folgte das Oberlandesgericht dem Urteil des Bundesgerichtshofes, obwohl dieser Anwendbarkeit in Rechtsprechung und Schrifttum mehrfach widersprochen worden war.[35] Der in § 1904 BGB explizit geregelte Tatbestand (Risikooperation) und der nicht geregelte Tatbestand (Behandlungsabbruch) seien „bei wertendem Denken nicht absolut ungleich" (OLG Frankfurt 1998, S. 6). Die besonders vom Amtsgericht Hanau vorgebrachte Kritik, daß in der Rechtsordnung ein „Richter über Leben und Tod" nicht vorgesehen sei[36], wurde zurückgewiesen. Das Oberlandesgericht sah in dieser Kritik übrigens „den [mahnenden; U. B.] Gedanken an das Euthanasieprogramm der Nationalsozialisten verborgen" (OLG Frankfurt 1998, S. 7). Eine Parallele hierzu wollte das Oberlandesgericht jedoch nicht erkennen, da eine Deckung durch den erklärten oder zumindest mutmaßlichen Willen im Falle der NS-Euthanasie nicht vorgelegen habe. Die richterliche Genehmigung, der laut Oberlandesgericht „die Bedeutung einer Außengenehmigung zukommt", solle gerade einem Mißbrauch der Sterbehilfe etwa im Sinne der NS-„Euthanasie" entgegenwirken.

Das Oberlandesgericht wies schließlich ausdrücklich darauf hin, daß nach dem Urteil des Bundesgerichtshofes dem sogenannten Patiententestament (besser: der Patientenverfügung) „künftig ein Bedeutungszuwachs zukommen dürfte" (OLG Frankfurt 1998, S. 7). Da im aktuellen Fall eine solche Verfügung, welche

Behandlung bzw. Nichtbehandlung sich die Patientin im Falle andauernder Nichteinwilligungsfähigkeit wünschte, nicht vorlag, verwies das Oberlandesgericht das Verfahren mit der Auflage an das Vormundschaftsgericht zurück, „nach weiterer Aufklärung, insbesondere des mutmaßlichen Willens der Betroffenen, erneut über den Antrag zu entscheiden" (OLG Frankfurt 1998, S. 7). Zu einer entsprechenden Entscheidung, die angesichts der eidesstattlichen Aussagen der Angehörigen sicherlich zum Absetzen der Sondenernährung geführt hätte, kam es jedoch nicht. Einer Zeitungsmeldung zufolge zog die Tochter im August 1998 bei ihrer Anhörung vor dem Vormundschaftsgericht den Antrag auf Einstellung der Sondenernährung zurück.[37] Über das weitere Schicksal der Patientin ist nichts bekanntgeworden.

Der Beschluß des Oberlandesgerichts Frankfurt war also nichts anderes als eine Umsetzung und Konkretisierung des Urteils des Bundesgerichtshofes im Kemptener Fall. Für die Praxis bedeutet dies, darauf wiesen schon Weißauer/Opderbecke[38] und Zielinski[39] angesichts des Urteils im Kemptener Fall hin, daß bei einem anhaltend nicht entscheidungsfähigen Patienten, sofern kein dringender Handlungsbedarf besteht, ein Betreuer bestellt werden muß. Im Falle einer schwerwiegenden Entscheidung, d.h. gerade im Fall der Frage des Abbruchs von Sondenernährung, muß der Betreuer nach § 1904 BGB das Vormundschaftsgericht einschalten und dessen Genehmigung für seine Entscheidung einholen. Dem Vormundschaftsgericht wird also in diesem Bereich zukünftig eine wichtige Funktion zukommen. Im Rahmen der Vorgaben des Bundesgerichtshofurteils ist diese Funktion als Form der Außenkontrolle sicherlich zu begrüßen. Hinzuweisen ist in diesem Zusammenhang auch noch auf die sogenannte Altersvorsorgevollmacht, die ihre Rechtsgrundlage in § 1896 BGB hat.[40] Danach ist eine Betreuung nicht erforderlich, wenn die Angelegenheiten des Volljährigen durch einen Bevollmächtigten geregelt werden können. Es ist bislang jedoch juristisch noch nicht letztgültig geklärt, ob die Altersvorsorgevollmacht sich auch auf den Bereich des Behandlungsabbruchs mit Todesfolge erstreckt (dies ist jedoch von der Tendenz des Bundesgerichtshofurteils her zu erwarten). In Zweifelsfällen empfiehlt sich hier für den Arzt immer die Einholung juristischen Rats. Auf jeden Fall müssen Patient, Betreuer, Arzt und Vormundschaftsrichter sich zukünftig eingehend mit dem Begriff des „mutmaßlichen Willens" vertraut machen. Es bleibt zu hoffen, daß man sich dabei der mahnenden Worte des Bundesgerichtshofes erinnert, wonach an dessen Erhebung „strenge Anforderungen" zu stellen sind.

Als Folge der Entscheidungen im Kemptener und im Frankfurter Fall kam es – wie schon angedeutet – zu einer Überarbeitung der „Richtlinien für die Sterbebegleitung" (Text siehe Anhang) von 1993. Die neuen „Grundsätze der Bundesärztekammer zur ärztlichen Sterbebegleitung" wurden am 11. 9. 1998 verabschiedet.[41] Darin wurde – wie schon in den „Richtlinien" von 1979 und 1993 – „aktive Sterbehilfe" für unzulässig erklärt.[42] Zum Bereich „passive Sterbehilfe" hieß es, daß „die ärztliche Verpflichtung zur Lebenserhaltung [...] jedoch nicht unter allen Umständen [bestehe]. Es gibt Situationen, in denen sonst angemessene Diagnostik und Therapieverfahren nicht mehr indiziert sind, sondern Begrenzung geboten sein kann. Dann tritt palliativ-medizinische Versorgung in den Vordergrund" (Bundesärztekammer 1998, S. B 1852). Damit sollte, wie im folgenden in Übereinstimmung mit der Entscheidung des Bundesgerichtshofes expliziert wurde, Therapiebegrenzung nicht nur im Falle von „Sterbenden" zulässig sein, sondern auch in bestimmten anderen Fällen. Genannt wurden zuerst „Patienten mit infauster Prognose", bei denen „die Krankheit weit fortgeschritten ist und eine lebenserhaltende Behandlung nur Leiden verlängert" (Bundesärztekammer 1998, S. B 1853).[43] Nur am Rande sei bemerkt, daß hier die äußerst problematische Rede vom „Leiden", das „verlängert" werde, aus den „Richtlinien" von 1993 übernommen wurde. Aber wie ist stichhaltig nachzuweisen, daß ein Bewußtloser (auf einwilligungsfähige Patienten kann diese Stelle nicht sinnvoll bezogen sein) „leidet"? Therapiebegrenzung sei weiter möglich bei Patienten mit einer „lebensbedrohenden Krankheit, an der sie trotz generell schlechter Prognose nicht zwangsläufig in absehbarer Zeit sterben" (Bundesärztekammer 1998, S. B 1853). Aus dem Nachsatz wird deutlich, daß es hier vor allem um „Patienten mit schwersten cerebralen Schädigungen und anhaltender Bewußtlosigkeit (apallisches Syndrom, sog. Wachkoma)" ging. Auch bei diesen Patienten könne eine Änderung des Therapiezieles mit Unterlassung lebenserhaltender Maßnahmen in Betracht kommen. Die jeweilige Entscheidung müsse dem Willen des Patienten entsprechen, bei bewußtlosen Patienten – so die „Grundsätze" in Übereinstimmung mit den oben dargestellten Entscheidungen im Kemptener und Frankfurter Fall – „wird in der Regel zur Ermittlung des mutmaßlichen Willens die Bestellung eines Betreuers erforderlich sein" (Bundesärztekammer 1998, S. B 1853). Im folgenden wurde noch wiedergegeben, was der Bundesgerichtshof 1994 zum „mutmaßlichen Willen" ausgeführt hatte, wobei bemerkenswerterweise die Warnung des Bundesgerichtshofes, daß an die Erhebung „strenge Anforderungen" zu stellen seien, nicht erwähnt wurde.

X. Schlußbemerkung

Das Problemfeld „Euthanasie" und Sterbehilfe wurde und wird – wie die Untersuchung zeigte – in Geschichte und Gegenwart kontrovers diskutiert (und man muß wohl kein Prophet sein, wenn man vorhersagt, daß das Feld auch in Zukunft umstritten sein wird). Was läßt sich aus der Untersuchung für die aktuelle Diskussion gewinnen? Ich will hier nur für die Bereiche „passive Sterbehilfe", „indirekte Sterbehilfe", „aktive Sterbehilfe auf Verlangen", Bereiche, die in Deutschland im Zentrum der Diskussion stehen, kurz einige Punkte notieren, dir mir wichtig erscheinen:

1. Zum Bereich „passive Sterbehilfe" ist folgendes zu sagen: Hier scheint sich (nicht nur in Deutschland) ein Konsens herausgebildet zu haben, wonach die Nichtaufnahme oder der Abbruch einer Behandlung bei einem nichteinwilligungsfähigen „Sterbenden" zulässig sei (dem pflichtet seit Pius XII. auch die katholische Kirche bei). Der Arzt ist also nicht zur Lebensverlängerung bis zum äußersten verpflichtet. Dies ist sicherlich im Sinne der Würde des „Sterbenden" zu begrüßen. Umstritten ist dagegen die „passive Sterbehilfe" bei „noch nicht Sterbenden", z.B. bei Patienten mit „apallischem Syndrom". Nach den jüngsten Gerichtsentscheidungen und nach den „Grundsätzen der Bundesärztekammer für die Sterbebegleitung" von 1998 ist hier eine Änderung des Therapiezieles (Therapiebegrenzung) möglich, wenn sie dem mutmaßlichen Willen des Patienten entspricht.[1] Diese Festlegung hat jedoch ihre spezifischen Probleme, die es zu beachten gilt. Auf jeden Fall sollten an die Erhebung des mutmaßlichen Willens – wie der Bundesgerichtshof 1994 festlegte – strenge Anforderungen gestellt werden. Hierzu noch zwei Anmerkungen: Es ist klar, daß einer Patientenverfügung bei einer solchen Erhebung großes Gewicht zukommt. M.E kann man diese als Ausdruck der „vorausverfügenden Autonomie" durchaus akzeptieren. Doch dann muß auf jeden Fall die Qualität der Patientenverfügungen gesichert werden. Es muß sichergestellt werden, daß eine solche

Verfügung nach ausreichender Beratung z.B. durch einen Arzt oder einen auf Medizinrecht spezialisierten Juristen ausgefertigt wurde. Es muß gewährleistet sein, daß der Verfügende versteht, was er verfügt (kein einfaches Problem!). Eine zweite Anmerkung: Wenn keine oder nur eine unbrauchbare Patientenverfügung vorliegt, dann müssen die Aussagen beispielsweise von Angehörigen oder Bekannten (die teilweise auch Betreuer des Patienten nach dem Betreuungsgesetz sind) natürlich sehr genau daraufhin geprüft werden, ob sie Auskunft über den Willen des Patienten geben oder ob sie nur ihre eigene „Ansicht" wiedergeben. An dieser Stelle ist die Einschaltung des Amtsgerichts zur Sicherstellung einer externen Kontrolle der Entscheidung von Betreuer und Arzt sicher zu begrüßen.

2. Zweifellos ist im Sinne der „Sterbensqualität" des schwerkranken Patienten zu befürworten, daß der Arzt – in den Grenzen der medizinischen Kunst und mit Zustimmung des Patienten – z.B. bei der Schmerzlinderung das Risiko eingehen darf, den Tod (als unbeabsichtigte Nebenfolge) zu beschleunigen („indirekte Sterbehilfe"). Nur dadurch wird eine gute Palliativmedizin erst möglich.

3. Die größte „ethische" Herausforderung im beschriebenen Problemfeld bildet wohl die Frage nach der Freigabe der „aktiven Sterbehilfe" auf Verlangen (etwa nach niederländischem Modell). Die Befürworter dieser Form der „Euthanasie" führen zwei Hauptargumente an: 1. Die Tötung sei ein Akt des Mitleids mit dem Kranken; 2. Der Patient sei „autonom" und müsse über sein Ende selbst bestimmen können. Zum zweiten Argument ist zu bemerken, daß es natürlich versagt, wenn Dritte involviert werden. Auch der „autonome" Patient hat kein Recht auf einen „tödlichen Eingriff" durch einen anderen. Das stärkste Argument für die „aktive Sterbehilfe" auf Verlangen ist sicher das des Leids auf der Seite des Patienten, das auf der Seite der Gesellschaft bzw. des Arztes Mitleid mobilisiert. Gegen Mitleid an sich ist wohl nichts zu sagen, doch die Frage ist, ob es wirklich „tödlich" werden darf. Ich bezweifle das. Wie viele Gegner der „aktiven Euthanasie" in Geschichte und Gegenwart bin auch ich der Meinung, daß eben durch dieses „tödliche Mitleid" die „Basis" des Mitleids vernichtet wird. Statt „finaler Euthanasie" ist m.E. Zuwendung, Zuspruch, Pflege, Palliativversorgung Schwerkranker notwendig.

Ein weiteres wichtiges Argument spricht gegen die Freigabe der „aktiven Euthanasie". Es ist wohl unausweichlich, daß sich nach einer solchen Freigabe (sei es durch „Duldung", sei es durch Legalisierung) eine „Euthanasie"-Mentalität herausbilden wird, durch die zumindest einige Alte und Kranke genötigt werden, ihre „Euthanasie" zu „wollen". „Euthanasie wird" – so ein Ausspruch einer älteren Dame, den Cicely Saunders, die Begründerin der modernen „Hospizbewegung", gerne zitiert –, „da die menschliche Natur so ist, wie sie ist [...], nicht freiwillig bleiben."[2] Wer eine solche „Euthanasie"-Mentalität nicht mitverantworten will, wird also gegen die Freigabe der „aktiven Euthanasie" sein.

Anhang

Der sogenannte „Hippokratische Eid"

Ich schwöre bei Apollon dem Arzt und Asklepios und Hygieia und Panakeia und allen Göttern und Göttinnen, sie zu Zeugen anrufend, daß ich erfüllen will nach meinem Können und Urteil diesen Eid und diesen Vertrag:

Den, der mich diese Kunst gelehrt hat, meinen Eltern gleich zu achten und mein Leben in Gemeinschaft mit ihm zu leben und ihm, wenn er Geld nötig hat, an meinem Anteil zu geben und seine Nachkommenschaft meinen Brüdern in männlicher Linie gleichzustellen und sie diese Kunst zu lehren – wenn sie wünschen, sie zu erlernen – ohne Honorar und Vertrag; an Regeln und mündlichem Unterricht und allem übrigen Wissen meinen Söhnen Anteil zu geben und den Söhnen dessen, der mich unterrichtet hat, und Schülern, die den Vertrag unterzeichnet und einen Eid geleistet haben nach ärztlichem Brauch, aber sonst niemandem.

Ich will diätetische Maßnahmen zum Vorteil der Kranken anwenden nach meinem Können und Urteil; ich will sie vor Schaden und Unrecht bewahren.

Ich will weder irgend jemandem ein tödliches Medikament geben, wenn ich darum gebeten werde, noch will ich in dieser Hinsicht einen Rat erteilen. Ebenso will ich keiner Frau ein abtreibendes Mittel geben. In Reinheit und Heiligkeit will ich mein Leben und meine Kunst bewahren.

Ich will das Messer nicht gebrauchen, nicht einmal bei Steinleidenden, sondern will davon abstehen zugunsten der Männer, die sich mit dieser Arbeit befassen.

In alle Häuser, die ich besuche, will ich zum Vorteil der Kranken kommen, mich frei haltend von allem vorsätzlichen Unrecht, von aller Schädigung und insbesondere von sexuellen Beziehungen sowohl mit weiblichen wie mit männlichen Personen, seien sie frei oder Sklaven.

Was ich etwa sehe oder höre im Laufe der Behandlung oder auch außerhalb der Behandlung über das Leben von Menschen, was man auf keinen Fall verbreiten darf, will ich für mich behalten, in der Überzeugung, daß es schändlich ist, über solche Dinge zu sprechen.

Wenn ich diesen Eid erfülle und ihn nicht verletze, sei es mir vergönnt, mich des Lebens und der Kunst zu erfreuen, geehrt durch Ruhm bei allen Menschen auf alle künftige Zeit; wenn ich ihn übertrete und falsch schwöre, sei das Gegenteil von all diesem mein Los.

Quelle: Ludwig Edelstein: Der Hippokratische Eid. Zürich und Stuttgart 1969, S. 7–8.

Richtlinien der Bundesärztekammer für die Sterbehilfe (1979)

[Anmerkung: Der namentlich nicht gezeichnete Kastentext auf S. 957 ist nicht wiedergegeben.]

I. Einleitung

Zu den Pflichten des Arztes, das Leben zu erhalten, die Gesundheit zu schützen und wiederherzustellen sowie Leiden zu lindern, gehört auch, dem Sterbenden bis zu seinem Tode zu helfen. Die Hilfe besteht in Behandlung, Beistand und Pflege.

II. Behandlung

a) Bei der Behandlung ist nach angemessener Aufklärung der Wille des urteilsfähigen Patienten zu respektieren, auch wenn er sich nicht mit der von dem Arzt für geboten angesehenen Therapie deckt.

b) Beim bewußtlosen oder sonst urteilsunfähigen Patienten sind die im wohlverstandenen Interesse des Kranken medizinisch erforderlichen Behandlungsmaßnahmen unter dem Gesichtspunkt einer Geschäftsführung ohne Auftrag durchzuführen. Hinweise auf den mutmaßlichen Willen des Patienten sind dabei zu berücksichtigen. Dem Patienten nahestehende Personen müssen angehört werden; rechtlich aber liegt die letzte Entscheidung beim Arzt, es sei denn, daß nach den Vorschriften des Bürgerlichen Gesetzbuches ein Pfleger zu bestellen und dessen Einwilligung einzuholen ist. Ist der Patient unmündig oder entmündigt, so darf die Behandlung nicht gegen den Willen der Eltern oder des Vormundes eingeschränkt oder abgebrochen werden.

c) Bestehen bei einem dem Tode nahen Kranken oder Verletzten Aussichten auf Besserung, setzt der Arzt diejenigen Behandlungsmaßnahmen ein, die der möglichen Heilung und Linderung des Leidens dienen.

d) Beim Sterbenden, einem dem Tode nahe Erkrankten oder Verletzten
- bei dem das Grundleiden mit infauster Prognose einen irreversiblen Verlauf genommen hat und
- der kein bewußtes und umweltbezogenes Leben mit eigener Persönlichkeitsgestaltung wird führen können, lindert der Arzt die Beschwerden. Er ist aber nicht verpflichtet, alle der Lebensverlängerung dienenden therapeutischen Möglichkeiten einzusetzen.

III. Beistand

Der Arzt steht einem dem Tode nahen Kranken, Verletzten oder sterbenden Patienten, mit dem ein Kontakt möglich ist, auch menschlich bei.

IV. Pflege

Der dem Tode nahe Kranke, Verletzte und der sterbende Patient haben einen Anspruch auf die ihren Umständen entsprechende und in der gegebenen Situation mögliche Pflege. Der Sterbende hat einen Anspruch auf eine menschenwürdige Unterbringung und Betreuung.

Kommentar zu den Richtlinien für die Sterbehilfe

Zu den Aufgaben des Arztes gehört auch die Sterbehilfe; sie ist das Bemühen, dem Sterbenden so beizustehen, daß er in Würde zu sterben vermag.

Solche Sterbehilfe ist nicht nur ein medizinisches, sondern auch ein ethisches und juristisches Problem.

I. Ärztliche Überlegungen

Der von einer tödlichen Krankheit oder von einer lebensgefährlichen äußeren Gewalteinwirkung betroffene Mensch ist nicht notwendigerweise ein Sterbender.

Er ist ein in Todesgefahr Schwebender, und es versteht sich von selbst, daß stets die Lebenserhaltung und wenn möglich die Heilung anzustreben ist.

In solchen Fällen hat der Arzt diejenigen Hilfsmittel einzusetzen, die ihm zur Verfügung stehen und geboten erscheinen.

1. a) Die Sterbehilfe betrifft den im Sterben liegenden Menschen. Ein Sterbender ist ein Kranker oder Verletzter, bei dem der Arzt aufgrund einer Reihe klinischer Zeichen zur Überzeugung kommt, daß die Krankheit irreversibel oder die traumatische Schädigung infaust verläuft und der Tod in kurzer Zeit eintreten wird. In solchen Fällen kann der Arzt auf weitere, technisch eventuell noch mögliche Maßnahmen verzichten.

b) Die ärztliche Hilfe endet beim Eintritt des Todes, der nach dem Stand der medizinischen Wissenschaft mit dem Hirntod gleichzusetzen ist.

2. Sterbehilfe ist die Beschränkung auf eine Linderung von Beschwerden bei gleichzeitigem Verzicht auf lebensverlängernde Maßnahmen beim Todkranken.

Sie umfaßt die Unterlassung oder das Nichtfortsetzen von Medikation sowie von technischen Maßnahmen, zum Beispiel Beatmung, Sauerstoffzufuhr, Bluttransfusion, Hämodialyse, künstliche Ernährung.

3. Die gezielte Lebensverkürzung durch künstliche Eingriffe in die restlichen Lebensvorgänge um das Eintreten des Todes zu beschleunigen, ist nach dem Strafgesetzbuch strafbare vorsätzliche Tötung (§ 212 StGB).

Sie bleibt gemäß § 216 StGB strafbar, selbst wenn sie auf Verlangen des Patienten erfolgt.

Ärztlich ist Sterbehilfe begründet, wenn ein Hinausschieben des Todes für den Sterbenden eine nichtzumutbare Verlängerung des Leidens bedeutet und das Grundleiden mit infauster Prognose einen irreversiblen Verlauf angenommen hat.

II. Ethische Gesichtspunkte

Diese Richtlinien sind von dem Grundgedanken geleitet, daß es die primäre Verpflichtung des Arztes ist, dem Patienten in jeder möglichen Weise helfend beizustehen. Während des Lebens ist die Hilfe, die er leisten kann, ausgerichtet auf die Erhaltung und Verlängerung des Lebens. Beim Sterbenden hängt die bestmögliche Hilfe von einer Anzahl von Gegebenheiten ab, deren angemessene Würdigung und Abwägung den Arzt vor schwere Entscheidungen stellen kann. Der Arzt hat in seine Überlegungen unter anderem

- die Persönlichkeit oder den ausgesprochenen oder mutmaßlichen Willen des Patienten
- seine Belastbarkeit durch Schmerzen und Verstümmelung
- die Zumutbarkeit medizinischer Eingriffe
- die Verfügbarkeit therapeutischer Mittel
- die Einstellung der menschlichen und gesellschaftlichen Umgebung einzubeziehen.

Der Sterbeprozeß beginnt, wenn die elementaren körperlichen Lebensfunktionen erheblich beeinträchtigt sind oder völlig ausfallen. Sind diese Lebensgrundlagen derart betroffen, daß jegliche Fähigkeit entfällt, Subjekt oder Träger eigener Handlungen zu sein. d.h., sein Leben selbst zu bestimmen, und steht der Tod wegen lebensgefährdender Komplikationen bevor, so ist dem Arzt ein breiter Ermessensspielraum für sein Handeln zuzugestehen. Diese Richtlinien können dem Arzt seine Entscheidung nicht abnehmen, sollen sie ihm aber nach Möglichkeit erleichtern.

III. Rechtliche Beurteilung

Die Sterbehilfe beruht auf der Verpflichtung des Arztes, bei der Übernahme der Behandlung eines Patienten alles in seinen Kräften Stehende zu unternehmen, um Gesundheit und Leben des Kranken zu fördern und zu bewahren.

Diese Pflicht wird als Garantenpflicht des Arztes bezeichnet. Der Arzt, welcher passive Sterbehilfe leistet, könnte zivil- oder strafrechtlich verantwortlich werden, wenn er dadurch seine Garantenpflicht verletzt.

Deshalb muß der Arzt wissen, in welcher Weise diese Pflicht einerseits dem urteilsfähigen, bei vollem Bewußtsein befindlichen Patienten und andererseits dem bewußtlosen Patienten gegenüber besteht.

1. Der Wille des urteilsfähigen Patienten, der über die Erkrankung, deren Behandlung und die damit verbundenen Risiken aufgeklärt worden ist, bindet den Arzt. Weil der urteilsfähige Patient darüber zu entscheiden hat, ob er behandelt werden will, kann er die Behandlung abbrechen lassen. Unter diesen Umständen entfällt die rechtliche Grundlage zur Behandlung mit denjenigen Maßnahmen, welche der Patient nicht mehr wünscht.

In diesem Fall darf sich der Arzt – dem Wunsch des Patienten entsprechend – darauf beschränken, nur noch leidensmindernde Mittel zu geben oder eine in anderer Weise beschränkte Behandlung durchzuführen, ohne daß er deswegen rechtlich verantwortlich wird. Es gilt der Grundsatz: „Voluntas aegroti suprema lex esto".

2. Ist der tödlich erkrankte Patient nicht mehr urteilsfähig und deswegen nicht in der Lage, seinen Willen zu äußern (wie z.B. der Bewußtlose), so wird die Pflicht des Arztes zivilrechtlich nach den Regeln der „Geschäftsführung ohne Auftrag" bestimmt, wobei die Vorschriften über die Bestellung eines Pflegers zu beachten sind (§ 1910 BGB). Die Heilbemühungen sind dann entsprechend dem mutmaßlichen Willen des Patienten auszuführen. Dieser Wille ist nicht einfach als auf bloße Verlängerung von Schmerzen und Leiden zielend anzusehen. Vielmehr kann der Respekt vor der Persönlichkeit des Sterbenden die Anwendung medizinischer Maßnahmen als nicht mehr angezeigt erscheinen lassen.

Ist diese Voraussetzung gegeben, so kann sich der Arzt strafrechtlich auf einen der „Geschäftsführung ohne Auftrag" entsprechenden Rechtfertigungsgrund berufen.

3. Eine frühere schriftliche Erklärung, worin der Patient auf jede künstliche Lebensverlängerung verzichtet, kann für die Ermittlung seines Willens ein gewichtiges Indiz abgeben. Entscheidend ist jedoch der gegenwärtige mutmaßliche Wille, der nur aufgrund einer sorgfältigen Abwägung aller Umstände des Falles gefunden werden kann. Verbindlich ist die frühere Erklärung schon deshalb nicht, weil sie zu jeder Zeit rückgängig gemacht werden kann.

Somit muß stets danach gefragt werden, ob der Patient die Erklärung im gegenwärtigen Augenblick vernünftigerweise widerrufen würde oder nicht.

4. Dem Patienten nahestehende Personen sind anzuhören (nahestehende Personen sind in der Regel, doch nicht ausschließlich, die nächsten Verwandten des Patienten).

Die letzte Entscheidung liegt rechtlich allerdings beim Arzt, soweit nicht ein Pfleger zu bestellen ist. Ist der Patient unmündig oder entmündigt, so darf die Behandlung nicht gegen den Willen der Eltern oder des Vormundes eingeschränkt oder abgebrochen werden.

Quelle: Deutsches Ärzteblatt 76 (1979), S. 957–960.

Richtlinien der Bundesärztekammer für die ärztliche Sterbebegleitung (1993)

[Anmerkung: Der Vorspann, verfaßt von Dr. med. Jörg Hoppe, dem Vorsitzenden des Ausschusses „Medizinisch-juristische Grundsatzfragen" der Bundesärztekammer", ist nicht wiedergegeben.]

I. Einleitung

Zu den Pflichten des Arztes, das Leben zu erhalten, die Gesundheit zu schützen und wiederherzustellen sowie Leiden zu lindern, gehört auch, dem Sterbenden bis zu seinem Tode zu helfen. Die Hilfe besteht in Behandlung, Beistand und Pflege. Ihr Ziel ist es, dem Sterbenden so beizustehen, daß er in Würde zu sterben vermag.

Ein Sterbender ist ein Kranker oder Verletzter mit irreversiblem Versagen einer oder mehrerer vitaler Funktionen, bei dem der Eintritt des Todes in kurzer Zeit zu erwarten ist.

Die folgenden Hinweise zur ärztlichen Tätigkeit im Grenzbereich zwischen Leben und Tod, die medizinisch, ethisch und juristisch Probleme in sich birgt, können dem Arzt die eigene Verantwortung in der konkreten Situation zwar nicht abnehmen, sie sollen ihm jedoch Entscheidungshilfe sein.

II. Behandlung

1. Grundsätzlich setzt der Arzt bei der Behandlung von Kranken und Verletzten die Maßnahmen ein, die der Lebenserhaltung und/oder Leidensminderung dienen. Bei urteilsfähigen Patienten hat er dabei den Willen des angemessen aufgeklärten Patienten zu respektieren, auch wenn dieser Wille sich nicht mit den von dem Arzt für geboten angesehenen Diagnose- und Therapiemaßnahmen deckt. Das gilt auch für die Beendigung schon eingeleiteter lebenserhaltender technischer Maßnahmen. Der Arzt soll Kranken, die eine notwendige Behandlung ablehnen, helfen, ihre Einstellung zu überwinden.

Bei bewußtlosen oder sonst entscheidungsunfähigen Patienten sind die dem in der konkreten Situation ermittelten mutmaßlichen Willen des Kranken entsprechenden erforderlichen Behandlungsmaßnahmen durchzuführen. Bei der Ermittlung des mutmaßlichen Willens sind frühere schriftliche Äußerungen oder Erklärungen gegenüber nahestehenden Personen lediglich ebenso Anhaltspunkte wie religiöse Einstellung, Schmerzen und Lebenserwartung. Hat der Patient zu einem früheren Zeitpunkt einen Dritten legitimiert, für ihn zu entscheiden, so muß der Arzt bei der Ermittlung des mutmaßlichen Patientenwillens den Dritten mit einbeziehen.

Ist der Patient minderjährig und noch nicht entscheidungsfähig, so ist die Entscheidung der gesetzlichen Vertreter einzuholen und zu beachten, sofern die Entscheidung nicht gegen das Interesse des Patienten oder trotz der Einschränkung der Einsichts- und Willensfähigkeit gegen dessen erkennbaren Lebenswillen gerichtet ist. Ist für einen nicht entscheidungsfähigen Patienten ein Betreuer bestellt, so gilt das gleiche.

2. Bei Patienten mit irreversibel verlaufenden Erkrankungen oder Verletzungen mit infauster Prognose kann, insbesondere im terminalen Stadium, die Linderung des Leidens so im Vordergrund stehen, daß eine daraus möglicherweise folgende Lebensverkürzung hingenommen werden darf. Dasselbe gilt für Neugeborene mit schweren, mit dem Leben nicht zu vereinbarenden Mißbildungen.

Maßnahmen zur Verlängerung des Lebens dürfen abgebrochen werden, wenn eine Verzögerung des Todeseintritts für den Sterbenden eine nicht zumutbare Verlängerung des Leidens bedeutet und das Grundleiden mit seinem irreversiblen Verlauf nicht mehr beeinflußt werden kann.

Eine gezielte Lebensverkürzung durch Eingriffe, die den Tod herbeiführen oder beschleunigen sollen, ist unzulässig und mit Strafe bedroht, auch dann, wenn sie auf Verlangen des Patienten geschieht. Die Mitwirkung des Arztes bei der Selbsttötung ist unärztlich.

Der Arzt steht einem dem Tode nahen Kranken, Verletzten oder Sterbenden auch menschlich bei. Dieser Patient hat Anspruch auf menschenwürdige Unterbringung, bestmögliche Pflege und intensive menschliche Zuwendung. Gegenüber einem Patienten im terminalen Stadium ist der Arzt berechtigt, die Aufklärung über seinen Zustand auf ein unbedingt notwendiges Mindestmaß zu beschränken, um ihm Angst zu ersparen. Der Arzt kann dem Patienten nahestehende Personen unterrichten, wenn der mutmaßliche Wille des Patienten dem nicht entgegensteht und wenn es tunlich und geboten ist.

Quelle: Deutsches Ärzteblatt 90 (1993), S. B-1791f.

Auszug aus der Entscheidung des Bundesgerichtshofes im Kemptener Fall (1994)

Behandlungsabbruch bei unheilbar Erkrankten

1. Bei einem unheilbar erkrankten, nicht mehr entscheidungsfähigen Patienten kann der Abbruch einer ärztlichen Behandlung oder Maßnahme ausnahmsweise auch dann zulässig sein, wenn die Voraussetzungen der von der Bundesärztekammer verabschiedeten Richtlinien für die Sterbehilfe nicht vorliegen, weil der Sterbevorgang noch nicht eingesetzt hat. Entscheidend ist der mutmaßliche Wille des Kranken.

2. An die Voraussetzungen für die Annahme eines mutmaßlichen Einverständnisses sind strenge Anforderungen zu stellen. Hierbei kommt es vor allem auf frühere mündliche oder schriftliche Äußerungen des Patienten, seine religiöse Überzeugung, seine sonstigen persönlichen Wertvorstellungen, seine altersbedingte Lebenserwartung oder das Erleiden von Schmerzen an.

3. Lassen sich auch bei der gebotenen sorgfältigen Prüfung konkrete Umstände für die Feststellung des mutmaßlichen Willens des Kranken nicht finden, so kann und muß auf Kriterien zurückgegriffen werden, die *allgemeinen* Wertvorstellungen entsprechen. Dabei ist jedoch Zurückhaltung geboten; im Zweifel hat der Schutz menschlichen Lebens Vorrang vor persönlichen Überlegungen des Arztes, des Angehörigen oder einer anderen beteiligten Person.

StGB §§ 22, 212.
1. Strafsenat Urt. vom 13. September 1994 g. S. u. T.
1 StR 357/94.
Landgericht Kempten

Gründe:

I. Das Landgericht hat die Angeklagten des versuchten Totschlags schuldig gesprochen und zu Geldstrafen verurteilt. Gegen dieses Urteil wenden sich beide Angeklagte mit ihrer jeweils auf die Sachrüge gestützten Revision.

Das Landgericht hat der Verurteilung folgenden Sachverhalt zugrunde gelegt:

Im Oktober 1990 übernahm der Angeklagte Dr. T. die ärztliche Betreuung der damals 70jährigen E. S., die sich seit dem 15. März 1990 in der Pflegeabteilung des Marienheims in K. befand. Zu deren Pfleger mit dem Wirkungskreis „Aufenthaltsbestimmung, Zuführung zu ärztlicher Behandlung und Vermögensverwaltung" war ihr Sohn, der Angeklagte S., bestellt. Frau S. litt an einem ausgeprägten hirnorganischen Psychosyndrom im Rahmen einer präsenilen Demenz mit Verdacht auf Alzheimer-Krankheit. Durch einen Anfang September 1990 erlittenen Herzstillstand mit anschließender Reanimation war sie irreversibel schwerst cerebralgeschädigt. Aufgrund darauf beruhender Schluckunfähigkeit war sie auf künstliche Ernährung mit einer von Dr. T. verordneten Sondennahrung angewiesen. Zunächst erfolgte die Ernährung über eine Nasensonde, wegen der dabei aufgetretenen Komplikationen ab Ende 1992 über eine Magensonde.

Frau S. war seit Ende 1990 nicht mehr ansprechbar, geh- und stehunfähig und reagierte auf optische, akustische und Druckreize lediglich mit Gesichtszuckungen oder Knurren. Trotz Krankengymnastik kam es zu sog. Grobkontrakturen an den Gliedmaßen. Der Angeklagte Dr. T. sah Frau S. einmal wöchentlich und behandelte dabei leichtere Erkrankungen mit Salben und Schmerzmitteln. Der Zustand der Patientin veränderte sich nach Einbringen der Magensonde nicht. Vitalfunktionen waren vorhanden. Anzeichen für Schmerzempfinden bestanden nicht.

Anfang 1993 wandte sich Dr. T. an den Angeklagten S. und schlug ihm vor, den Zustand der Patientin, bei dem keine Besserung zu erwarten sei, dadurch zu beenden, daß die Sondenernährung eingestellt und statt dessen lediglich Tee verabreicht würde. Dadurch würde der Tod von Frau S. binnen zwei bis drei Wochen eintreten, ohne daß sie leiden müsse. Auf entsprechende Frage des Angeklagten S. erklärte Dr. T., dieses Verfahren sei rechtlich abgesichert. S. vertraute auf diese Erklärung und holte keinen weiteren Rechtsrat ein. Er beriet sich jedoch mit einigen Freunden und Verwandten und erklärte sich schließlich, etwa Anfang März 1993, gegenüber Dr. T. mit dem Vorschlag einverstanden. Bei seiner Entscheidung spielte auch der Umstand eine Rolle, daß seine Mutter ihm gegenüber vor acht bis zehn Jahren, nachdem sie in einer Fernsehsendung einen Pflegefall mit Gliederversteifung und Wundliegen gesehen hatte, geäußert hatte, so wolle sie nicht enden.

Daraufhin schrieb der Angeklagte Dr. T., ohne vorher mit dem Pflegepersonal gesprochen zu haben, folgende Eintragung in das im Schwesternzimmer aufliegende Verordnungsblatt:

„Im Einvernehmen mit Dr. T. möchte ich, daß meine Mutter nur noch mit Tee ernährt wird, sobald die vorhandene Flaschennahrung zu Ende ist oder aber ab 15. 3. 1993."

Die Eintragung wurde von beiden Angeklagten unterschrieben, die davon ausgingen, daß das Pflegepersonal sich daran halten würde und Frau S. daher innerhalb weniger Wochen wegen fehlender Nahrungszufuhr sterben würde. Entgegen dieser Erwartung verständigte jedoch der Pflegeleiter, der Bedenken gegen die rechtliche Zulässigkeit der Maßnahme hatte, am 17. März 1993 das Amtsgericht – Vormundschaftsgericht – von diesem Eintrag; er teilte weiter mit, daß die vorhandene Sondennahrung nur noch bis zum 22. März 1993 reiche. Am gleichen Tag versagte das Vormundschaftsgericht die Genehmigung zu dem geplanten Vorgehen im Wege einer einstweiligen Anordnung. Nachdem beide Angeklagte hiervon erfahren hatten, beantragte der Angeklagte S. mit Schreiben vom 23. März 1993 beim Amtsgericht die Genehmigung zur Umstellung der Ernährung auf Tee, welche nach Anhörung eines Sachverständigen und der Beteiligten sowie Inaugenscheinnahme der Betroffenen mit Beschluß vom 21. Mai 1993 versagt wurde. Der Angeklagte Dr. T. stellte daraufhin die Behandlung der Patientin ein. Die medizinische Betreuung wurde anschließend von einem anderen Arzt übernommen. Infolge eines Lungenödems verstarb Frau S. am 29. Dezember 1993.

II. Beide Angeklagten haben mit ihren Rechtsmitteln Erfolg.

[...].

Quelle: Entscheidungen des Bundesgerichtshofes in Strafsachen, herausgegeben von den Mitgliedern des Bundesgerichtshofes und der Bundesanwaltschaft Bd. 40. Köln 1995, S. 257–259.

Grundsätze der Bundesärztekammer zur ärztlichen Sterbebegleitung (1998)

[Anmerkung: Der Vorspann, verfaßt von Prof. Dr. med. Eggert Beleites, dem Vorsitzenden des Ausschusses „Medizinisch-ärztliche Grundsatzfragen" der Bundesärztekammer, ist nicht wiedergegeben.]

Präambel

Aufgabe des Arztes ist es, unter Beachtung des Selbstbestimmungsrechts des Patienten Leben zu erhalten, Gesundheit zu schützen und wiederherzustellen sowie Leiden zu lindern und Sterbenden bis zum Tod beizustehen.

Die ärztliche Verpflichtung zur Lebenserhaltung besteht jedoch nicht unter allen Umständen. Es gibt Situationen, in denen sonst angemessene Diagnostik und Therapieverfahren nicht mehr indiziert sind, sondern Begrenzung geboten sein kann. Dann tritt palliativ-medizinische Versorgung in den Vordergrund. Die Entscheidung hierzu darf nicht von wirtschaftlichen Erwägungen abhängig gemacht werden.

Unabhängig von dem Ziel der medizinischen Behandlung hat der Arzt in jedem Fall für eine Basisbetreuung zu sorgen. Dazu gehören u.a.: Menschenwürdige Unterbringung, Zuwendung, Körperpflege, Lindern von Schmerzen sowie Stillen von Hunger und Durst.

Art und Ausmaß einer Behandlung sind vom Arzt zu verantworten. Er muß dabei den Willen des Patienten beachten. Bei seiner Entscheidungsfindung soll der Arzt mit ärztlichen und pflegenden Mitarbeitern einen Konsens suchen.

Aktive Sterbehilfe ist unzulässig und mit Strafe bedroht, auch dann, wenn sie auf Verlangen des Patienten geschieht. Die Mitwirkung des Arztes bei der Selbsttötung widerspricht dem ärztlichen Ethos und kann strafbar sein.

Diese Grundsätze können dem Arzt die eigene Verantwortung in der konkreten Situation nicht abnehmen.

I. Ärztliche Pflichten bei Sterbenden

Der Arzt ist verpflichtet, Sterbenden, d.h. Kranken oder Verletzten mit irreversiblem Versagen einer oder mehrerer vitaler Funktionen, bei denen der Eintritt des Todes in kurzer Zeit zu erwarten ist, so zu helfen, daß sie in Würde zu sterben vermögen. Die Hilfe besteht neben palliativer Behandlung in Beistand und Sorge für Basisbetreuung.

Maßnahmen zur Verlängerung des Lebens dürfen in Übereinstimmung mit dem Willen des Patienten unterlassen oder nicht weitergeführt werden, wenn diese nur den Todeseintritt verzögern und die Krankheit in ihrem Verlauf nicht mehr aufgehalten werden kann. Bei Sterbenden kann die Linderung des Leidens so im Vordergrund stehen, daß eine möglicherweise unvermeidbare Lebensverkürzung hingenommen werden darf. Eine gezielte Lebensverkürzung durch Maßnahmen, die den Tod herbeiführen oder das Sterben beschleunigen sollen, ist unzulässig und mit Strafe bedroht.

Die Unterrichtung des Sterbenden über seinen Zustand und mögliche Maßnahmen muß wahrheitsgemäß sein, soll sich aber an der Situation des Sterbenden orientieren und vorhandenen Ängsten Rechnung tragen. Der Arzt kann auch Angehörige oder nahestehende Personen informieren, es sei denn, der Wille des Patienten steht dagegen. Das Gespräch mit ihnen gehört zu seinen Aufgaben.

II. Verhalten bei Patienten mit infauster Prognose

Bei Patienten mit infauster Prognose, die sich noch nicht im Sterben befinden, kommt eine Änderung des Behandlungszieles nur dann in Betracht, wenn die Krankheit weit fortgeschritten ist und eine lebenserhaltende Behandlung nur Leiden verlängert. An die Stelle von Lebensverlängerung und Lebenserhaltung treten dann palliativ-medizinische und pflegerische Maßnahmen. Die Entscheidung über Änderung des Therapieziels muß dem Willen des Patienten entsprechen.

Bei Neugeborenen mit schwersten Fehlbildungen oder schweren Stoffwechselstörungen, bei denen keine Aussicht auf Heilung oder Besserung besteht, kann nach hinreichender Diagnostik und im Einvernehmen mit den Eltern eine lebenserhaltende Behandlung, die ausgefallene oder ungenügende Vitalfunktion ersetzt, unterlassen oder nicht weitergeführt werden. Gleiches gilt für extrem unreife Kinder, deren unausweichliches Sterben abzusehen ist, und für Neugeborene, die schwerste Zerstörungen des Gehirns erlitten haben. Eine weniger schwere Schädigung ist kein Grund zur Vorenthaltung oder zum Abbruch lebenserhaltender Maßnahmen, auch dann nicht, wenn die Eltern dies fordern. Ein offensichtlicher Sterbevorgang soll nicht durch lebenserhaltende Therapie künstlich in die Länge gezogen werden.

Alle diesbezüglichen Entscheidungen müssen individuell erarbeitet werden. Wie bei Erwachsenen gibt es keine Ausnahmen von der Pflicht zu leidensmindernder Behandlung, auch nicht bei unreifen Frühgeborenen.

III. Behandlung bei sonstiger lebensbedrohlicher Schädigung

Patienten mit einer lebensbedrohenden Krankheit, an der sie trotz generell schlechter Prognose nicht zwangsläufig in absehbarer Zeit sterben, haben, wie alle Patienten, ein Recht auf Behandlung, Pflege und Zuwendung. Lebenserhaltende Therapie einschließlich – ggfs. künstlicher – Ernährung ist daher geboten. Dieses gilt auch für Patienten mit schwersten cerebralen Schädigungen und anhaltender Bewußtlosigkeit (apallisches Syndrom, sog. „Wachkoma").

Bei fortgeschrittener Krankheit kann aber auch bei diesen Patienten eine Änderung des Therapiezieles und die Unterlassung lebenserhaltender Maßnahmen in Betracht kommen. So kann der unwiderrufliche Ausfall weiterer vitaler Organfunktionen die Entscheidung rechtfertigen, auf den Einsatz technischer Hilfsmittel zu verzichten. Die Dauer der Bewußtlosigkeit darf dabei nicht alleiniges Kriterium sein.

Alle Entscheidungen müssen dem Willen des Patienten entsprechen. Bei bewußtlosen Patienten wird in der Regel zur Ermittlung des mutmaßlichen Willens die Bestellung eines Betreuers erforderlich sein.

IV. Ermittlung des Patientenwillens

Bei einwilligungsfähigen Patienten hat der Arzt den aktuell geäußerten Willen des angemessen aufgeklärten Patienten zu beachten, selbst wenn sich dieser Wille nicht mit den aus ärztlicher Sicht gebotenen Diagnose- und Therapiemaßnahmen deckt. Das gilt auch für die Beendigung schon eingeleiteter lebenserhaltender Maßnahmen. Der Arzt soll Kranken, die eine notwendige Behandlung ablehnen, helfen, die Entscheidung zu überdenken.

Bei einwilligungsunfähigen Patienten ist die Erklärung des gesetzlichen Vertreters, z.B. der Eltern oder des Betreuers, oder des Bevollmächtigten maßgeblich. Diese sind gehalten, zum Wohl des Patienten zu entscheiden. Bei Verdacht auf Mißbrauch oder offensichtlicher Fehlentscheidung soll sich der Arzt an das Vormundschaftsgericht wenden.

Liegen weder vom Patienten noch von einem gesetzlichen Vertreter oder einem Bevollmächtigten Erklärungen vor oder können diese nicht rechtzeitig eingeholt werden, so hat der Arzt so zu handeln, wie es dem mutmaßlichen Willen des Patienten in der konkreten Situation entspricht. Der Arzt hat den mutmaßlichen Willen aus den Gesamtumständen zu ermitteln. Eine besondere Bedeutung kommt hierbei einer früheren Erklärung des Patienten zu. Anhaltspunkte für den mutmaßlichen Willen des Patienten können seine Lebenseinstellung, seine religiöse Überzeugung, seine Haltung zu Schmerzen und zu schweren Schäden in der ihm verbleibenden Lebenszeit sein. In die Ermittlung des mutmaßlichen Willens sollen auch Angehörige oder nahestehende Personen einbezogen werden.

Läßt sich der mutmaßliche Wille des Patienten nicht anhand der genannten Kriterien ermitteln, so handelt der Arzt im Interesse des Patienten, wenn er die ärztlich indizierten Maßnahmen trifft.

Patientenverfügungen, auch Patiententestamente genannt, Vorsorgevollmachten und Betreuungsverfügungen sind eine wesentliche Hilfe für das Handeln des Arztes.

Patientenverfügungen sind verbindlich, sofern sie sich auf eine konkrete Behandlungssituation beziehen und keine Umstände erkennbar sind, daß der Patient sie nicht mehr gelten lassen würde. Es muß stets geprüft werden, ob die Verfügung, die eine Behandlungsbegrenzung erwägen läßt, auch für die aktuelle Situation gelten soll. Bei der Entscheidungsfindung sollte der Arzt daran denken, daß solche Willensäußerungen meist in gesunden Tagen verfaßt wurden und daß Hoffnung oftmals in ausweglos erscheinenden Lagen wächst. Bei der Abwägung der Verbindlichkeit kommt der Ernsthaftigkeit eine wesentliche Rolle zu. Der Zeitpunkt der Aufstellung hat untergeordnete Bedeutung.

Anders als ein Testament bedürfen Patientenverfügungen keiner Form, sollten aber in der Regel schriftlich abgefaßt sein.

Im Wege der Vorsorgevollmacht kann ein Bevollmächtigter auch für die Einwilligung in ärztliche Maßnahmen, deren Unterlassung oder Beendigung bestellt werden. Bei Behandlung mit hohem Risiko für Leben und Gesundheit bedarf diese Einwilligung der Schriftform (§ 1904 BGB) und muß sich ausdrücklich auf eine solche Behandlung beziehen. Die Einwilligung des Betreuers oder Bevollmächtigten in eine „das Leben gefährdende Behandlung" bedarf der Zustimmung des Vormundschaftsgerichts (§ 1904 BGB). Nach der Rechtsprechung (Oberlandesgericht Frankfurt a.M. vom 15. 7. 1998 – Az: 20 W 224/98) ist davon auszugehen, daß dies auch für die Beendigung lebenserhaltender Maßnahmen im Vorfeld der Sterbephase gilt.

Betreuungsverfügungen können Empfehlungen und Wünsche zur Wahl des Betreuers und zur Ausführung der Betreuung enthalten.

Quelle: Deutsches Ärzteblatt 95 (1998), S. B-1852 f.

Anmerkungen

I. „Euthanasie" und verwandte Themen im antiken Griechenland und Rom

1 Das ebenfalls „verwandte" Thema Abtreibung in der Antike kann nur gestreift werden; vgl. dazu Carrick 1985, S. 99–125 und Jütte 1993, S. 27–43.

2 Vgl. Amundsen 1978, S. 23. Der Arzt konnte einen Patienten problemlos „aufgeben", denn es existierte keine Behandlungspflicht (es gab noch nicht einmal eine staatliche Lizensierung bzw. Kontrolle von Ärzten). Entschied sich der Arzt für eine Behandlung, war er nur sich selbst und seinem Patienten bzw. dessen Angehörigen verantwortlich.

3 Vgl. dazu die Studie von Gourevitch 1969, S. 501–518.

4 Vgl. Diogenes Laertius [1967], Bd. 1, S. 202 (zu Speusippos) und Bd. 2, S. 21f. (zu Zeno von Kition).

5 Vgl. Seneca [1987], S. 117–121. Siehe dazu auch Kapitel I.4.d. dieser Studie.

6 Vgl. Gourevitch 1969, S. 505–509.

7 Dagegen könnte man anführen, daß die Beteiligung des Arztes Statius Annaeus beim Suizid Senecas von Tacitus detailliert geschildert wird (vgl. Tacitus [1982], S. 773–775). Doch dieser Arzt, ein von Seneca freigelassener Sklave, wurde von Tacitus explizit als Freund seines ehemaligen Herrn bezeichnet. Es ist also unklar, ob er die Suizidbeihilfe als Arzt oder als Freund leistete. Somit darf der Fall nicht vorschnell generalisiert werden; vgl. dazu auch Gourevitch 1969, S. 506f., Kudlien 1976, S. 75 und Potthoff 1982, S. 127–129.

8 Man denke z.B. an eine Stelle in dem Roman „Der goldene Esel" des Apuleius (entstanden ca. 170 n. Chr.). Ein Arzt berichtet wie folgt von einer entsprechenden Bitte an ihn (im Hintergrund stand diesfalls allerdings ein Giftmordkomplott): „Dieser Schurke da war vor nicht allzu langer Zeit zu mir gekommen, um ein schnell wirkendes Gift zu beschaffen, und bot mir als Preis hundert Goldstücke; er sagte, ein Kranker brauche es dringend, der an einer alten, unheilbaren Krankheit furchtbar leide und sich der Qual dieses Lebens entziehen wolle"; vgl. (Apuleius [1989], S. 414f.). Zu weiteren Stellen vgl. Gourevitch 1969, S. 501 und Potthoff 1982, S. 140.

9 Vgl. dazu Carrick 1985, S. 107f. und Link 1993, S. 28–30.

10 Vgl. Link 1994, S. 28–30 und S.109f.

11 Plutarch [o.J.], S. 34.

12 Es ging bei der Entscheidung „von Staats wegen" nur um Söhne, wie der Hinweis Plutarchs auf die den „Kindern" zugeteilte Landlose zeigt. Solche „Landlose" standen nur Söhnen zu; vgl. Link 1993, S. 109.

13 Das folgende ist eine erweiterte Fassung von Benzenhöfer 1997b, S. 760–763. In bezug auf die behandelten Stellen folgt die Darstellung der Arbeit von Potthoff 1982. Die Deutung weicht gelegentlich von der Potthoffs ab.

14 Zu korrigieren ist hier Potthoff 1982, S. 12, der angab, daß das Zitat aus einer Komödie des Kratinos mit dem Titel „Pollux" [!] stamme.

15 Zitiert nach Potthoff 1982, S. 12 (Übersetzung von Potthoff). Im griechischen Original heißt es: εἴη δ' ἂν τούτοις καὶ ἐπιθανάτως ἔχειν καὶ ὡς Ἡρόδοτος ἐδυσθανάτει, οὗ τὸ ἐναντίον εὐθανάτως Κρατῖνος λέγει (zitiert nach Meineke 1839, S. 210).

16 Menander [1949], S. 133.

17 Menander [1949], S. 131.

18 Zitiert nach Potthoff 1982, S. 15 (Übersetzung von Potthoff).

19 Potthoff 1982, S. 21 sieht hier einen „Tod aus vollem individuellen Lebensgenuß heraus" bezeichnet. Hier ist wohl jedoch mehr als „voller Lebensgenuß" gemeint; der Tyrann wird von Menander als Karikatur dargestellt.

20 Zitiert nach Potthoff, 1982, S. 19 (Übersetzung von Potthoff).

21 Vgl. Kudlien 1976, S. 68.

22 Philo [1962], S. 252. Im Original heißt es: τίς οὖν ἀγνοεῖ ὅτι εὐγηρία καὶ εὐθανασία μέγιστα τῶν ἀνθρωπείων ἀγαθῶν ἐστιν (Philo [1896], S. 243).

23 Zitiert nach Potthoff 1982, S. 15 (Übersetzung von Potthoff). Zum griechischen Text vgl. von Arnim 1964, S. 156.

24 In diese Richtung ist wohl auch ein Fragment des Astrologen Paulus Alexandrinus zu interpretieren, der in der 2. Hälfte des 4. Jahrhunderts n. Chr. in unbekanntem Zusammenhang von einem „mühelosen und einem guten Tod entgegengehenden Greisenalter" sprach; vgl. Potthoff 1982, S. 14.

25 Polybios [1961], S. 452. Im griechischen Original lautet die mit „wünschte er einen ehrenvollen Tod zu finden" übersetzte Stelle εὐθανατῆσαι σπουδάζων (Polybios [1889], S. 153).

26 Cicero [1959], S. 1069.

27 Cicero [1959], S. 1068.

28 Cicero [1959], S. 1014/15 (lateinisch: „ad spem mortis melioris").

29 Flavius Josephus [1993], S. 557 f. Im griechischen Original lautete der letzte Teilsatz: εἰ δ' ἀναιρεθεῖεν, εὐθανατήσοντες; vgl. Flavius Josephus [1951], S. 41. Clementz hatte euthanatesontes mit „ehrenvoll sterben" übersetzt. Potthoff 1982, S. 18 hatte dafür „einen leichten Tod [sterben]" eingesetzt. Beides trifft die Alternative zum langsamen Tod durch Verhungern jedoch nicht optimal, so daß die hier gewählte Übersetzung „schnell sterben" vorzuziehen ist.

30 Sueton [1986], S. 156/157. Im Original lautet der zuletzt zitierte Satz: „Nam fere quotiens audisset cito ac nullo cruciatu defunctum quempiam, sibi et suis εὐθανασίαν similem – hoc enim verbo uti solebat – precabatur" (Sueton [1978], S. 107).

31 Vgl. zum folgenden Amundsen 1977, S. 178–180.

32 Eine solche lag z. B. vor, wenn ein Dieb oder ein Ehebrecher in flagrante delicto getötet wurde.

33 Vgl. dazu Potthoff 1982, S. 65–71.

34 Vgl. Strabo [1831], S. 348.

35 Vgl. Potthoff 1982, S. 69.

36 Vgl. dazu Amundsen 1973, S. 21.

37 Vgl. dazu Potthoff 1982, S. 71–83.

38 Vielleicht war dies der Grund, warum der Sklavenarzt in dem von Sueton („Caesarenleben") berichteten Fall des Lucius Domitius Ahenobarbus das zur Selbsttötung erbetene Gift in zu geringer Dosis verabreichte, so daß der Versuch scheiterte; vgl. Sueton [1986], S. 328.

39 Vgl. zu Pythagoras und den Pythagoreern die Darstellungen von Röd 1988, S. 53–80 und Mansfeld 1988, S. 98–121.

40 Vgl. zu „Euthanasie" und zu verwandten Themen bei Pythagoras und den älteren Pythagoreern auch Carrick 1985, S. 40–43, S. 110 f. und S. 134–136.

41 Zitiert nach Mansfeld 1988, S. 173.

42 Da sie davon ausgingen, daß auch Tiere (und eventuell sogar Pflanzen) menschliche Inkarnationen enthalten können, erstreckte sich das Tötungsverbot bei den Pythagoreern nicht nur auf Menschen. So hieß es in den „Lehrsprüchen" der Pythagoreer: „Enthalte dich der beseelten Lebewesen!" (Mansfeld 1988, S. 194/195).

43 Vgl. Röd 1988, S. 78.

44 Vgl. zu Leben und Werk Platons die Überblicksdarstellungen von Graeser 1983, S. 124–191 und Görgemanns 1994.

45 Vgl. zu „Euthanasie" und zu verwandten Themen bei Platon auch Carrick 1985, S. 49–52, S. 112–115 und S. 136–141.

46 Vgl. hierzu Görgemanns 1994, S. 44.

47 Vgl. zum folgenden Platon [1974], S. 16–19 (beim Zitatnachweis im laufenden Text werden auch – wie international üblich – die Seiten der Stephanus-Ausgabe von 1578 angegeben, hier also 61d – 62 c).

48 Sokrates erwähnt in diesem Zusammenhang auch den Pythagoreer Philolaos, bei dem Kebes sich einmal aufgehalten hat. Kebes hat zwar nichts „Genaues" von Philolaos über diese Frage gehört, er weiß aber, daß dieser lehrte, daß man sich nicht töten dürfe.

49 Vgl. Platon [1991]. Verglichen wurde die zweisprachige Ausgabe Platon [1971].

50 In der Forschung datiert man sie meist auf die Zeit um 375 v. Chr.; vgl. hierzu Görgemanns 1994, S. 44 und 46.

51 Der unterste Stand wird nicht ausführlich besprochen. Er erschien Platon in diesem Kontext wohl nicht wichtig.

52 Die Erziehung der Herrscher wird später (Ende Buch V bis Buch VII) dargestellt. Sie müssen zusätzlich zu der musischen und gymnastischen Bildung auch „philosophisch" geschult werden.

53 Vgl. zum folgenden Platon [1991], S. 234–253 (Stephanus-Zählung: 403d–410 a).

54 Sokrates weist an dieser Stelle Aussagen von Dichtern zurück, wonach Asklepios zwar der Sohn des Apollon gewesen sei, sich aber dennoch durch Gold habe bewegen lassen, einen reichen Mann, der schon im Sterben lag, zu heilen, und anschließend vom Blitz erschlagen worden sei. Dies sei unmöglich: Entweder sei Asklepios der Sohn eines Gottes gewesen, dann könne er nicht geldgierig gewesen sein. Oder er sei geldgierig gewesen, dann könne er nicht der Sohn eines Gottes gewesen sein.

55 In der Übersetzung Schleiermachers lautet diese Passage wie folgt: „Also nächst solcher Rechtskunde wirst du auch wohl eine Heilkunde, wie wir sie

beschrieben haben, in der Stadt einführen, damit beide diejenigen unter den Bürgern, die gutgeartet sind an Leib und Seele, pflegen mögen, die es aber nicht sind, wenn sie nur dem Leibe nach solche sind, sterben lassen, die aber der Seele nach bösartig und unheilbar sind, selbst umbringen" (Platon [1974], S. 253).

56 So auch Annas (1981), S. 92.

57 Vgl. dazu auch die Aussage über die Richter und die Tötung „unheilbarer" Verbrecher in den „Nomoi" Platons: „Wenn aber der Gesetzgeber merkt, daß einer in dieser Beziehung [gemeint ist die Befolgung der Gesetze] unheilbar ist, welche Strafe und welches Gesetz soll er für diese Menschen aufstellen? Da er einsieht, daß es einerseits für alle solche Menschen selber nicht besser ist, am Leben zu bleiben, und daß sie sich andererseits den übrigen doppelt nützlich erweisen, wenn sie aus dem Leben scheiden, indem sie erstens den andern ein warnendes Beispiel geben, kein Unrecht zu tun, und sodann den Staat von schlechten Menschen befreien, so muß also der Gesetzgeber über solche Leute zur Bestrafung ihrer Vergehen den Tod verhängen, sonst aber auf keinen Fall" (Platon [1977], S. 205 = 862 e – 863 a).

58 Vgl. Platon [1977].

59 So Carrick 1985, S. 135.

60 Vgl. zu Leben und Werk des Aristoteles die Überblicksdarstellung von Graeser 1983, S. 192–265.

61 Vgl. zu „Euthanasie" und zu verwandten Themen bei Aristoteles auch Carrick 1985, S. 49–52, S. 115–119 und S. 141–144.

62 Die Abschnitte zu Abtreibung und Infantizid finden sich in Aristoteles [1998], S. 244–247 (beim Zitatnachweis im laufenden Text werden auch – wie international üblich – die Seiten der Aldus-Manutius-Ausgabe von 1498 angegeben; hier 1334b – 1336b).

63 Die Abtreibung sollte erfolgen, bevor das Kind „Wahrnehmung und Leben" erhalten habe (den entsprechenden Zeitpunkt definierte Aristoteles nicht genauer).

64 Vgl. zu Seneca und den Stoikern die Überblicksdarstellung von Hossenfelder 1985, S. 44–99.

65 Vgl. Seneca [1980], S. 371. Vgl. zu „Euthanasie" und zu verwandten Themen bei Seneca auch Carrick 1985, S. 119–123 und S. 144–148.

66 Seneca [1983], S. 193.

67 Grundsätzlich durfte für die Stoiker das eigene und auch ein fremdes Leben beendet werden, wenn es „wertlos" war. In bezug auf die Abtreibung gab es keine moralischen Probleme für die Stoiker schon allein deshalb, weil nach ihrer Auffassung das Kind erst beim ersten Atemzug beseelt werde, so daß eine Abtreibung kein beseeltes Leben beenden würde. Da die Stoiker davon ausgingen, daß ein Kind erst etwa im Alter von 14 Jahren eine vollgültige Person im moralischen Sinne würde, der auch alle Lebensrechte zukamen, war für sie auch Infantizid prinzipiell möglich. Und da die Stoiker die Bedeutung der Gesundheit für ein lebenswertes Leben sehr stark betonten, überrascht es nicht, daß sie im Falle eines behindert geborenen Kindes den Infantizid als „Akt der Vernunft" ansahen. Der „notwendige" Grad der Behinderung wurde dabei nicht definiert; vgl. Carrick 1985, S. 123.

68 Seneca [1987], S. 11.

69 Vgl. Seneca (1987), S. 117–121.

70 Seneca [1987], S. 129.

71 Zu Hippokrates und zum „Corpus Hippocraticum" vgl. z.B. Sigerist 1963, S. 690–721, Edelstein 1967, S. 3–144; Carrick 1985, S. 59–96.

72 Vgl. dazu Wittern 1979, S. 733.

73 Ob dies mit einem gewandelten „culture pattern" in der griechischen Welt zu begründen ist, wie Potthoff 1982, S. 154 annimmt, muß offenbleiben. Die Zeugnisse sind doch zu singulär, um eine solche Hypothese zu begründen.

74 Hippokrates [1962], S. 192.

75 Hippokrates [1962], S. 190.

76 Vgl. Wittern 1979, S. 731.

77 Zitiert nach Wittern 1974, S. 732.

78 Sigerist 1963, S. 722.

79 Vgl. Wittern 1979, S. 733.

80 Hippokrates [1962], S. 21 („Epidemien", Buch I, 11).

81 Zitiert nach Wittern 1979, S. 733.

82 Zitiert nach Wittern 1979, S. 733.

83 Zitiert nach Potthoff 1982, S. 44.

84 Vgl. Husebo/Klaschik 1998, S. 3.

85 Zitiert nach Wittern 1979, S. 733.

86 Vgl. dazu auch Carrick 1985, S. 69–96.

87 Vgl. dazu Carrick 1985, S. 88.

88 Zitiert nach Edelstein 1969, S. 7 f.

89 Edelstein 1969, S. 5.

90 Edelstein 1969, S. 59.

91 Vgl. Edelstein 1969, S. 12.

92 Vgl. Edelstein 1969. Amundsen 1978, S. 26 bezeichnet die These Edelsteins als „tempting, and, in my opinion, the most convincing so far advanced". Etwas vorsichtiger ist hier Carrick 1985, S. 69–96, der eine pythagoreische Provenienz nicht ausschließt, pythagoreische Philosophie aber auf keinen Fall als einzige mögliche Quelle gewertet wissen will. Gegen die These Edelsteins wandte sich Lichtenthaeler 1984, S. 279–286, ohne sie allerdings widerlegen zu können.

93 Edelstein 1969, S. 21 spezifizierte seine Ansicht dahingehend, daß der Pythagoreismus des 4. Jahrhunderts v. Chr. gemeint sei.

94 Edelstein 1969, S. 16.

95 Vgl. Edelstein 1969, S. 25–31. Die Bestimmung, nicht zu operieren, galt laut Edelstein 1969, S. 30 „nur für den, der sich einem heiligen Leben geweiht hat". Die Pythagoreer hätten aber akzeptiert, daß ihre verfeinerten Reinheitsgebote nicht für alle Menschen gelten könnten, und so wäre es für sie durchaus akzeptabel gewesen, die blutige Arbeit des Operierens im Falle schmerzhafter Leiden zum Vorteil der Patienten von Spezialisten durchführen zu lassen. Nach Edelsteins Vermutung (er selbst betonte, daß es sich um eine Vermutung handelt) scheuten die Pythagoreer deshalb den Gebrauch des Messers, weil sie glaubten, daß man den Göttern kein blutiges Opfer darbringen solle, und weil sie fürchteten, sich zu „beflecken", wenn sie das Messer gebrauchten. Wesentlich zurückhaltender in bezug auf die pythagoreische Provenienz des „Schneideverbots" ist Carrick 1985, S. 74–76.

II. „Euthanasie" und verwandte Themen im Judentum und Christentum

1 Einen Terminus für Euthanasie oder Sterbehilfe gibt es im Althebräischen nicht. Im aktuellen Hebräisch wird „aktive Euthanasie" mit dem Begriff „Hamatat chesed" bezeichnet.

2 Vgl. zum folgenden vor allem Stemberger 1979 und Stemberger 1992.

3 Unter Mischna (wörtlich: das Wiederholen, das Lernen) ist hier eine im wesentlichen von Rabbi Jehuda ha-Nasi bzw. seiner Schule um 200 n. Chr. redigierte Sammlung zu verstehen, in der in sechs Ordnungen und 63 (ursprünglich 60) Traktaten das Religionsgesetz systematisch darzustellen versucht wurde; vgl. dazu Stemberger 1979, S. 147–149 und Stemberger 1992, S. 113–152.

4 Tosefta (wörtlich: Hinzufügung, Ergänzung) bezeichnet hier eine Schrift, die in gewisser Weise die Mischna ergänzt. In ihrer Ordnung entspricht die Tosefta der Mischna; vgl. dazu Stemberger 1992, S. 153–166.

5 Vgl. Stemberger 1992, S. 254–271.

6 Der babylonische Talmud kann näherungsweise als Mischna-Kommentar babylonischer Rabbinen bestimmt werden; vgl. dazu Stemberger 1992, S. 191–223.

7 Der palästinische Talmud kann cum grano salis als Mischna-Kommentar der palästinischen Rabbinen aufgefaßt werden; vgl. dazu Stemberger 1992, S. 167–190.

8 Vgl. dazu Stemberger 1977, S. 104–132.

9 Rabbi Tucatzinsky (1872–1955), eine halachische Autorität des 20. Jahrhunderts, formulierte diesbezüglich explizit: „Die Dauer des Lebens ist begrenzt – sie kann lang oder kurz sein. Doch der Wert des Lebens hat keine Grenze und kein Maß in der Halacha, im Judentum" (Kommentar Minchat Chinuch; zitiert nach Sternbuch 1980, S. 58).

10 Erlaubt sind allerdings Todesstrafe und Tötung in Notwehr- bzw. Kriegssituation.

11 Zitiert nach Grünewald 1975, S. 41.

12 Zitiert nach Grünewald 1975, S. 41 f.

13 Babylonischer Talmud, Traktat Schabbat, 151 b; zitiert nach Grünewald 1975, S. 42.

14 Vgl. Grünewald 1975, S. 42.

15 Vgl. Grünewald 1975, S. 43.

16 Hilchot Rozeach II, 7; zitiert nach Grünewald 1975, S. 42.

17 Kessef Mischne zu Hilchot Rozeach II,7; zitiert nach Grünewald 1975, S. 43.

18 Zitiert nach Sternbuch 1980, S. 58.

19 Rabbi Jechiel Michael Epstein (1829–1908): Aruch ha Schulchan, Jore Dea 339, 1; zitiert nach Grünewald 1975, S. 46.

20 Vgl. Sternbuch 1980, S. 65.

21 Zitiert nach Sternbuch 1980, S. 75.

22 Vgl. dazu Sternbuch 1980, S. 67.

23 Vgl. dazu Sternbuch 1980, S. 76–84.

24 Nach der anderen Version (2. Samuel 1), die ein überlebender Knappe Sauls Schwiegersohn David erzählt, hatte der schwerverwundete Saul diesen Knappen gebeten, ihn zu töten, was dieser dann auch tat. David läßt den Knappen nach seinem Bericht umbringen, weil er einen „Gesalbten des Herrn" getötet habe.

25 Dies macht verständlich, warum man laut Talmud (Traktat Ketubot) auch beten darf, daß das Leben eines Leidenden durch den Tod beendet werde, wenn keine Hoffnung mehr besteht; vgl. Jakobovits 1975, S. 124 und Grünewald 1975, S. 49.

26 Vgl. dazu Sternbuch 1980, S. 85.

27 Darf man, so ist die halachische Frage, der Natur nicht ihren Lauf lassen, wenn man die Nutzlosigkeit der ärztlichen Anstrengung erkennt? Ist man nicht eher verpflichtet, „in Gottes Ratschluß nicht einzugreifen [...], [wenn er] seinem Geschöpf einen nahen Tod beschieden hat?" (Grünewald 1975, S. 47).

28 Sefer ha-Chassidim Kap. 723 und 234; zitiert nach Sternbuch 1980, S. 89; laut Grünewald 1975, S. 47 findet sich die Stelle in Kap. 623.

29 Zitiert nach Sternbuch 1980, S. 90.

30 Traktat Awoda Sara 18a; zitiert nach Sternbuch 1980, S. 22.

31 Vgl. Grünewald 1975, S. 48.

32 Vgl. Jakobovits 1975, S. 124. Nach dem einflußreichen Kommentar Prischa des Rabbi Joschua Falk (1555–1614) zum Tur Jore Dea 339, 1 ist ein Sterbender („goses") einer, der (wahrscheinlich) nur noch weniger als 72 Stunden zu leben hat; vgl. Sternbuch 1980, S. 57.

33 Zitiert nach Sternbuch 1980, S. 91.

34 Vgl. Sternbuch 1980, S. 91–94.

35 Sternbuch 1980, S. 92.

36 Zitiert nach Sternbuch 1980, S. 93.

37 Vgl. Sternbuch 1980, S. 94.

38 Vgl. zum folgenden neben der schon zitierten Literatur vor allem Steinberg 1994. Zur Diskussion über die „passive Euthanasie" in Israel vgl. auch Benzenhöfer 1997a, S. B-1183.

39 Hierbei wird häufig auf das Gebot der „pikuach nephesch" („Bewahrung der Seele") verwiesen.

40 Es sei dem Arzt erlaubt, wie es heißt, bei einer eindeutig „terminalen" Situation „beiseite zu treten" und „der Natur ihren Lauf" zu lassen; vgl. dazu Steinberg 1994, S. 134.

41 Vgl. Steinberg 1994, S. 134.

42 Vgl. Körtner 1996, S. 65 f. und Zimmermann-Acklin (1997), passim.

43 Thomas von Aquin, für den Mord eine „Sünde" war, schrieb in der „Summa Theologiae": „Gott besitzt die Herrschaft über Tod und Leben; durch seine Anordnung nämlich sterben sowohl die Sünder als auch die Gerechten". Diese „Verfügungsgewalt" ging laut Thomas sogar soweit, daß derjenige, der auf Gottes Anordnung (Opferung Isaaks) einen Unschuldigen töte, nicht zum Sünder würde; vgl. Thomas von Aquin [1985], S. 308.

44 Vgl. Fletcher 1954, S. 178.

45 Vgl. Augustinus [1979], S. 47.

46 Vgl. Thomas von Aquin [1985], S. 306 (= Band 3, 64. Untersuchung, 5. Artikel).

47 Vgl. dazu Saenger 1961, Sp. 1679.

48 Dies mag im übrigen auch erklären, warum der „ethische" Teil des („heidnischen"!) sogenannten „hippokratischen Eides" mit seinem Verbot der ärztlichen Beihilfe zur Selbsttötung bzw. der ärztlichen Tötung auf Verlangen auch bei christlichen Ärzten Anklang fand und findet; vgl. Edelstein 1969, S. 57.

49 Hier wurde vor allem Bezug genommen auf Mt 25, 36: „Ich bin krank gewesen, und ihr habt mich besucht."

50 Zitiert nach der deutschen Übersetzung Lecky 1871, S. 14. Die englische Erstausgabe erschien 1869.

51 Vgl. Walter 1935.

52 Walter 1935, S. 138.

53 Vgl. dazu vor allem Nowak 1977, S. 58–64.

54 Vgl. Nowak 1977, S. 58.

55 Zitiert nach Nowak 1977, S. 59.

56 Vgl. Meltzer 1925, S. 84 f.

57 Meltzer 1925, S. 85. Vgl. dazu auch Nowak 1977, S. 60.

58 Vgl. Nowak 1977, S. 61.

59 Zitiert nach Nowak 1977, S. 61.

60 Vgl. Nowak 1977, S. 62.

61 Vgl. dazu ausführlich Nowak 1977, S. 119–177. Diese Feststellung bedeutet nicht, daß der kirchliche Widerstand gegen die „NS"-Euthanasie, vor allem gegen die „Aktion T 4", das – um es vorsichtig auszudrücken – größtmögliche Ausmaß erreicht hätte. Es gab, wie schon Nowak 1977, S. 129 feststellte, sehr viel „menschliches Versagen in entscheidenden Stunden der Bewährung". Es sollte auch nicht vergessen werden, daß viele christliche Theologen und Ärzte in der Zeit der Weimarer Republik und des Dritten Reiches eugenische Maßnahmen wie z.B die Sterilisation angeblich Erbkranker propagierten.

62 Es sei hier nur erwähnt, daß in dem gemeinsamen Hirtenbrief der deutschen Bischöfe über die zehn Gebote vom 12. und 19. 9. 1943 ausgeführt wurde, daß Gott das von ihm geschenkte und geschaffene Leben sich selbst als sein eigenes göttliches Recht vorbehalten habe (vgl. Nowak 1977, S. 128).

63 Vgl. Meltzer 1925, S. 76–85 (vgl. dazu auch Nowak 1977, S. 58–64 und S. 119–177).

64 Vgl. Meltzer 1925, S. 80 f.

65 Vgl. Meltzer 1925, S. 77–79.

66 Vgl. Nowak 1977, S. 124f.

67 Vgl. dazu ausführlich Benzenhöfer/Finsterbusch 1998.

68 Vgl. Küng (1995), S. 13–85. Küng begründete seine Forderung nach Freigabe der aktiven Sterbehilfe theologisch damit, daß für einen Christen, der in der „Nachfolge des barmherzigen Jesu" stehe, jedenfalls nicht „eine reine Verbots- und Sanktionsethik" gelten könne. Der Nachfolge Jesu entspreche eine „Ethik verantworteter Lebensgestaltung – vom Anfang des Lebens bis zu dessen Ende" (S. 57). Dabei erliegt er m.E. (wie viele Autoren vor ihm)

der Versuchung, Begriffe wie Barmherzigkeit oder Mitleid unkritisch anzuwenden.

69 Vgl. vorab die – allerdings nur unzureichenden – Bemerkungen bei Lohmann 1975, S. 100–141.

70 Vgl. Erklärung 1980.

71 Vgl. Bruno Haid: Religiös-sittliche Fragen betreffend die Wiederbelebung
(Resuscitation, Reanimation). In: Der Anästhesist 7 (1958), S. 241–244, zitiert nach Schellong 1990, S. 158–166.

72 Vgl. Gemeinsame Erklärung des Rates der Evangelischen Kirche in
Deutschland und der Deutschen Bischofskonferenz „Gott ist ein Freund
des Lebens": Herausforderungen und Aufgaben beim Schutz des Lebens
vom 30.11.1989 (Auszug), im folgenden zitiert nach Koch 1991, S. 165–168.

73 Zitiert nach Koch 1991, S. 166.

74 Zitiert nach Koch 1991, S. 167.

75 Zitiert nach Koch 1991, S. 167.

III. Beiträge zum Thema „Euthanasie" und Sterbehilfe
vom 16. Jahrhundert bis zur ersten Hälfte
des 19. Jahrhunderts

1 Zu der gelegentlich angeführten Ausnahme von dieser Regel, wonach Martin Luther für die „Vernichtung lebensunwerten Lebens" eingetreten sei,
vgl. Wolf 1964, S. 687. Luther hatte sich in einem konkreten Fall dafür ausgesprochen, daß ein 12jähriger „Wechselbalg" ertränkt werden solle. Für
Luther handelte es sich um ein „Teufelskind", das deshalb vernichtet werden durfte.

2 Kuhse 1994, S. 38.

3 Zu Leben und Werk von Thomas Morus vgl. Heinrich 1991.

4 Süssmuth 1967, S. 139 weist darauf hin, daß die Untersuchung der Morus-
Biographien gezeigt habe, daß seine Zeitgenossen die „Utopia" nicht als
ernstzunehmenden Traktat begriffen, sondern darin vornehmlich eine
„witty invention" gesehen hätten.

5 Nipperdey 1975, S. 122.

6 Surtz 1957, S. 2.

7 Behinderte gelten auf der Insel übrigens ausdrücklich als geschützt; man
dürfe sich nicht über sie lustig machen, denn sie könnten ja nichts für ihren
„Fehler" (Morus [1991], S. 84).

8 Vgl. More [1965], S. 186. Zu diesen Abschnitten vgl. vor allem Surtz 1957,
S. 79–93; Timmermann 1993 bietet nur eine textimmanente Interpretation.

9 Im lateinischen Text heißt es: „Caeterum si non immedicabilis modo morbus sit verumetiam perpetuo vexet atque discrutiet: tum sacerdotes ac ma-
gistratus hortantur hominem, quandoquidem omnibus vitae muniis impar
aliis molestus ac sibi gravis morti iam suae supervivat, ne secum stateat pe-
stem diutius ac luem alere […] vel ipse semet eximat: vel ab aliis eripi se sua
voluntate patiatur" (More [1965], S. 186).

10 Im lateinischen Text heißt es: „Haec quibus persuaserint: aut inedia sponte vitam finiunt, aut sopiti sine mortis sensu solvuntur" (More [1965], S. 186). Es war wohl an die Gabe eines Mandragora- oder Schierlingstrankes gedacht; vgl. den Kommentar in More [1965], S. 477.

11 Diese Auffassung vertritt auch Surtz 1957, S. 90–93.

12 Vgl. Süssmuth 1967, S. 61–67 (mit Textvergleich).

13 Zitiert nach Süssmuth 1967, S. 65.

14 Vgl. Süssmuth 1967, S. 106 f.

15 Vgl. dazu die Übersicht bei Whitney 1989, S. 9 f.

16 Vgl. Krohn 1987, S. 200 und passim.

17 Vgl. Bacon [1859].

18 Bacon [1859], S. 375.

19 Vgl. Krohn 1987, S. 60–63.

20 Vgl. im folgenden den lateinischen Text in Bacon [1958], die deutsche Übersetzung in Bacon [1783] sowie die Übersetzung der „Euthanasie"-Stelle bei Potthoff 1982, S. 25.

21 Die Zitate im folgenden nach der Übersetzung von Potthoff 1982, S. 25. Der lateinische Text der entsprechenden Passage lautet wie folgt: „Item, ut paulo ulterius insistam; etiam plane censeo ad officium medici pertinere, non tantum ut sanitatem restituat, verum etiam ut dolores et cruciatus morborum mitiget; neque id ipsum solummodo cum illa mitigatio doloris, veluti symptomatis periculosi, ad convalescentiam faciat et conducat; imo vero cum, abjecta prorsus omni sanitatis spe, excessum tantum praebeat e vita magis lenem et placidum. Siquidem non parva est foelicitatis pars (quam sibi tantopere precari solebat Augustus Caesar) illa Euthanasia; quae etiam observata est in excessu Antonini Pii, quando non tam mori videretur quam dulci et alto sopore excipi. Scribitur etiam de Epicuro, quod hoc ipsum sibi procuraverit; cum enim morbus ejus haberetur pro desperato, ventriculum et sensus meri largiore haustu et ingurgitatione obruit; unde illud in epigrammate, – hinc Stygias ebrius hausit aquas. Vino scilicet Stygii laticis amaritudinem sustulit. At nostris temporibus medicis quasi religio est, aegrotis postquam deplorati sint assidere; ubi meo judicio, si officio suo atque adeo humanitati ipsi deesse nolint, et artem ediscere et diligentiam praestare deberent, qua animam agentes facilius et mitius e vita demigrent. Hanc autem partem, inquisitionem de Euthanasia Exteriori (ad differentiam ejus Euthanasiae quae animae praeparationem respicit) appellamus, euamque inter Desiderata reponimus" (Bacon [1858], S. 594 f.)

22 Zitiert nach Potthoff 1982, S. 25.

23 Zur „Euthanasie" des Augustus vgl. die oben im Kapitel zur Begriffsgeschichte der Euthanasie in der Antike zitierte Sueton-Stelle. Zur „Euthanasie" des Antoninus Pius vgl. Wissowa 1896, Sp. 2504: „Das Ende des Kaisers war sehr schön. Nur drei Tage war er krank. In seinen Fieberphantasien sprach er nur über Staatsangelegenheiten. Am dritten Tage liess er seine Freunde und die Gardepräfekten hereinkommen, empfahl ihnen den Marcus Aurelius als seinen Nachfolger [...] und schlief darauf sanft ein."

24 Vgl. Diogenes Laertius [1967], S. 230.

25 Zitiert nach Potthoff 1982, S. 25.

26 Vgl. Schulz 1735. Zu dieser Dissertation vgl. auch Hoffmann 1969, S. 38–40. Parallel entstand unter Alberti die Dissertation von Karl Christian Hennig: De dysthanasia medica, Vom schwehren Todt. Halle, Magdeburg 1735; vgl. dazu Hoffmann 1969, S. 38.

27 Vgl. Schulz 1735, S. 8 f.

28 Der lateinische Text lautet: „Nominamus itaque Euthanasiam Medicam, Processum mortis naturalis, facilem, lenem, temperatum atque brevem" (Schulz 1735, S. 11). Schulzes Definition erfolgte, wie er angab, in Übereinstimmung mit zahlreichen anderen Autoren der Frühen Neuzeit.

29 Der lateinische Text lautet: „Nec tamen frivole illicitis modis magis illam accelerare & praecipitare debet" (Schulz 1735, S. 44).

30 Vgl. dazu auch die Bemerkungen bei Hoffmann 1969, S. 38–48 und Schmuhl 1992, S. 25 f. und S. 379 f.

31 Vgl. Paradys 1796, S. 560–572. Das Original war 1794 unter dem Titel „De euthanasia naturali et quid ad eam conciliandam medicina valeat" in Leiden gedruckt worden; vgl. Paradys 1796, S. 560.

32 In diesem Werk verwandte er den „Euthanasie"-Begriff nicht, obwohl er die Sueton-Stelle über den Tod des Augustus zitierte; vgl. Hufeland [1984], S. 59.

33 Vgl. Hufeland 1806, S. 5–36.

34 Klohss 1835, S. 135 bemerkte, daß Hufeland zumindest in einem Aufsatz aus dem Jahr 1829 Opium zur Erleichterung des Sterbens empfahl.

35 Die Anweisungen zur Nichtbehandlung unheilbar Kranker im „Corpus Hippocraticum" erwähnte Hufeland hier nicht.

36 Vgl. Reil 1816, S. 560–582.

37 K. F .H. Marx: De Euthanasia medica. Prolusio academica. Göttingen 1826; F. Kessler: De euthanasia medica. Berlin 1828; L. Beschuetz: De euthanasia medica. Diss. med. Berlin 1832; C. C. Salzmann: De euthanasia medica. Diss. med. Berlin 1835; W. Schriever: De euthanasia. Diss. med. Berlin 1836; J. Stubendorff: De euthanasia medica. Diss. med. Dorpat 1836; J. D. L. Jahn: De euthanasia. Diss. med. Kiel 1839; C. Pfeiffer: De euthanasia medica. Diss. med. Berlin 1839; C. C. Jäger: De euthanasia. Diss. med. Dresden 1840; J. Goetz: De euthanasia. Diss. med. Rostock 1841; O. Hellwag: De euthanasia. Diss. med. Berlin 1841; R. Heinzelmann: De euthanasia medica. Diss. med. Berlin 1845; W. L. Ziemssen: De euthanasia medica. Diss. med. Greifswald 1851; vgl. dazu Schmuhl 1992, S. 379 (der seine Liste in engem Anschluß an Hoffmann 1969, S. 49 f. erstellte). Bei Hoffmann 1969, S. 49–73 findet sich weitere Literatur zum Thema, in welcher der Euthanasiebegriff nicht im Titel erschien.

38 Vgl. dazu Hoffmann 1969, S. 62 f.

39 Gegen die Anwendung betäubender Mittel sprach sich auch Eduard Schalle in einem Aufsatz von 1832 aus; vgl. Hoffmann 1969, S. 60.

40 Vgl. dazu Hoffmann 1969, S. 60–62.

41 Zitiert nach Hoffmann 1969, S. 61.

42 Es gibt Hinweise darauf, daß zumindest gelegentlich die Bevölkerung Maßnahmen ergriff, wodurch der Tod eines Moribunden beschleunigt wurde. So hieß es etwa in einem Lexikonartikel von 1886: „Festes Zubinden oder sonstiges Verstopfen des Mundes und der Nase musste noch in Metz 1777

bei schwerer Strafe verboten werden. Wie weit noch das Wegziehen des Kopfkissens, oder gar das Umlegen der Sterbenden auf das Gesicht, Bedekken desselben mit einem Tuche an den abseits der Cultur gelegenen Stätten geübt wird, ist schwer zu übersehen. Dass auch der Arzt selbst bei allem Streben nach Euthanasie nicht berechtigt ist, das geringste zu thun, was zur Verkürzung des Lebens beitragen kann, bedarf keiner Ausführung"; vgl. Samuel 1886, S. 640.

IV. Der Diskurs über die „Ausscheidung der Schwachen" in der zweiten Hälfte des 19. Jahrhunderts: Sozialdarwinismus, Rassenhygiene, Eugenik

1 Vgl. z. B. als Ausnahmen von dieser Regel für England die in Kapitel VIII.1. der Studie erwähnten Beiträge von Williams 1870, Tollemache 1870 und Newman 1873, für die USA die in Kapitel VIII.2. erwähnte Äußerung eines Mitglieds der „South Carolina Medical Association" aus dem Jahr 1879.

2 Vgl. *Samuel* 1886, S. 640.

3 Vgl. Hoffmann 1969, S. 74.

4 Diese Veränderungen am Rand des „Euthanasie"-Diskurses waren anfangs nicht mit einem Wandel des „Euthanasie"-Begriffs verbunden. Darwin, Haeckel, Tille und Ploetz gebrauchten den „Euthanasie"-Begriff nicht.

5 Vgl. zu Darwins Leben und Werk die Überblicksdarstellungen von Clark 1990 und Hemleben 1996. Zu seiner Evolutionstheorie vgl. besonders Zmarzlik 1963, S. 246–273, Nowak 1977, S. 11–13, Altner 1981, S. 53–57 und Engels 1995, S. 13–27. „On the Origin [...]" erschien erstmals 1860 in deutscher Sprache.

6 Alle Zitate aus diesem Werk im laufenden Text nach Darwin [1982] in deutscher Sprache. Diese Übersetzung wurde nach der zweiten (überarbeiteten) englischen Auflage von 1874 erstellt.

7 Vgl. Darwin [1982], S. 3. Darwin hatte die Erstausgabe von 1868 rezipiert. Die überarbeitete Ausgabe der „Natürlichen Schöpfungsgeschichte" Haeckels, die 1870 erschien (siehe dazu unten), lag Darwin mit an Sicherheit grenzender Wahrscheinlichkeit bei der Abfassung von „The Descent of Man" noch nicht vor.

8 Thomas H. Huxley: Soziale Essays. Weimar 1897, S. 249 f., hier zitiert nach Schungel 1980, S. 49.

9 Zu Haeckel vgl. Sandmann 1990 und Sandmann 1995, S. 326–346.

10 Vgl. zu Haeckels „Einheitstheorie" Sandmann 1995, S. 327–331.

11 Vgl. Haeckel 1868.

12 Vgl. Haeckel 1870.

13 Zu diesem Zeitpunkt glaubte Haeckel nach eigener Angabe noch, daß die „natürliche Züchtung" beim Menschen stärker sei als die „künstliche": „Glücklicher Weise finden wir ein heilsames Gegengewicht gegen diesen verderblichen Einfluß der künstlichen militärischen und medicinischen Züchtung in dem überall waltenden und unüberwindlichen Einflusse der viel stärkeren natürlichen Züchtung" (Haeckel 1870, S. 155).

14 Zu Tille vgl. Schungel 1980, Becker 1990, S. 424–497 und Schmuhl 1992, S. 41–43.

15 Vgl. [Tille] 1893.

16 Vgl. dazu Schungel 1980, S. 48.

17 Vgl. Tille 1895.

18 Vgl. dazu Schmuhl 1992, S. 30.

19 Vgl. dazu Schmuhl 1992, S. 30 und Weingart/Kroll/Bayertz 1992, S. 32 und 36 f.

20 Vgl. dazu die Darstellungen von Nowak 1977, Schmuhl 1992, Weingart/Kroll/Bayertz 1992, Kaiser/Nowak/Schwartz 1992, jeweils passim.

21 So kam z. B. für Wilhelm Schallmayer, den Begründer der „Rassenhygiene" in Deutschland, die in der „Natur wirksame Lebensauslese als Mittel für die erstrebte Rassenhygiene ganz und gar nicht in Betracht" (zitiert nach Schmuhl 1992, S. 44).

22 Zu Ploetz vgl. Nowak 1977, S. 19–21; Becker 1988, S. 58–136 und Schmuhl 1992, S. 33–37.

23 Vgl. Ploetz 1895.

24 Ploetz hatte übrigens, ein deutlicher Hinweis darauf, daß er von Haeckel beeinflußt worden war, in der Einleitung auf die Praxis „im alten Sparta" hingewiesen, wonach „die neugeborenen Kinder in kaltes Bergwasser getaucht und die schwächlichsten Kinder unter ihnen auf den unwirthlichen Höhen des Taygetos ausgesetzt würden" (Ploetz 1895, S. 5). Dies habe „Einzelnen" geschadet, aber „der Gesammtheit" genützt.

25 Nicht „Zellenstaaten" (also Menschen) sollten „ausgelesen" bzw. „ausgejätet" werden, sondern durch „Fortpflanzungshygiene" sollte dafür gesorgt werden, daß die Rasse vorankomme: „Eine Fortpflanzungshygiene, die z. B. zu junge und zu alte, temporär kränkliche oder alkoholisirte Personen von der Zeugung abhält, bestimmte Zwischenräume zwischen die Geburten legt, für zweckentsprechende Ernährung der Eltern sorgt u. s. w., besteht darin, von den gesammten produzirten Geschlechtszellen nur einzelne wenige, deren Tüchtigkeit wir irgendwie erschlossen oder bewirkt haben, zur Begattung auszuwählen und andere durch einfache Abscheidung zu Grunde gehen zu lassen" (Ploetz 1895, S. 230 f.). Wie dies im einzelnen aussehen sollte, führte Ploetz nicht aus.

26 Zu Nietzsches Philosophie vgl. den Überblick von Ries 1995.

27 Vgl. Nietzsche [1988], Bd. 3, S. 343–651.

28 Vgl. Nietzsche [1988], Bd. 4.

29 Vgl. dazu Schlechta 1973, S. 8 f.

V. Tötung auf Verlangen, Sterbehilfe und „Vernichtung lebensunwerten Lebens" in der deutschsprachigen Diskussion (ca. 1895–1933)

1 Vgl. Nowak 1977, S. 45. Zur „Vorgeschichte" dieses Paragraphen ist folgendes zu bemerken: In den Bearbeitungen des Gemeinen Strafrechts des 17. Jahrhunderts war der Grundsatz kodifiziert worden, daß das Leben ein unveräußerliches Rechtsgut sei. Diesem Ansatz folgte auch das verbesserte

Landrecht des Königreichs Preußen von 1721, das die Tötung auf Verlangen der gemeinen Tötung gleichstellte und verfügte, daß der Täter mit dem Schwert hinzurichten sei. Seit dem Zeitalter der Aufklärung gab es jedoch Abweichungen von diesem Grundsatz. Das Preußische Allgemeine Landrecht von 1794 legte in § 833 fest, daß derjenige, der einem Todkranken das Leben in vermeintlich guter Absicht abkürze, nur wie ein fahrlässiger Totschläger zu bestrafen sei, d.h. in milderer Form (Mindeststrafe: ein Monat Haft, Höchststrafe: zwei Jahre Haft). Im 19. Jahrhundert wurde in einzelnen Ländern (Württemberg 1839, Baden 1846), deren Strafrecht die Tötung auf Verlangen als Tatbestand enthielt, die Tötung Moribunder auf Verlangen als „doppelt privilegierte" Tötung angesehen und das Strafmaß entsprechend niedriger als bei „normaler" Tötung auf Verlangen angesetzt. Andere Staaten kannten nur den Tatbestand der Tötung auf Verlangen allein. Im Preußischen Strafgesetzbuch von 1851 fehlte jeder Hinweis auf die Tötung auf Verlangen; vgl. dazu Hilschenz 1936, S. 29–31 und Nowak 1977, S. 44 f. (Nowak folgte im wesentlichen Hilschenz).

2 Vgl. dazu Nowak 1977, S. 46 und Kaiser/Nowak/Schwartz 1992, S. 42.

3 Ähnlich auch die Argumentation von Oberlandesgerichtsrat Wilutzky („Dem Hunde einen Gnadenstoß, dem Menschen keinen") in der Zeitschrift „Das Recht" (1901), S. 458; vgl. dazu Kaiser/Nowak/Schwartz 1992, S. 41 f.

4 Zitiert nach Nowak 1977, S. 46.

5 Vgl. Jost 1895. Zu Jost vgl. ausführlicher Benzenhöfer 1998 c. Zum Lebensgang Josts sei eine Ergänzung gestattet. Diese Ergänzung ermöglichte Herr Christoph Beck (Durmersheim), der mir freundlicherweise eine Kopie eines Artikels aus dem „Hannoverschen Courier" vom 15. 2. 1908 überließ, den er eingelegt in ein Exemplar des Jostschen Buches fand. In diesem Artikel („Ein erschütterndes Schicksal") wurde berichtet, daß Jost im Jahre 1908 in Berlin dem „furchtbaren Schicksal unheilbarer geistiger Umnachtung verfallen sei". Sein Ungück habe nach der Publikation seines Buches begonnen, zu dem er – wie es hieß – wohl von seinem Vater angeregt worden sei. Dieser, ein bemittelter Grazer Arzt, habe in hohem Alter Selbstmord begangen und seinen Sohn in einem Abschiedsschreiben ebenfalls zum Suizid aufgefordert, wenn ihn das Leben nicht mehr „freuen" würde. Jost habe nach dem Tod des Vaters sein beträchtliches Erbe in Wien verpraßt. Sein letztes Geld habe er dazu verwandt, nach Berlin zu reisen, um hier journalistisch tätig zu werden (wann genau dies geschah, wird im Artikel nicht erwähnt; es muß jedoch Ende 1907, Anfang 1908 gewesen sein). In Berlin sei sein „verworrenes Wesen" aufgefallen. Nachdem deutliche Anzeichen von Paranoia aufgetreten seien, habe sich Jost zunächst in eine Berliner Privat-Nervenheilanstalt begeben. Wie der Berichterstatter von der Anstaltsdirektion erfuhr, werde Jost, der als unheilbar krank gelte, demnächst in eine staatliche Irrenanstalt in Berlin überwiesen und anschließend in seine Heimat überstellt.

6 Beeinflußt war Jost u.a. von Friedrich Nietzsche und von dem vor allem in Österreich einflußreichen politischen Schriftsteller Lazar Baron von Hellenbach. Hellenbach hatte 1893 den ursprünglich 1879 erschienenen ersten Band seines dreibändigen Hauptwerks „Die Vorurtheile der Menschheit"

separat unter dem Titel „Die Lösung der socialen Frage" drucken lassen. Jost kannte diesen Separatdruck. In seiner Schrift trat Hellenbach für die Freigabe der Tötung unrettbar Kranker auf Verlangen ein; vgl. dazu Benzenhöfer 1998 c, S. 200.

7 An dieser Stelle wies Jost explizit auf die „Neuheit" seiner „Gedanken" hin. In England machte aber schon 1873 Francis William Newman einen ähnlichen Vorschlag; vgl. dazu Kapitel VIII.1. der Studie.

8 Zur Absicherung des Verfahrens bei einwilligungsfähigen Kranken sei eine rechtskräftige Dokumentation unabdingbar. Sowohl die Diagnose des Arztes als auch die Willensmeinung des Patienten müßten vor Zeugen fixiert werden.

9 Vgl. dazu den Artikel über Jost im „Hannoverschen Courier" vom 15. 2. 1908.

10 Vgl. Haeckel 1904.

11 Zum „Deutschen Monistenbund" vgl. Schmuhl 1992, S. 110.

12 Zu korrigieren ist Schmuhl 1992, S. 110, der den 30. 4. 1909 als Absendedatum angab.

13 Gerkan starb am 3. 5. 1913; vgl. Ostwald [Epilog] (1913), S. 174.

14 Vgl. Gerkan 1913, S. 170/171.

15 In der Begründung seines Entwurfs schrieb Gerkan noch, daß die Eröffnung eines „Feldzuges für die Euthanasie" für den Monistenbund vielleicht nicht ganz opportun sei, da er deswegen sicher von den Gegnern angefeindet werden würde. Dennoch hätten die Monisten die „unabweisbare moralische Verpflichtung", den Kranken „die Euthanasie zu erkämpfen" (Gerkan 1913, S. 171).

16 Vgl. Ostwald [Einleitung] 1913, S. 169.

17 Börner 1913, S. 249.

18 Vgl. Börner 1913, S. 249.

19 Vgl. Ostwald [Euthanasie] 1913, S. 335–341.

20 Vgl. Wolfsdorf 1913, S. 305–309 und Henle 1913, S. 309–311. Vom Vorschlag Gerkans ausgehend entspann sich auch eine im „Monistischen Jahrhundert" dokumentierte Diskussion um die Frage der Rechtmäßigkeit der ärztlichen Beihilfe zur Selbsttötung; vgl. dazu Bozi 1913, S. 576–580 und Braune 1913, S. 871–873.

21 Vgl. dazu Schmuhl 1992, S. 111–114 und S. 412.

22 Alexander Elster: Euthanasie (Sterbehilfe). In: Zeitschrift für die gesamte Strafrechtswissenschaft 36 (1915), S. 596, zitiert nach Schmuhl 1992, S. 113.

23 Beer 1914, S. 9. Vgl. dazu auch Schmuhl 1992, S. 112.

24 Vgl. Kaßler 1915. S. 204. Vgl. dazu auch Schmuhl 1992, S. 114.

25 Vgl. dazu Schmuhl 1992, S. 114.

26 So brachten die Entwürfe zum RStGB von 1909, 1913, 1925 und 1927, die im übrigen der näheren Darstellung bedürften, keine Veränderung; vgl. Schmuhl 1992, S. 114.

27 Zu Binding vgl. Triepel 1972, S. 244 f. Binding starb am 7.4.1920 während der Drucklegung der Schrift.

28 Zu Hoche vgl. Schimmelpenning 1998.

29 Binding schrieb etwa: „Denkt man sich gleichzeitig ein Schlachtfeld bedeckt mit Tausenden toter Jugend [...] und stellt man in Gedanken unsere Idioteninstitute mit ihrer Sorgfalt für ihre lebenden Insassen daneben – und man

ist auf das tiefste erschüttert [...]" (Binding 1920, S. 27). Hoche nannte die Niederlage des Weltkrieges – psychologisch bemerkenswert – nicht explizit beim Namen. Er erwähnte nur, daß jetzt kein Platz für „halbe, Viertels und Achtels-Kräfte" sei: „Unsere deutsche Aufgabe wird für lange Zeit sein: eine bis zum höchsten gesteigerte Zusammenfassung aller Möglichkeiten, ein Freimachen jeder verfügbaren Leistungsfähigkeit für fördernde Zwecke" (Hoche 1920, S. 55).

30 Dieser Begriff sei – so Binding – erst in der neueren Literatur aufgetaucht. Er erwähnte diesbezüglich die Veröffentlichung von Kaßler in der „Deutschen Juristenzeitung" (1915).

31 Binding bezeichnete die entsprechende Tat als die „reine Bewirkung" oder „Herbeiführung" der „Euthanasie". Er bemerkte, daß diese „Fallgruppe" strafrechtlich noch nicht verfolgt worden sei.

32 Binding regte in diesem Zusammenhang auch kurz die Frage an, „ob es nicht Mißgeburten gibt, denen man in ganz jungen Jahren früher Lebenszeit den gleichen Liebesdienst erweisen sollte" (Binding 1920, S. 32 f.).

33 Zur Berechnung dieser „Belastung" hatte Hoche eine reichsweite Umfrage in Anstalten gestartet. Demnach betrug der durchschnittliche Aufwand pro Kopf und Jahr für die Pflege eines Idioten 1300 RM (Hoche 1920, S. 54). Hoche schätzte, daß etwa 20–30000 Idioten in Anstalten gepflegt würden.

34 In diesem Zusammenhang beklagte Hoche auch, daß es gesetzlich noch nicht einmal möglich sei, „diese Defektmenschen von der Fortpflanzung auszuschließen" (Hoche 1920, S. 55).

35 Vgl. dazu auch die Darstellungen von Fichtner 1976, S. 33–35, Nowak 1977, S. 52–64 und Schmuhl 1992, 119–125. Einige Stellungnahmen von theologischer Seite zu Binding und Hoche wurden im Kapitel II.2. der Studie wiedergegeben.

36 Vgl. dazu Schmuhl 1992, S. 119

37 Zu Ebermayer vgl. Nowak 1977, S. 52 und Schmuhl 1992, S. 119.

38 Zu Mayer vgl. Schmuhl 1992, S. 119 und Nowak 1977, S. 54. In dieser Zeit entstanden zahlreiche juristische Dissertationen, die sich mit der Euthanasie- bzw. Sterbehilfeproblematik beschäftigten (Übersicht bei Schmuhl 1992, S. 414).

39 Vgl. dazu Schmuhl 1992, S. 119.

40 Vgl. Schmuhl 1992, S. 120 f. und Nowak 1977, S. 52. Einen weiteren Vorschlag für ein Sterbehilfegesetz unter Aufnahme der Vorschläge von Binding und Hoche machte Fritz Pelckmann 1923 in einer juristischen Dissertation; vgl. dazu Schmuhl 1992, S. 120. Zu erwähnen ist in diesem Kontext auch noch der Schriftsteller Ernst Mann alias Gerhard Hofmann, der am 1. 11. 1922 dem Reichstag „Vier Forderungen der Barmherzigkeit" übermittelte; vgl. Nowak 1977, S. 54 f. und Schmuhl 1992, S. 124. Mann wurde bekannt, als er in einem unsäglichen Werk „Die Erlösung der Menschheit vom Elend" (1922) unabhängig von Binding und Hoche im wesentlichen aus sozialdarwinistischen und rassenhygienischen Motiven heraus unter anderem für eine schmerzlose Vernichtung der Geisteskranken plädierte.

41 Vgl. Nowak 1977, S. 55 und Schmuhl 1992, S. 121. Ausnahmen bestätigen jedoch auch hier die Regel. Zu den Befürwortern der „Vernichtung lebensunwerten Lebens" zählte z. B. Medizinalrat Gustav Boeters aus Zwickau

(der sich auch als Vorkämpfer der Zwangssterilisierung einen Namen machte) und der Doktorand I. Malbin (vgl. Schmuhl 1992, S. 122).

42 Bresler 1920/21, S. 289.

43 Wauschkuhn 1922/23, S. 217.

44 Vgl. Schmuhl 1992, S. 122.

45 Vgl. zu Meltzer jetzt die Studie von Lampe 1998. Demnach modifizierte Meltzer seine Haltung zur „Euthanasie"-Frage im Laufe der Zeit. 1914 hatte er in einem Vortrag vor Hilfsschullehrern die „Beseitigung" der Schwachsinnigen als der christlichen Ethik widersprechend kategorisch abgelehnt. 1921, nach dem Erscheinen der Schrift Bindings und Hoches, befürwortete Meltzer die aktive Sterbehilfe bei Kindern, „bei denen bei absoluter Hoffnungslosigkeit zugleich gar kein Lebenswillen mehr da ist". Er äußerte in dieser Zeit auch Verständnis für die Auffassung, wonach die Tötung der Schwachsinnigen in Zeiten der „Volksnot" auf Anordnung des Staates berechtigt sein könnte. Eine solche Not sah er jedoch beim deutschen Volk Anfang der 20er Jahre nicht gegeben. Zur Position Meltzers nach 1925 vgl. unten.

46 Vgl. Meltzer 1925.

47 Z. B. bezog sich Hitlers Leibarzt Theo Morell, der 1939 ein Sterbehilfegesetz formulierte, auf die Umfrage Meltzers; vgl. dazu Lampe 1998, S. 107 f.

48 Vgl. dazu Lampe 1998, S. 98–107.

VI. „Euthanasie" im Nationalsozialismus

1 Vgl. dazu auch die Darstellungen von Gruchmann 1988, S. 497–534 und Schmuhl 1992, S. 291–304.

2 Vgl. Kerrl 1933.

3 Vgl. zur Amtlichen Strafrechtskommission Gruchmann 1988, S. 753–791.

4 Vgl. Gleispach 1935, S. 254–266.

5 Vgl. Gleispach 1936, S. 386.

6 Vgl. dazu Gruchmann 1988, S. 792–822.

7 Der Gedanke an eine gesetzliche Regelung der „Sterbehilfe"-Problematik war damit noch nicht aufgegeben; vgl. dazu Kapitel VI.3. der Untersuchung).

8 Auf einzelne Stimmen pro und contra „Euthanasie", die sich auch für die Zeit zwischen 1933 und 1939 nachweisen lassen, kann hier nicht eingegangen werden; vgl. dazu etwa Schmuhl 1992, S. 178–181.

9 Nach diesem am 14.3.1933 verabschiedeten Gesetz konnten Patienten mit folgenden „Erbkrankheiten" zwangssterilisiert werden: 1.) „angeborener Schwachsinn", 2.) Schizophrenie, 3.) manisch-depressives Irresein, 4.) erbliche Fallsucht, 5.) erblicher Veitstanz, 6.) erbliche Blindheit, 7. erbliche Taubheit, 8.) schwere körperliche Mißbildungen erblicher Art und 9.) schwerer Alkoholismus. Man schätzt, daß bis 1945 allein im „Altreich" etwa 350.000 Menschen zwangssterilisiert wurden; vgl. Rost 1987, S. 26 und Schmuhl 1992, S. 155–159.

10 Vgl. Rost 1987, S. 85–87 und Schmuhl 1992, S. 180 f.

11 Vgl. Schmuhl 1992, S. 179 f.

12 Vgl. Rost 1987, S. 85.

13 Vgl. zum folgenden Absatz Rost 1987, S. 86 f.

14 Vgl. Rost 1987, S. 90.

15 Vgl. Heyde-Anklageschrift [1959], S. 49–51. Hefelmann erwähnte übrigens noch weitere Gnadentodgesuche (vgl. Heyde-Anklageschrift [1959], S. 44). Aufgrund der Aussage Hefelmanns, daß diese Gnadentodgesuche Ende 1938 oder Anfang 1939 in der Kanzlei des Führers eingingen, wurde der Fall „Kind K." von der Generalstaatsanwaltschaft Frankfurt, die für die Anklage im Heyde-Verfahren zuständig war, zu früh „angesetzt".

16 Vgl. Benzenhöfer 1998 a, S. B-954 f.

17 Vgl. Aziz 1975, S. 9–13.

18 Vgl. Benzenhöfer 1998 a, S. B-954 f. Ph. Aziz bestätigte auf Anfrage, daß es sich bei der ermittelten Familie K. um die Familie handelte, die er 1973 befragt hatte. Er machte keine Angaben dazu, wie er auf Namen und Adresse der Familie gestoßen war.

19 Laut Hefelmann führte der Fall „Kind Knauer" dazu, daß „Hitler Brandt und [Reichsleiter] Bouhler ermächtigte, in Fällen ähnlicher Art analog dem Falle Kind Knauer zu verfahren"; vgl. Heyde-Anklageschrift [1959], S. 53.

20 Vgl. Heyde-Anklageschrift [1959], S. 56 a.

21 Die übliche Darstellung in der Literatur, wonach das vorbereitende Gremium von Februar bis Mai 1939 getagt habe, ist durch keine nachprüfbaren Fakten gedeckt. Der entsprechenden Aussage Hefelmanns ist nicht zu trauen. Es ist anzunehmen, daß er, durch seine falsche zeitliche Einordnung des Falles K. fehlgeleitet, die Expertenberatungen im Rückblick zu früh „ansetzte". Aufgrund dieser Aussage Hefelmanns waren übrigens schon in der Heyde-Anklageschrift [1959], S. 59 die Beratungen auf Februar bis Mai 1939 fehldatiert worden.

22 Vgl. Heyde-Anklageschrift [1959], S. 56 a–58. Laut Hefelmann waren auch Karl Brandt und der Pädiater Prof. Werner Catel bei der Planung der „Kindereuthanasie" aktiv.

23 Nach der Darstellung von Roth/Aly 1984, S. 104 soll der „Reichsausschuß" direkt aus einem geheimen „Reichsausschuß für Erbgesundheitsfragen" entstanden sein. Hierfür gibt es jedoch keinen Beleg.

24 Vgl. zum folgenden – wenn nicht anders ausgewiesen – Klee 1983 (Klee folgte in den Grundlinien seiner Darstellung der Heyde-Anklageschrift [1959]).

25 Der „Reichsausschuß zur Erfassung von erb- und anlagebedingten schweren Leiden" wurde hier erstmals öffentlich erwähnt.

26 Laut Klee, S. 300 bestand die „Kinderfachabteilung" (verstanden als Tötungsabteilung) in Görden schon seit Oktober 1939, doch dies ist nicht bewiesen. Laut Knaape 1990, S. 13 gehen die ersten Krankengeschichten in Görden mit Reichsausschußvermerk auf den April 1940 zurück.

27 Vgl. dazu auch die Dokumentation Reichsausschußkinder [1987], S. 128 f.

28 Gelegentlich erfolgte die Tötung durch bewußt unterlassene Behandlung, manchmal ließ man Kinder einfach verhungern.

29 Vgl. Wulf 1984, S. 7.

30 Vgl. Faulstich 1998, S. 233 (Tabelle 62). Faulstich errechnete für 1936 (Grundlage: 102 Anstalten) 6,2% als Durchschnitt aller Sterberaten, für 1938 (Grundlage: 59 Anstalten) 6,7% als Durchschnitt aller Sterberaten.

31 Vgl. zum folgenden Rieß 1995.

32 Vgl. Ebbinghaus/Preissler 1987, S. 75–107.

33 Die vorliegenden Aussagen sind im Detail widersprüchlich. In der Heyde-Anklageschrift [1959], der die Forschung zumeist ungeprüft folgte, wurde aus diesen widersprüchlichen Aussagen ein eindeutig falscher zeitlicher Ablauf der Planungsphase „konstruiert". Darauf kann hier jedoch nicht eingegangen werden.

34 Vgl. zu diesen und weiteren Beteiligten die Heyde-Anklageschrift [1959], S. 187–189.

35 Beim derzeitigen Forschungsstand ist eine genaue Zeitangabe, wann die erste Sitzung des „Expertenkreises" stattfand, nicht möglich. Alle „konzisen" Angaben dazu in der Literatur beruhen auf einseitiger Auflösung der widersprüchlichen Zeugenaussagen.

36 Vgl. zum folgenden – wenn nicht anders nachgewiesen – Klee 1983.

37 Vgl. Faulstich 1993, S. 209. Das Tötungsprogramm lief also in den einzelnen Regionen zeitlich versetzt an. Der „Runderlaß" war z.B. im Falle Württembergs und Badens auf den 9. 10. 1939 datiert. Die späte Erfassung der Anstalten der Rheinprovinz und der Provinzen Westfalen und Hannover erklärt, daß im Rahmen der „Aktion T 4" relativ wenige Patienten aus diesen Provinzen getötet wurden. Der „Stopp der Aktion" im August 1941 verhinderte hier die geplante Durchführung. Dies gilt auch für Hamburg, Schleswig-Holstein, Oldenburg und Bremen, die offenbar auf der Liste der noch zu erfassenden Regionen standen, als der „Stopp" kam. Vgl. dazu Faulstich 1998, S. 260–264.

38 Zitiert nach Klee 1983, S. 91.

39 Zitiert nach Klee 1983, S. 93.

40 Vgl. dazu Rost 1987, S. 94–96.

41 Wohl schon im September fand ein Gespräch in der Kanzlei des Führers mit einem Arzt statt, der als Direktor für das Vernichtungszentrum vorgesehen war; vgl. Klee 1983, S. 86 f.

42 Zitiert nach Klee 1983, S. 100.

43 Zitiert nach Roth/Aly 1984, S. 109.

44 Vgl. dazu Roth/Aly 1984, S. 112–117.

45 Noch in der 12. Auflage des von J. von Olshausen herausgegebenen Kommentars zum RStGB, die 1943/44 erschien, hieß es: „Ein Recht auf Sterbehilfe [...] ist nach dem geltenden Recht weder dem Arzt noch sonst einer Person zuzubilligen [...]. Andere Arten von Vernichtung lebensunwerten Lebens, z.B. die Tötung unheilbar Blödsinniger, könnten erst recht nur durch Änderung der Gesetzgebung straffrei werden"; zitiert nach Gruchmann 1988, S. 499.

46 Vgl. zum folgenden – wenn nicht anders ausgewiesen – Klee 1983 (Klee folgte – wie oben schon erwähnt – in den Grundlinien seiner Darstellung der Heyde-Anklageschrift [1959]).

47 Die benutzten ursprünglich roten Reichspostbusse wurden nach etwa der Hälfte der „Aktion" aus Tarnungsgründen grau gestrichen.

48 Die Angaben zu den Vernichtungszentren nach Aly 1987, S. 23.

49 Ein Beleg dafür ist z. B. ein Aktenvermerk des Direktors des Bernburger Vernichtungszentrums Dr. med. Irmfried Eberl, der am 15. 1. 1943 schrieb: „Die Arbeit der Gemeinnützigen Stiftung für Anstaltspflege und damit der gesamten Anstalten ruht seit dem 24. August 1941. Seit dieser Zeit sind Desinfektionen nur in ganz geringem Umfang vorgenommen worden. Dies wird auch weiterhin in sehr beschränktem Umfang der Fall sein" (vgl. Klee 1983, S. 339).

50 Vgl. Aly 1995, S. 312 f. und Faulstich 1998, S. 271–288.

51 Vgl. dazu Rost 1987, S. 107.

52 In der neuen „Geschäftsordnung" vom 8. 8. 1943 hieß es u.a.: „Die Hauptabteilung I schafft durch Erfassung und Begutachtung die Grundlage für die Arbeit, die dann durch die Hauptabteilung II durchgeführt wird. Die Hauptabteilung I nimmt die wissenschaftliche und praktische Auswertung der Arbeit vor; sie ist für das Medizinalwesen [!] in der Anstalt 'C' [internes Kürzel für Hartheim], Badewesen und Desinfektionswesen [!] verantwortlich […]. Die Hauptabteilung II erledigt die technische Abwicklung. […] Die Hauptabteilung III verwaltet das Vermögen der Stiftung. Sie hat die Disposition über Gelder und Werte, sie führt die Revision durch, sie ist für die Unterhaltung und Instandsetzung der Grundstücke verantwortlich, ihr untersteht die Verwaltung der Gehalts- und Lohnabteilung […]. Die Anstalt 'C' führt die Desinfektionen durch" (vgl. Rost 1987, S. 111).

53 Sicherlich ist Karl Brandt auch zum „Euthanasie-Komplex" im weiteren Sinn zu zählen. Er war in den Fall „Kind K." involviert, er wurde neben Bouhler als Hauptverantwortlicher im „Euthanasie"-Erlaß Hitlers vom Oktober 1939 genannt, und er war auf jeden Fall in der Planungsphase der „Erwachseneneuthanasie" aktiv (u.a. war er bei der Probevergasung Anfang 1940 in Brandenburg anwesend). Die konkrete Durchführung der „Aktion" oblag dann jedoch dem „Euthanasie"-Komplex im engeren Sinne, d. h. den Verantwortlichen in der Kanzlei des Führers und in ihrem Umfeld sowie den Mitarbeitern der erwähnten Tarnorganisationen.

54 Vgl. dazu Aly 1987, S. 56 und Kaminsky 1995, S. 435 f.

55 Vgl. dazu Friedlander 1997, S. 237–248 und Schmuhl 1992, S. 217–219. 14f13 war ein Aktenzeichen des Inspekteurs der Konzentrationslager beim Reichsführer SS. Die „Sonderbehandlung wurde im Lauf des Krieges aufgrund ökonomischer Interessen der SS, die an „arbeitsfähigen" Häftlingen interessiert war, eingeschränkt.

56 Vgl. Aly 1987, S. 42–44. „Sicherheitsverwahrte" waren schon auf den Meldebogen der „Aktion T 4" erfaßt und im Rahmen dieser „Aktion" in unbekannter Zahl getötet worden. Mit Erlaß vom 6.2.1942 wurde vom Reichsministerium der Justiz zunächst angeordnet, die nach § 42 untergebrachten Juden in einer „Sammelanstalt" zu konzentrieren. Von hier aus wurden sie bald „in den Tod verlegt". Danach wurden die „arischen" Sicherheitsverwahrten gezielt erfaßt.

57 Vgl. dazu Schmuhl 1992, S. 250–255 und Friedlander 1997, S. 467–473. Das hier eingesetzte Personal der ehemaligen „Aktion T 4" wurde nach dem Abbruch dieser Vernichtungslager nach Istrien verlegt. Hier wurde in San

Saba bei Triest ein Internierungslager für italienische Juden betrieben, die zur Deportation nach Auschwitz vorgesehen waren.

58 Vgl. dazu Hamann 1987, S. 121–187.

59 Vgl. zum folgenden die grundlegende Untersuchung von Faulstich 1998.

60 Auf Sonderentwicklungen in Hessen-Nassau und Sachsen mit deutlich höheren Sterberaten in den von Faulstich untersuchten Anstalten kann hier nur hingewiesen werden.

61 Faulstich 1998, S. 612 bezeichnet diese Räumungen als „frühe Aktion Brandt".

62 Diese Räumungen ab Sommer 1943 werden von Faulstich 1998, S. 620–633 als „Hauptphase der Aktion Brandt" bezeichnet.

63 Am 30. Oktober 1943 schrieb Nitsche an de Crinis: „Sie erinnern sich, daß ich Prof. Br[andt], als wir beide Ende Juni bei ihm waren, einen ganz konkreten Vorschlag in der E-Frage machte." Als Brandt diesen Vorschlag annahm, bestellte Nitsche am 17. 8. 1943 eine Anzahl „besonders ausgewählter praktischer Psychiater zu sich"; vgl. dazu Aly 1987, S. 61.

VII. Zur Diskussion um „Euthanasie" und Sterbehilfe im deutschsprachigen Raum (1945 bis ca. 1980)

1 Möllering 1977, S. IV.

2 Vgl. Koch 1990, S. 126–183.

3 Ich danke Herrn Arnd Schweitzer (Hannover), der „Spiegel" und „Zeit" diesbezüglich untersucht hat, für die entsprechende Information.

4 Zur Auswahl der Angeklagten im Nürnberger Ärzteprozeß vgl. Benzenhöfer 1996.

5 Vgl. Mitscherlich/Mielke 1947. Zum Schicksal dieses Buches vgl. Peter 1994. Die Dokumentation wurde 1949 in erweiterter Form unter dem Titel „Wissenschaft ohne Menschlichkeit" gedruckt. 1960 erschien sie unter dem Titel „Medizin ohne Menschlichkeit" erneut im Druck.

6 Vgl. Mitscherlich/Mielke 1960, S. 109–149.

7 Vgl. Platen-Hallermund [1993].

8 Platen-Hallermund [1993], S. 10. Im Bundesstaat New York wurde 1947 mit Unterstützung der Euthanasia Society ein Gesetzesentwurf eingebracht. Ein entsprechendes Gesetz wurde jedoch nicht verabschiedet. Vgl. dazu Kapitel VIII.2. dieser Untersuchung und Otlowski 1997, S. 364.

9 Vgl. Weizsäcker [1987], S. 91–134.

10 Zu Weizsäcker vgl. Henkelmann 1986. Zur Diskussion um die Verstrickung Weizsäckers in die „NS-Euthanasie" während der Breslauer Zeit vgl. Penselin 1994 und Benzenhöfer 1995/1996. Es steht fest, das in dem von Weizsäcker geleiteten Neurologischen Forschungsinstitut in Breslau Gehirn- und Rückenmarkspräparate von Kindern untersucht wurden, die in der 1942 eingerichteten „Kinderfachabteilung" in Lublinitz getötet worden waren. Alle Befundberichte wurden von Dr. Hans Joachim Scherer unterzeichnet, dem Leiter der morphologischen Abteilung des Neurologischen Forschungsinstituts. Sicher war also Weizsäckers Institut in die Kindereu-

thanasie verstrickt. Doch ebenso gewiß erscheint, daß er selbst nicht als Initiator dieses mörderischen „Forschungsprogramms" angesehen werden kann. Untersuchungen an Gehirn und Rückenmark entsprachen nicht seiner Forschungsrichtung, die explizit an der Untersuchung von Funktionen im Kontext des Lebendigen interessiert war. Wieviel er von den Vorgängen in seinem Institut wußte, ist noch nicht letztgültig geklärt.

11 Weizsäcker gab allerdings einen Fall an, bei dem er die Abkürzung des Lebens durch ärztliche Handlung oder deren Unterlassung als sittlich anzuerkennen bereit sei: bei einem an einem Karzinom unter Qualen Sterbenden. Diesbezüglich forderte er aber keine „Legalisierung" der „Euthanasie" – mit folgender Begründung: „Indem der Arzt hier gesetzlich Verbotenes tut, sich also selbst in Gefahr begibt, bekundet er etwas von jener Gegenseitigkeit, die hier als Voraussetzung sittlicher Handlungsweise behauptet wurde" (Weizsäcker [1987], S. 112).

12 Weizsäcker [1987], S. 135.

13 Es sei aber erwähnt, daß nur in der Zeit bis 1949 harte Strafen wegen der Krankentötungen (bis hin zur Todesstrafe, wenn sie als Morde beurteilt wurden) verhängt wurden. Nach der Gründung der BRD wurden die Urteile in der Tendenz eindeutig milder. In vielen Fällen wurde sogar freigesprochen; vgl. dazu die Übersicht von Dreßen 1997.

14 Zu Heyde vgl. Kapitel VI.3. der Studie.

15 Vgl. [Anonym] 1964, S. 28–38.

16 Sie ist teilweise bis heute noch nicht überholt!

17 Zitiert nach [Anonym] 1964, S. 38.

18 Vgl. Klee 1986, S. 53 f. Im Oktober 1972 wurde Hefelmann für dauernd verhandlungsunfähig erklärt, das Verfahren gegen ihn wurde eingestellt.

19 Vgl. dazu Kapitel VI.2. dieser Untersuchung.

20 Zu Catel vgl. Schultz 1985, S. 107–124 und Klee 1986, S. 139–143.

21 Vgl. Hannover, Staatsanwaltschaft 2 Js 237/56, Bd. XI, S. 1. Vorermittlungen gegen Catel hatte es schon 1949 in Hamburg und Wiesbaden gegeben. Sie wurden abgeschlossen, ohne daß es zu Hauptverfahren gekommen wäre.

22 Vgl. Catel 1962.

23 Vgl. Reichsausschußkinder [1987], S. 134 f.

24 Ditfurth 1962, S. 13.

25 Doch Catel wurde damit nicht zum Schweigen gebracht. 1964 suchte er sich in einem Gespräch mit Redakteuren des „Spiegels" zu rechtfertigen. Zwei Jahre später forderte er in einem Buch mit dem angesichts seiner Vergangenheit tolldreisten Titel „Leidminderung richtig verstanden" (Nürnberg 1966) erneut die „Auslöschung" von „idiotischen Wesen"; vgl. Schultz 1985, S. 109 und S. 113.

26 Vgl. Hannover, Staatsanwaltschaft 2 Js 237/56, Bd. XI, S. 280–315.

27 Vgl. Schönke 1949, S. 448–450.

28 Vgl. Schellong 1990, S. 38.

29 Vgl. Schellong 1990, S. 54 f.

30 Vgl. Schellong 1990, S. 58.

31 Vgl. Schellong 1990, S. 66–93.

32 Vgl. Koch 1990, S. 114–183 (Deutschland) und S. 183–252 (Ausland).

33 Vgl. dazu die Übersicht von Lohmann 1975.

34 Vgl. Thielicke 1968, S. 1–34.

35 Thielicke 1968, S. 15.

36 Vgl. dazu die Kapitel VIII.1. und VIII.2.

37 Vgl. dazu die im folgenden zitierten Beiträge in deutschen Wochenschriften sowie Lohmann 1975, S. 17–19 (ohne Detailanalyse der deutschen Berichte).

38 Vgl. [Anonym] 1973, S. 74. Alle Zitate im laufenden Text wurden dieser Seite des „Spiegels" entnommen.

39 Vgl. Grubbe 1973, S. 126–128.

40 Vgl. Haffner 1973, S. 128.

41 Haffner 1973, S. 128.

42 Löbsack 1973, S. 57 f.

43 Hinweise auf weitere einschlägige Artikel, die noch genauer zu analysieren wären, finden sich bei Lohmann 1975, S. 17 f. Im Jahr 1973 erschien auch ein Buch des in Deutschland lebenden amerikanischen Journalisten Paul Moor, zunächst unter dem Titel „Death is not the worst" in englischer Sprache, wenig später unter dem Titel „Die Freiheit zum Tode" in deutscher Übersetzung. Moor schilderte darin das Sterben seiner krebskranken Schwester. Er sprach sich explizit für aktive „Euthanasie" und für die Tötung behinderter Kinder aus; vgl. Lohmann 1975, S. 18.

44 Vgl. Lohmann 1975, S. 18.

45 Vgl. Verhandlungen des Deutschen Bundestages [1974], S. 7881.

46 Vgl. Verhandlungen des Deutschen Bundestages [1976], S. 27–29 und S. 31 f.

47 Vgl. Schweizerische Akademie der Medizinischen Wissenschaften 1976.

48 Schweizerische Akademie der Medizinischen Wissenschaften 1976, S. 2.

49 Vgl. Schweizerische Akademie der Medizinischen Wissenschaften 1976, S. 3. Zum „apallischen Syndrom" vgl. Kapitel IX.4. der Studie (Kemptener Fall).

50 Vgl. Verhandlungen des Deutschen Bundestages [1977/78], S. 4766.

51 Verhandlungen des Deutschen Bundestages [1978], S. 8089.

52 Vgl. Bundesärztekammer 1979, S. 957–960.

53 Doch an einem wichtigen Punkt unterschieden sie sich von diesen: In den „Richtlinien" der Bundesärztekammer wurden nämlich die Patienten mit „persistierendem apallischen Syndrom" (Wachkoma) nicht erwähnt. Wenn man das Schweigen diesbezüglich richtig deutet, dann sollte es in Deutschland nicht erlaubt sein, bei diesen Patienten, die ja keine „Sterbende" im Sinne der „Richtlinien" waren, die künstliche Ernährung einzustellen.

54 Die Zeichen des Hirntods sind keine „sicheren Todeszeichen", sondern eben nur Zeichen des Hirn-Tods. Das Hirntodkonzept wurde Ende der 50er Jahre von französischen Forschern entwickelt und Ende der 60er Jahre international akzeptiert. Die Akzeptanz dieses Konzepts hatte natürlich auch Auswirkungen auf die Sterbehilfe-Debatte. Der Zustand des Hirntods wurde nämlich nicht als sehr spätes Stadium des Sterbens definiert, sondern als erstes – unumkehrbares – Stadium des Todes. Da „Tote" nicht mehr behandelt werden müssen, durfte (ja mußte) der Arzt nach der entsprechenden Diagnose noch laufende Behandlungsmaßnahmen (wie z.B. die Beatmung) abbrechen.

VIII. Zur Diskussion um „Euthanasie" und Sterbehilfe in anderen Ländern

1 Vgl. Fye 1979, S. 492. Indirekt läßt sich diese Grundposition auch aus zwei Publikationen des englischen Arztes Joseph Bullar erschließen. Er empfahl in einer Veröffentlichung aus dem Jahr 1856 die Gabe von Opium, in einer zweiten aus dem Jahr 1866 die Gabe von Chloroform bei sterbenden Patienten zur Erlangung der „Euthanasie", betonte in beiden Publikationen jedoch, daß seiner Ansicht nach dadurch das Leben der Patienten eher *verlängert* als verkürzt werde; vgl. dazu Fye 1979, S. 497.

2 Vgl. Fye 1979, S. 498.

3 Vgl. zu der Debatte im „Spectator" und in seinem Umfeld van der Sluis 1979, S. 132 f.

4 Es sei daran erinnert, daß Charles Darwin sich 1871 andeutungsweise positiv zu einer möglichen „Ausscheidung der Schwachen" geäußert hatte (vgl. Kapitel IV.1. der Studie). Ob Newman sich auf ihn bezog, ist nicht bekannt.

5 Vgl. Fye 1979, S. 501.

6 Vgl. van der Sluis 1979, S. 136 f.

7 Vgl. van der Sluis 1979, S. 148 f. und Otlowski 1997, S. 269.

8 Vgl. van der Sluis 1979, S. 150 f.

9 Vgl. van der Sluis 1979, S. 152 und Otlowski 1997, S. 334.

10 Vgl. van der Sluis 1979, S. 161 f.

11 Vgl. van der Sluis 1979, S. 165 f. Im Jahr 1950 hatte die „British Medical Association" die Resolution der „World Medical Association" vom April 1950 angenommen, in der den Ärztevereinigungen der Mitgliedsländer empfohlen wurde, „aktive Euthanasie" abzulehnen. Die britischen Ärzte waren also eindeutig gegen die Freigabe der „aktiven Euthanasie".

12 Otlowski 1997, S. 270 f. erwähnt nur, daß die „Voluntary Euthanasia Legalization Society" „at one time" die Wörter „Voluntary" und „Legalization" aus ihrem Namen gestrichen habe. 1969 wurde der Name „The Voluntary Euthanasia Society" gewählt, der 1979 in „Exit" geändert wurde. Nach der Verurteilung des Geschäftsführers und eines langjährigen Mitglieds wegen Beihilfe zur Selbsttötung nahm die Gesellschaft 1981 wieder den Namen „The Voluntary Euthanasia Society" an.

13 Vgl. van der Sluis 1979, S. 166 und Otlowski 1997, S. 334 f.

14 Vgl. van der Sluis 1979, S. 167.

15 Vgl. Otlowski 1997, S. 335.

16 Vgl. zum Fall Dr. Cox die kurzen Bemerkungen von Dyer 1992a, S. 731 und Otlowski 1997, S. 144 f.

17 Dies wurde durch einen Ausschuß des Oberhauses, der sich mit dem Thema „Medizinische Ethik" beschäftigte, im Jahr 1994 bekräftigt; vgl. Kingman 1994, S. 553 f.

18 Vgl. zum Fall Bland die kurzen Bemerkungen von Dyer 1992b, S. 732 und Otlowski 1997, S. 38–40.

19 Zum „apallischen Syndrom" vgl. Kapitel IX.4. der Studie (Kemptener Fall).

20 Vgl. Dyer 1993, S. 413 f.

21 Vgl. Otlowski 1997, S. 39.

22 Vgl. Otlowski 1997, S. 40.

23 Es handelte sich um den „Medical & Surgical Reporter" (Bd. 29, 1873, S. 122 f.); vgl. Fye 1979, S. 500.

24 Vgl. Fye 1979, S. 500.

25 Vgl. Fye 1979, S. 500 f.

26 Eigene Übersetzung nach Fye 1979, S. 502.

27 Laut van der Sluis 1979, S. 134 erschien der Artikel Baldwins 1899 im „Saint Paul Medical Journal". Laut Woodbine 1928, S. 546 wurde ein Artikel mit diesem Titel schon 1889 im „Journal of Social Science" gedruckt.

28 Vgl. van der Sluis 1979, S. 134.

29 Vgl. Otlowski 1997, S. 363.

30 Vgl. Otlowski 1997, S. 363. Zu korrigieren ist demnach van der Sluis 1979, S. 135, der angab, daß 1906 in Ohio ein „Euthanasie"-Gesetz verabschiedet wurde.

31 Vgl. van der Sluis 1979, S. 135.

32 Zu weiteren Vorschlägen zur Legalisierung der „aktiven Euthanasie" in dieser Zeit vgl. van der Sluis 1979, S. 136.

33 Vgl. van der Sluis 1979, S. 136.

34 Vgl. van der Sluis 1979, S. 137.

35 Vgl. Otlowski 1997, S. 363.

36 Vgl. Otlowski 1997, S. 363.

37 Vgl. van der Sluis 1979, S. 154 und Otlowski 1997, S. 273–276. Die Geschichte dieser amerikanischen „Euthanasie-"Gesellschaft ist kompliziert und kann hier nicht im einzelnen nachvollzogen werden. Erwähnt sei nur, daß ein Zweig der Gesellschaft Mitte der 70er Jahre als „Society for the Right to Die" in Erscheinung trat und vor allem politisch-legislative Ziele verfolgte. Der konkurrierende Zweig, der seit 1978 „Concern for Dying" hieß, war eher publizistisch tätig. Zu erwähnen sind noch zwei weitere wichtige „Euthanasie"-Gesellschaften: 1980 gründete der Journalist Derek Humphry die „Hemlock Society" (vgl. Otlowski 1997, S. 276–279), 1993 formierte sich in Seattle „Compassion in Dying" (vgl. Otlowski 1997, S. 279 f.).

38 Vgl. van der Sluis 1979, S. 154.

39 Vgl. Otlowski 1997, S. 364.

40 Otlowski 1997, S. 364 erwähnt sechs Initiativen von 1952 bis 1973: Connecticut 1950, New York 1952, Connecticut 1959, Idaho 1969, Oregon 1973, Montana 1973.

41 Vgl. van der Sluis 1979, S. 163.

42 Vgl. Roberts/Gorman 1996, S. 59.

43 Zitiert nach Rachels 1989, S. 254. Der Philosoph James Rachels kritisierte diese Erklärung in einem 1975 im „New England Journal of Medicine" veröffentlichten Aufsatz. Entscheidend für die moralische und juristische Bewertung einer Handlung seien die Konsequenzen der jeweiligen Maßnahme. Wegen der Verlängerung von „Leiden" durch die „passive Euthanasie" plädierte er für die „aktive Euthanasie"; vgl. Rachels 1989, S. 254–264.

44 Zum Fall Quinlan vgl. Koop 1989, S. 35–43 und Roberts/Gorman 1996, S. 99. Der Atemstilstand entstand wahrscheinlich durch die Einnahme von Tranquilizern und anschließenden Alkoholgenuß in einer Bar (wohl nicht in suizidaler Absicht); vgl. Koop 1989, S. 36.

45 Zum „apallischen Syndrom" vgl. Kapitel IX.4. der Studie (Kemptener Fall).

46 Vgl. zum „Right of Privacy" Eisenbart 1998, S. 30 f.

47 Vgl. Roberts/Gorman 1996, S. 99.

48 Vgl. Eisenbart 1998, S. 31. Laut Roberts/Gorman 1996, S. 95 war seine 1969 in der Zeitschrift „Indiana Law Journal" erschienene Studie mit dem Titel „Due Process of Euthanasia: The Living Will" einer der wichtigsten Beiträge zum Thema „Euthanasie" in den 60er Jahren überhaupt.

49 Vgl. Eisenbart 1998, S. 31 f.

50 Vgl. dazu Roberts/Gorman 1996, S. 171.

51 Vgl. dazu Eisenbart 1998, S. 32–34. Der englische Text des „Natural Death Act" findet sich in dem Buch von Roberts/Gorman 1996, S. 171 f. (Übersetzung in Auszügen: Eisenbart 1998, S. 245).

52 Vgl. Eisenbart 1998, S. 34. Diese Gesetze unterschieden sich deutlich in bezug auf die Detailbestimmungen, darauf soll hier jedoch nicht eingegangen werden.

53 Vgl. dazu Baird/Rosenbaum 1989, S. 179–212 (Auszug aus dem Urteil des U.S. Supreme Court) und Roberts/Gorman 1996, S. 17 f. und S. 86.

54 Zum „apallischen Syndrom" vgl. Kapitel IX.4. der Studie (Kemptener Fall).

55 Vgl. dazu die im „Update" Juli–September 1996 der International Anti-Euthanasia Task Force publizierten Angaben (Internetadresse: http://www.iaetf.org).

56 Vgl. dazu Eisenbart 1998, S. 36 f. und Roberts/Gorman 1996, S. 18 f. Der „Stellvertreter in Gesundheitsangelegenheiten" („Durable Power of Attorney" oder „Health Care Proxy") wurde als Rechtsinstrument in den 70er Jahren entwickelt. Mittels einer schriftlichen Erklärung wird der Stellvertreter ermächtigt, Entscheidungen in Gesundheitsangelegenheiten für einen Patienten zu treffen, falls dieser dazu nicht mehr in der Lage ist.

57 Der englische Text findet sich bei Roberts/Gorman 1996, S. 173–176.

58 Vgl. dazu Eisenbart 1998, S. 37.

59 Vgl. dazu Otlowski 1997, S. 365 f.

60 Von daher ist die in der Literatur oft benutzte Bezeichnung „Gesetz" für den Entwurf irreführend; vgl. Otlowski 1997, S. 366.

61 Vgl. Otlowski 1997, S. 368 f. (46% der abgegebenen Stimmen waren pro, 54 % contra „Death with Dignity Act").

62 Vgl. Otlowski 1997, S. 366–368 (46% der abgegebenen Stimmen waren pro, 54 % contra Entwurf).

63 Vgl. Otlowski 1997, S. 369–372. Der englische Text des „Oregon Death with Dignity Act" findet sich bei Roberts/Gorman 1996, S. 188–194.

64 Vgl. dazu Otlowski 1997, S. 372 f.

65 Vgl. Otlowski 1997, S. 373. Oregon und Washington gehören zu den neun Staaten, die im Zuständigkeitsbereich des Ninth Circuit Court of Appeals liegen.

66 Vgl. Otlowski 1997, S. 373.

67 Vgl. dazu die Berichterstattung im Internet unter http://www.religious-tolerance. org.

68 Vgl. zu Kevorkian, wenn nicht anders ausgewiesen, die detaillierte Darstellung von Brovins/Oehmke 1993.

69 Kevorkian dokumentierte den Wunsch der Frau, ihr beim Sterben zu helfen, auf einem Videoband. Auch bei fast allen späteren „Mediziden" kam diese Form der Dokumentation zur Anwendung.

70 Kevorkian hatte zuerst daran gedacht, diesen „Medizid" in einem Heim oder in einer Klinik durchzuführen, doch alle Einrichtungen, die er diesbezüglich fragte, lehnten sein Ansinnen ab.

71 Kevorkian war damit aber immer noch in Kalifornien, seinem zweiten Wohnsitz, approbiert. Die Approbation in Kalifornien wurde ihm dann 1993 entzogen.

72 Nach allem, was darüber bekannt ist, nahm Kevorkian, der im wesentlichen von Sozialhilfe lebte (und noch lebt), für seine „Medizide" kein Geld an.

73 Vgl. Roberts/Gorman 1996, S. 73.

74 Vgl. Otlowski 1997, S. 94.

75 Vgl. Otlowski 1997, S. 94. Aus der Beschreibung Otlowskis geht leider nicht hervor, worauf sich dieses Verfahren genau bezog.

76 Vgl. Otlowski 1997, S. 94 f.

77 Vgl. zum folgenden Roberts/Gorman 1996, S. 75–82.

78 Vgl. hierzu wie zur „Videoaktion" Kevorkians vom November 1998 die im „Update" November–Dezember 1998 der International Anti-Euthanasia Task Force publizierten Angaben (Internetadresse: http://www.iaetf.org).

79 Vgl. Otlowski 1997, S. 97–115.

80 Vgl. Otlowski 1997, S. 115–124.

81 Vgl. Roberts/Gorman 1996, S. 74 und Otlowski 1997, S. 115–124. Dr. Timothy Quill war 1991 bekannt geworden, als er im „New England Journal of Medicine" berichtete, wie er einer unheilbar kranken Leukämiepatientin auf ihren Wunsch hin Barbiturate verschrieben und ihr erklärt hatte, welche Menge sie einnehmen müsse, um sich zu töten. Der ermittelnde Staatsanwalt wollte ein Verfahren wegen Beihilfe zum Selbstmord gegen Quill einleiten, doch eine Grand Jury lehnte dies ab. Koppell war der Name des Generalstaatsanwalts, der zu Beginn des Verfahrens den Bundesstaat New York vertrat.

82 Vgl. dazu die über Internet zugängliche Zusammenfassung des Legal Information Institute and Project Hermes der Cornell University (http://supct.law.cornell.edu).

83 Nach der Volksabstimmung im November 1997 in Oregon hatte die Drug Enforcement Agency (DEA) eine Erklärung publiziert, in der darauf hingewiesen wurde, daß ein Arzt, der einem Patienten ein „Suizidmittel" verschreibe, das Risiko eingehe, seine DEA-Lizenz zu verlieren. Doch U. S. Attorney General Janet Reno erklärte am 5. 6. 1998, daß es keine gesetzliche Grundlage für einen solchen Entzug der Lizenz gebe; vgl. dazu die im „Update" April–Juni 1998 der International Anti-Euthanasia Task Force publizierten Angaben (Internetadresse: http://www.iaetf.org).

84 Vgl. dazu Otlowski 1997, S. 339–361.

85 Vgl. Quirk 1998, S. 425 f.

86 Vgl. Otlowski 1997, S. 340.

87 Vgl. dazu Otlowski 1997, S. 340–342.

88 Zu den australischen „Euthanasie"-Gesellschaften vgl. Otlowski 1997, S. 283–286. 1974 wurden die „Australian Voluntary Euthanasia Society" (später umbenannt in „Voluntary Euthanasia Society of New South Wales") und die „Voluntary Euthanasia Society of Victoria" gegründet. Weitere Gründungen in anderen Bundesstaaten bzw. Territorien folgten. Erst 1995 wurde die „Northern Territory Voluntary Euthanasia Society" gegründet.

89 Vgl. Otlowski 1997, S. 359 f.

90 Vgl. dazu Otlowski 1997, S. 342–344.

91 Vgl. Otlowski 1997, S. 343–359 und Quirk 1998, S. 425–446.

92 Der Entwurf wurde von „Chief Minister" Marshall Perron in Form einer „Private Member's Bill" eingebracht. Der englische Text findet sich bei Otlowski 1997, S. 503–519.

93 Das Parlament im Northern Territory besteht im Gegensatz zu den anderen Parlamenten des „Commonwealth of Australia" nur aus einer Kammer, so daß das Gesetz damit verabschiedet war.

94 So hieß es im zunächst verabschiedeten Gesetz. In der „Rights of the Terminally Ill Amendment Bill" (verabschiedet im Februar 1996) wurde der Begriff Not („distress") gestrichen; vgl. Otlowski 1997, S. 349 f.

95 In der 1995 verabschiedeten Fassung wurde „unheilbare Krankheit" nicht genauer definiert. Das Ergänzungsgesetz von 1996 bestimmte, daß eine Krankheit dann unheilbar sei, wenn sie „ohne Anwendung von außergewöhnlichen Mitteln" zum Tode führe; vgl. Otlowski 1997, S. 345.

96 Weitere Vorschriften des Änderungsgesetzes betrafen die Festlegung der Verfahrensschritte. So wurde vorgeschrieben, daß mindestens sieben Tage zwischen Äußerung des Sterbewunsches und der Unterzeichnung eines Antragsformulars und weitere zwei Tage bis zur „Euthanasie" vergehen mußten; vgl. Otlowski 1997, S. 350.

97 Vgl. Quirk 1998, S. 431.

98 Vgl. Quirk 1998, S. 446.

99 Vgl. Quirk 1998, S. 433–435.

100 De facto wurde das Territorialgesetz dadurch aufgehoben. Formal „ruht" es nur. Es könnte „reaktiviert" werden, wenn das Northern Territory ein Bundesstaat werden würde; vgl. dazu Quirk 1998, S. 434.

101 Vgl. dazu die im „Update" März–Mai 1997 der International Anti-Euthanasia Task Force publizierten Angaben (Internetadresse: http://www.iaetf.org).

102 Vgl. Quirk 1998, S. 446.

103 Vgl. dazu Kissane/Street/Nitschke 1998, S. 1097–1102.

104 Ein Patient starb aufgrund seiner Krankheit, eine Patientin beging Suizid (ohne ärztliche Beihilfe).

105 Vgl. Quirk 1998, S. 444.

106 Vgl. Singer 1984.

107 Vgl. Singer 1994. Das in der Neuausgabe vertretene Argumentations-
muster in bezug auf „Euthanasie" unterscheidet sich nicht von dem der
Erstausgabe.

108 Vgl. dazu Singer 1984, S. 315–320.

109 Doch könnte es für bestimmte Fälle, so Singer, von der Gesellschaft festge-
legte Ausnahmen von dieser Regel geben. So würde die Zeitspanne von einem Monat nach der Geburt einen „breiten Sicherheitsspielraum" bieten,
innerhalb dessen „Infantizid" vor der Ausbildung von Personalität zulässig sein könnte, wenn etwa eine schwere Behinderung erst nach der Geburt diagnostiziert wird, wenn weiter die Eltern das Kind ablehnen und
eine Adoptionsmöglichkeit nicht besteht.

110 Dazu passen auch Sätze wie: „[…] man möge sich erinnern, daß es geistig
behinderte Menschen gibt, die weniger Anspruch als viele nichtmenschliche Lebewesen haben, als selbstbewußt oder autonom zu gelten" (Singer
1994, S. 105).

111 Singer akzeptiert aber auch den in einer Patientenverfügung niedergelegten
Wunsch eines Patienten nach „aktiver Euthanasie".

112 Vgl. Singer 1984, S. 194 f.

113 Vgl. Haasnoot 1996, S. 11.

114 In der Übersetzung von B. Gordijn lautet Artikel 293 wie folgt:
„Derjenige, der jemand anderen auf dessen ausdrückliches und ernstes
[besser: ernsthaftes, U.B.] Verlangen hin seines Lebens beraubt, wird mit
einer Gefängnisstrafe von höchstens 12 Jahren oder einer Geldbuße der 5.
Kategorie (maximal hfl 100.000) bestraft." Den Artikel 294 übersetzt
Gordijn folgendermaßen: „Derjenige, der absichtlich jemand anderem bei
dessen Selbstmord behilflich ist, oder ihm die Mittel hierzu verschafft,
wird, falls es zum Selbstmord kommt, mit einer Gefängnisstrafe von
höchstens 3 Jahren oder einer Geldstrafe der 4. Kategorie (maximal hfl
25.000) bestraft"; vgl. Gordijn 1998, S. 19 f.

115 Vgl. Haasnoot 1996, S. 11.

116 Vgl. dazu Gomez 1991, S. 29–31.

117 Vgl. Otlowski 1997, S. 396.

118 Vgl. Haasnoot 1996, S. 12.

119 Vgl. Otlowski 1997, S. 395. Die „Stiftung" war eher als „think tank" denn
als „pressure group" gedacht.

120 Vgl. Gomez 1991, S. 32–34.

121 Vgl. Gomez 1991, S. 34–39 und Otlowski 1997, S. 397–404. Näheres zur
Krankheit der Frau wird in der Literatur nicht berichtet. Gomez erwähnte
nur, daß sie eine Woche vor ihrem Tod akut erkrankt sei, diese Krise aber
wieder überwunden habe. Laut Otlowski 1997, S. 398 hatte die Patientin
ihren Wunsch nach „Euthanasie" auch schriftlich fixiert.

122 Vgl. Otlowski 1997, S. 393. Der Hinweis auf einen möglicherweise
„Euthanasie" legitimierenden „Notstand", wenn der Arzt von einem
schwerkranken Patienten eindringlich um Leidensminderung gebeten
wurde, war in den Niederlanden schon in den 70er Jahren zumindest gelegentlich im juristischen Diskurs aufgetaucht; vgl. die Ausführungen weiter
oben zur „provisorischen Stellungnahme" der „Königlich Niederländischen Ärztevereinigung" nach dem Leeuwarden-Fall 1973.

123 Vgl. Gomez 1991, S. 37–39.
124 Vgl. Gomez 1991, S. 154. Die Stellungnahme wurde in der Zeitschrift „Medisch Contact" vom 12.6.1986 (S. 770–75) veröffentlicht.
125 Vgl. Gomez 1991, S. 29.
126 Vgl. Gomez 1991, S. 40.
127 Vgl. Gomez 1991, S. 40 und S. 155. Die Richtlinien wurden am 3. 8. 1986 in der Zeitschrift „Medisch Contact" (S. 990–998) veröffentlicht.
128 Vgl. Otlowski 1997, S. 413. Darin wurde festgelegt, daß die Verantwortung für die „Euthanasie" bei einem Arzt liegen müsse. Wenn allerdings „Maßnahmen" nötig seien, die der Arzt nicht alleine durchführen könne, dürfe eine Schwester bzw. ein Pfleger assistieren. Die Richtlinien wurden nach Otlowski 1997, S. 413 im Jahr 1991 leicht modifiziert, eine erneute Revision stand 1997 an.
129 Vgl. Otlowski 1997, S. 414.
130 Vgl. Gomez 1991, S. 44 und Otlowski 1997, S. 417f.
131 Die Vorschläge der Kommission zu diesem Thema entsprachen weitgehend den Vorschlägen der Königlichen Niederländischen Ärztevereinigung aus dem Jahr 1984. Die Kommission beschränkte sich übrigens nicht nur auf Vorschläge zur „aktiven Euthanasie" bei einwilligungsfähigen Patienten. Eine deutliche Mehrheit der Mitglieder schlug auch vor, daß bei Patienten im Zustand des „permanenten [gemeint ist: persistierenden] apallischen Syndroms" die Therapie eingestellt werden dürfe, wenn „auf der Basis objektiver medizinischer Kriterien keine Besserung zu erwarten" sei; vgl. Gomez 1991, S. 45.
132 Vgl. zum folgenden Otlowski 1997, S. 419f.
133 Vgl. Otlowski 1997, S. 421f.
134 Vgl. Otlowski 1997, S. 423.
135 Vgl. dazu van Delden et al. 1993, S. 24.
136 Vgl. Otlowski 1997, S. 426. Die Ärzte müssen nach diesen im November 1990 eingeführten Meldevorschriften nun den zuständigen „Coroner", also einen ärztlich ausgebildeten, in der Gerichtsmedizin erfahrenen Beamten informieren, der nach einer (meist kurzen) Untersuchung den Fall dann an den Staatsanwalt weitermeldet. Wenn die Kauteln eingehalten wurden, muß der Staatsanwalt nicht mehr ermitteln. Er meldet das Verfahren nur noch an den Generalstaatsanwalt weiter, der es offiziell beendet.
137 Die Untersuchungen sind zusammenfassend beschrieben in dem Artikel von van der Maas et al. 1991, S. 669–674.
138 Vgl. dazu van der Maas et al. 1991, S. 670.
139 Insgesamt wurden 599 Ärzte angeschrieben. 138 Ärzte wurden ausgeschlossen, weil sie weniger als zwei Jahre in dem jeweiligen Spezialfach an ihrem Standort praktiziert hatten; in 14 Fällen war die im Ärzteregister angegebene Adresse falsch, 41 Ärzte weigerten sich, an der Befragung teilzunehmen, ein Interview erbrachte keine relevanten Informationen. Den Ärzten wurde vom Justizministerium vorab Immunität in bezug auf Straftatbestände nach den Artikeln 293 und 294 zugesichert. Die Fachdisziplinen wurden deshalb ausgewählt, weil in ihrem Bereich ca. 90% aller Fälle von „Tod im Krankenhaus" auftreten; vgl. van der Maas et al. 1991, S. 670.

140 Vgl. zu den Ergebnissen van der Maas 1991, S. 671–673.

141 In einer Teilstudie wurde aus den Totenscheinen, die im Statistischen Zentralamt der Niederlande gesammelt werden, eine Stichprobe gezogen und die Ärzte, welche die Scheine ausgestellt hatten, angeschrieben. Von den ca. 7000 versandten Fragebogen kamen 76% zurück. Nach dieser Studie war „aktive Euthanasie" in 1,7%, „ärztliche Beihilfe zum Suizid" in 0,2% Todesursache gewesen. In der dritten (prospektiven) Teilstudie wurden die in einem Referenzzeitraum von sechs Monaten aufgetretenen Todesfälle im „Einzugsbereich" der Ärzte, die im Rahmen der ersten Teilstudie interviewt worden waren, untersucht. Die Ärzte, die als behandelnde Ärzte angegeben waren, erhielten Fragebogen, die sie anonym zurücksenden konnten. Nach dieser dritten Teilstudie betrug die „Euthanasie"-Quote 2,6%, der Anteil des „ärztlich assistierten Suizids" 0,4%; vgl. dazu van der Maas et al. 1991, S. 670. Zu ähnlichen Ergebnissen für die Zeit um 1990 kam auch eine Arbeitsgruppe bei der Untersuchung von 263 Polizeiberichten und bei einer Umfrage unter Allgemeinärzten und Pflegeheimärzten; vgl. dazu van der Wal/Dillmann 1994, S. 1346–1349.

142 Nur wenige der „Euthanasie"-Fälle wurden als „nicht-natürliche Todesfälle" auf den Meldeformularen gekennzeichnet. Nach den Ergebnissen der Niederländischen Generalstaatsanwaltschaft waren 1987 126 Fälle gemeldet worden, 1988 waren es 184 Fälle, 1989 338 Fälle, 1990 454 Fälle, 1991 schließlich 591 Fälle; vgl. dazu Otlowski 1997, S. 425.

143 Vgl. Otlowski 1997, S. 425.

144 Vgl. van der Maas et al. 1991, S. 672. 68% der Patienten, die durch „Euthanasie" oder „assistierten Suizid" starben, litten an Krebs.

145 Auf die in der Untersuchung ebenfalls erfaßten weiteren „medical decisions concerning the end of life" („passive und indirekte Sterbehilfe") kann hier nicht eingegangen werden.

146 Vgl. van Delden et al. 1993, S. 25.

147 Vgl. Otlowski 1997, S. 442.

148 Vgl. van der Maas et al. 1996, S. 1699. Diesmal wurden allerdings nur eine „Interviewstudie" und eine „Totenscheinstudie" durchgeführt (auf eine „prospektive" Untersuchung wurde verzichtet).

149 Vgl. van der Maas 1996, S. 1699–1705. Es ist nicht klar, wie viele von den befragten Ärzten in der ersten Studie schon interviewt worden waren.

150 In der analog zur Studie von 1990/91 durchgeführten „Totenscheinstudie" waren 1995 die Raten 2,4% „aktive Euthanasie" und 0,2% „ärztliche Beihilfe zum Suizid".

151 Vgl. van der Wal et al. 1996, S. 1707.

152 Vgl. Klinkhammer 1995, S. B-2160.

153 Vgl. Robert Twycross: Euthanasia: going Dutsch? (1996), zitiert nach Haasnoot 1996, S. 15 f.

154 Zitiert nach Haasnoot 1996, S. 15.

IX. „Fälle und Probleme": Zur Diskussion um „Euthanasie" und Sterbehilfe in Deutschland (seit 1980)

1 Auf den Problembereich der sogenannten „Früheuthanasie" bei schwerst-geschädigten Neugeborenen und Säuglingen kann hier nicht eingegangen werden; vgl. dazu für den deutschsprachigen Raum den Überblick bei Zimmermann 1997, S. 131–158.

2 Vgl. dazu Koch 1991, S. 38.

3 Vgl. Entscheidungen des Bundesgerichtshofes in Strafsachen 1984, S. 367–381. Zitate aus dieser Entscheidung sind im laufenden Text mit dem Kürzel BGH 1984 und Seitenzahl nachgewiesen.

4 Die neuere Rechtsprechung des Bundesgerichtshofes mißt dagegen dem freiverantwortlich gefaßten Selbsttötungsentschluß Bedeutung zu; vgl. dazu Strafgesetzbuch 1997, S. 1057 (Kommentar von H. Tröndle).

5 Vgl. dazu Kapitel VIII.4. der Untersuchung.

6 Vgl. Koch 1991, S. 33.

7 Vgl. Deutscher Bundestag [1985].

8 Vgl. Alternativentwurf 1986.

9 Auf die Problematik dieses Begriffes kann hier nur hingewiesen werden.

10 Er wurde – ebenso wie ein Gesetzentwurf der „Deutschen Gesellschaft für Humanes Sterben" (der am 9. 9. 1986 in Köln der Öffentlichkeit vorgestellt worden war) – dem Diskussionsplan der Strafrechtlichen Abteilung des Juristentages beigelegt.

11 Vgl. Verhandlungen des 56. Deutschen Juristentages (Bd. 2) 1986, S. M 5–194.

12 Vgl. Otto 1986, S. D 9-109, hier S. D 90.

13 Vgl. Hiersche 1986, S. M 7–28.

14 Vgl. Tröndle 1986, S. M 29–53.

15 Vgl. Verhandlungen des 56. Deutschen Juristentages (Bd. 2) 1986, S. M 191–194.

16 Vgl. die Wiedergabe der Entscheidung des Oberlandesgerichts München bei Koch 1991, S. 105–118 (gekürzte Fassung) sowie bei Hackethal 1995, S. 305–333.

17 Laut Expertengutachten hätten im Fall Eckert innerhalb von drei bis fünf Mi-nuten eingeleitete Rettungsmaßnahmen eine Erfolgschance von ca. 66 Prozent gehabt. Da er frühestens nach 10 bis 15 Minuten hätte „rettend" eingreifen können, sei laut Oberlandesgericht München „zugunsten von Prof. Hak-kethal nicht auszuschließen, daß auch bei sofortigem Tätigwerden der Tod nicht hätte verhindert werden können" (zitiert nach Hackethal 1995, S. 319).

18 Vgl. dazu Hackethal 1995. Dieses Buch erschien erstmals 1988 unter dem Titel „Humanes Sterben – Mitleidstötung als Patientenrecht und Arzt-pflicht". Die überarbeitete Neuausgabe erschien erstmals 1990.

19 Vgl. Klee 1990 und Bönisch/Leyendecker 1993.

20 Vgl. dazu Bönisch/Leyendecker 1993, S. 35 f. und Kuhlmann 1995, S. 79. Zyankali kostet zwischen 80 DM und 300 DM pro Kilogramm im Groß-handel, Atrotts Kapseln bestanden im Schnitt aus ca. 1 g Zyankali. Er ver-kaufte eine Kapsel für 3000 bis 8000 DM.

21 Vgl. dazu die Beiträge in dem Sammelband von Bruns, Penselin und Sierck (1990) sowie in dem Sammelband von Hegselmann und Merkel 1991.

20 Vgl. Bundesärztekammer 1993, S. B-1791 f. Man scheute offensichtlich vor der in den 80er Jahren negativer gewordenen Konnotation des Begriffs „Sterbehilfe" zurück und wählte deshalb im Titel den Begriff „Sterbebegleitung".

23 Nur hingewiesen werden kann hier auf das Urteil des Landgerichts Ravensburg vom 3. 12. 1986, in dem es um die Frage Tötung auf Verlangen oder straflosen Beistand im Sterben – allerdings bei einem Nicht-Arzt – ging. Dieser hatte, als seine sterbende Frau trotz eindeutiger Ablehnung an einen Respirator angeschlossen wurde, das Beatmungsgerät eigenhändig abgeschaltet. Er wurde freigesprochen, wobei darauf hingewiesen wurde, daß jemand, der dem Verlangen eines anderen auf Behandlungsabbruch nachkommt – sei es durch Unterlassen oder durch aktives Tun –, straflos bleibt, weil er nur Beistand im Sterben leistet; vgl. dazu Koch 1991, S. 121–123.

24 Vgl. Entscheidungen des Bundesgerichtshofes in Strafsachen 1995, S. 257–272. Zitate aus dieser Entscheidung sind im laufenden Text mit dem Kürzel BGH 1995 und Seitenzahl nachgewiesen.

25 Vgl. Nacimiento 1997, S. B 529–533.

26 Nacimiento 1997, S. B-529 führt dazu weiter aus: „Die fehlende Wahrnehmungsfähigkeit apallischer Patienten läßt sich nach wissenschaftlichen Kriterien derzeit nicht beweisen. Dennoch ist diese Annahme gut begründet, insbesondere wenn sich bei eindeutig erfüllten klinischen Kriterien des apallischen Syndroms in bildgebenden Untersuchungen ausgedehnte Hirnparenchymläsionen nachweisen lassen." Vgl. dazu aber auch die kritischen Stellungnahmen in den auf diesen Artikel folgenden Leserbriefen im Deutschen Ärzteblatt. U.a. wurde darauf hingewiesen, daß bei „Apallikern" häufig Teile des sogenannten Gyrus cinguli erhalten sind, die bei der Schmerzwahrnehmung bzw. Schmerzverarbeitung im Gehirn eine große Rolle spielen. Schmerzwahrnehmung bei „Apallikern" wäre demnach zumindest vorstellbar.

27 Vgl. Multi-Society Task Force on PVS 1994, S. 1499–1508 und 1572–1579.

28 Vgl. dazu auch die Kritik des Juristen R. Merkel: „Denn daß jede ärztliche Behandlungsmaßnahme einwilligungsbedürftig ist [...], wird heute nicht mehr ernsthaft bestritten. Der Gedanke liegt daher nahe, bei Patienten, die nicht mehr zu einer Einwilligung (bzw. deren Verweigerung) in der Lage sind, auf die mutmaßliche Einwilligung abzustellen und damit über einen dogmatisch abgesicherten Kunstgriff das hohe Gut der Personenautonomie auch bei nicht mehr autonomiefähigen Patienten so gut wie möglich zu schützen" (Merkel 1995, S. 557 f.).

29 Der Psychiater K. Dörner schrieb hierzu: „Bei der ohnehin erkennbaren weiteren Motivationsmodernisierung in Richtung wachsender Bedeutung ökonomischer und emotionaler Kosten der Pflegeabhängigen bei der Gesamtbevölkerung und damit auch bei Betreuern und Ärzten, wobei übrigens im westlichen Ausland z. Zt. mehr noch als bei uns Selbstmitleid laufend in Mitleid uminterpretiert wird, können schon in Kürze täglich Dutzende Fälle wie der der Frau Sch. zur Entscheidung anstehen. Dabei wird es immer weniger Schwierigkeiten bereiten, das Erinnerungsvermögen

zunehmend ‚mitleidiger' Bundesbürger anzustrengen, Belege für einen glaubhaften mutmaßlichen Willen eines Betroffenen zu produzieren" (Dörner 1996, S. 94).

30 So auch Tolmein 1996, S. 521 f. Eine ähnliche Kritik äußerte unlängst auch Kutzer in einem Vortrag, der in dem Beitrag von Krannich/Heyde (1998), S. 17 referiert wird.

31 Vgl. Kempten, Landgericht, Urteil vom 25. 5. 1995 (2 Ks 13 Js 13155/93).

32 Vgl. zum folgenden auch Benzenhöfer 1998, S. 2–5 (irrtümlich wurde hier der 5. 7. 1998 als Beschlußtag angegeben).

33 Vgl. Frankfurt, Oberlandesgericht, Beschluß vom 15. 7. 1998 (20 W 224/98). Zitate aus dieser Entscheidung sind im laufenden Text mit dem Kürzel OLG Frankfurt 1998 und Seitenzahl nachgewiesen.

34 Zur Erinnerung: § 1904 S. 1 des BGB in der Fassung des BtG vom 12. 9. 1990, in Kraft seit dem 1. 1. 1992, lautet: „Die Einwilligung des Betreuers in eine Untersuchung des Gesundheitszustandes, eine Heilbehandlung oder einen ärztlichen Eingriff bedarf der vormundschaftlichen Genehmigung, wenn die begründete Gefahr besteht, daß der Betreute aufgrund der Maßnahme stirbt oder einen schweren und länger dauernden gesundheitlichen Schaden erleidet."

35 Vgl. Bernsmann 1996, S. 87–92, Deichmann 1995, S. 983–985, Dodegge 1997, S. 2425–2437 und Kayser 1995, S. 176 f.

36 Vgl. zur Entscheidung des Amtsgerichts Hanau die kurzen Bemerkungen bei Dodegge 1997, S. 2432.

37 Vgl. dazu Stuttgarter Zeitung, 13.8.1998, S. 2.

38 Vgl. Weißauer/Opderbecke 1995, S. 461.

39 Vgl. Zielinski 1995, S. 192.

40 Vgl. Uhlenbruck 1996, S. 1583.

41 Vgl. Bundesärztekammer 1998, S. B 1852 f.

42 Wie in den „Richtlinien" von 1993 wurde auch in den „Grundsätzen" von 1998 explizit die ärztliche Beihilfe zur Selbsttötung als unärztlich bzw. dem ärztlichen Ethos widersprechend bezeichnet.

43 Zu dieser Gruppe wurden auch Neugeborene mit schwersten Fehlbildungen oder schweren Stoffwechselstörungen, bei denen keine Aussicht auf Heilung oder Besserung besteht, gerechnet.

X. Schlußbemerkung

1 Auf das Problem der „Früheuthanasie" sei hier nicht eingegangen.

2 Zitiert nach Schreiber (1997), S. 208.

Literaturverzeichnis

[Anonym]: Euthanasie. Handvoll Asche. In: Der Spiegel Nr. 8, 1964, S. 28–38.

[Anonym]: Recht zu sterben. In: Der Spiegel 27. Jg., 1973, Nr. 6, 5. 2. 1973, S. 74.

Alternativentwurf eines Gesetzes über Sterbehilfe (AE-Sterbehilfe), vorgelegt von einem Arbeitskreis von Professoren des Strafrechts und der Medizin sowie ihrer Mitarbeiter. Stuttgart, New York 1986.

Altner, Günter: Darwins Lehrer und Anreger. In: ders. (Hrsg.): Der Darwinismus. Die Geschichte einer Theorie. Darmstadt 1981, S. 53–57.

Aly, Götz: Der saubere und der schmutzige Fortschritt. In: Reform und Gewissen. „Euthanasie" im Dienst des Fortschritts, hrsg. vom Verein zur Erforschung der nationalsozialistischen Gesundheits- und Sozialpolitik. Berlin 1985, S. 9–78.

Aly, Götz: Medizin gegen Unbrauchbare. In: Aussonderung und Tod. Die klinische Hinrichtung der Unbrauchbaren, hrsg. vom Verein zur Erforschung der nationalsozialistischen Gesundheits- und Sozialpolitik. 2. Auflage. Berlin 1987, S. 9–74.

Aly, Götz: „Endlösung". Völkerverschiebung und der Mord an den europäischen Juden. Frankfurt am Main 1995.

Amundsen, Darrel W.: The Liability of the Physician in Roman Law. In: Karplus, Henrich (Hrsg.): International Symposium on Society, Medicine and Law. Jerusalem, March 1972. Amsterdam 1973, S. 17–30.

Amundsen, Darrel W.: The Liability of the Physician in Classical Greek Legal Theory and Practice. In: Journal of the History of Medicine and Allied Sciences 32 (1977), S. 172–203.

Amundsen, Darrel W.: The Physician's Obligation to Prolong Life: A Medical Duty without Classical Roots. In: Hastings Center Report 8 (1978), S. 23–30.

Annas, Julia: An Introduction to Plato's Republic. Oxford 1981.

Apuleius: Der goldene Esel. Metamorphosen. Lateinisch und deutsch. Herausgegeben und übersetzt von Edward Brandt und Wilhelm Ehlers. Mit einer Einführung von Niklas Holzberg. München und Zürich 1989.

Aristoteles: Die Nikomachische Ethik. Übersetzt und herausgegeben von Olof Gigon. 6. Auflage. München 1986.

Aristoteles: Politics. With an English Translation by H. Rackham. Cambridge/London 1977.

Aristoteles: The Nicomachean Ethics. With an English Translation by H. Rackham. Cambridge, London 1982.

Aristoteles: Politik. Übersetzt und herausgegeben von Olof Gigon. 8. Auflage. München 1998.

Arnim, Hans von (Hrsg.): Stoicorum veterum fragmenta Bd. 3, Leipzig 1903 [Reprint Stuttgart 1964].

Augustinus: Der Gottesstaat. De civitate dei. Erster Band. Buch I–XIV. In deutscher Sprache von Carl Johann Perl. Paderborn, München, Wien, Zürich 1979.

Aziz, Philippe: Les médecins de la mort. Bd. 4: Au commencement etait la race. Genf 1975.

Bacon, Francis: Of the Proficience and Advancement of Learning Divine and Humane [1605]. In: ders.: The Works, hrsg. von J. Spedding, R. L. Ellis und D. D. Heath. Bd. 3, London 1859, S. 259–491 [Nachdruck Stuttgart-Bad Cannstatt 1963].

Bacon, Francis: Über die Würde und den Fortgang der Wissenschaften. Verdeutscht […] von Johann Hermann Pfingsten. Pest 1783.

Bacon, Francis: De dignitate et augmentis scientiarum [1623]. In: ders.: The Works, hrsg. von J. Spedding, R.L. Ellis und D.D. Heath. Bd. 1, London 1858, S. 423–837 [Nachdruck Stuttgart-Bad Cannstatt 1963].

Baird, Robert M. und Stuart E. Rosenbaum (Hrsg.): Euthanasia. The Moral Issues. Buffalo 1989.

Becker, Peter Emil: Alexander Tille. Entwicklungsethik und wirtschaftspolitischer Sozialdarwinismus. In: ders.: Sozialdarwinismus, Rassismus, Antisemitismus und Völkischer Gedanke. Wege ins Dritte Reich. Teil II. Stuttgart, New York 1990, S. 424–497.

Becker, Peter Emil: Alfred Ploetz. Missionar der Rassenhygiene. In: ders.: Sozialdarwinismus, Rassismus, Antisemitismus und Völkischer Gedanke. Wege ins Dritte Reich. Teil I. Stuttgart, New York 1988, S. 58–136.

Beer, Max: Ein schöner Tod. Ein Wort zur Euthanasiefrage. Barmen 1914.

Benzenhöfer, Udo: Viktor von Weizsäcker und Breslau. In: Jahrbuch der Schlesischen Friedrich-Wilhelms-Universität zu Breslau 26/27 (1995/1996), S. 454–465.

Benzenhöfer, Udo: Nürnberger Ärzteprozeß. Die Auswahl der Angeklagten. In: Deutsches Ärzteblatt 93 (1996), S. A 2929–2931.

Benzenhöfer, Udo: Israel. Diskussion über die passive Euthanasie. In: Deutsches Ärzteblatt 94 (1997a), S. B-1183.

Benzenhöfer, Udo: Der „gute Tod". Zur Begriffsgeschichte der Euthanasie in der Antike. In: Münchener Medizinische Wochenschrift 139 (1997b), S. 760–763.

Benzenhöfer, Udo: „Kindereuthanasie" im Dritten Reich. Der Fall „Kind Knauer". In: Deutsches Ärzteblatt 95 (1998a), S. B-954 f.

Benzenhöfer, Udo: Zulässigkeit von „Sterbehilfe" bei noch nicht Sterbenden. In: Niedersächsisches Ärzteblatt 71 (1998b), Heft 9, S. 2–5.

Benzenhöfer, Udo: „Das Recht auf den Tod": Bemerkungen zu einer Schrift von Adolf Jost aus dem Jahre 1895. In: Recht & Psychiatrie 16 (1998 c), S. 198–201.

Benzenhöfer, Udo und Karin Finsterbusch: Moraltheologie pro „NS-Euthanasie". Studien zu einem „Gutachten" (1940) von Prof. Joseph Mayer mit Edition des Textes. Hannover 1998.

Bernsmann, Klaus: Der Umgang mit irreversibel bewußtlosen Personen und das Strafrecht. In: Zeitschrift für Rechtspolitik 29 (1996), S. 87–92.

Binding, Karl: Rechtliche Ausführung. In: Binding, Karl, Alfred Hoche: Die Freigabe der Vernichtung lebensunwerten Lebens. Ihr Maß und ihre Form. Leipzig 1920, S. 3–41.

Bönisch, Georg und Hans Leyendecker: Das Geschäft mit der Sterbehilfe. Göttingen 1993.

Börner, Wilhelm: Euthanasie. Eine Erwiderung. In: Das monistische Jahrhundert 2 (1913), S. 249–254.

Bozi, Alfred: Euthanasie und Recht. In: Das monistische Jahrhundert 2 (1913), S. 576–580.

Braune, A.: Euthanasie und Arzt. In: Das monistische Jahrhundert 2 (1913), S. 871–873.

Bresler, Johannes: Karl Bindings „letzte Tat für die leidende Menschheit". In: Psychiatrisch-neurologische Wochenschrift 22 (1920/21), S. 289f.

Brovins, Joan und Thomas Oehmke: Dr. Jack Kevorkian's RX: Death. Hollywood 1993.

Bruns, Theo, Ulla Penselin und Udo Sierck (Hrsg.): Tödliche Ethik. Beiträge gegen Eugenik und „Euthanasie". Hamburg 1990.

Bundesärztekammer: Grundsätze zur ärztlichen Sterbebegleitung. In: Deutsches Ärzteblatt 95 (1998), S. B-1852f.

Bundesärztekammer: Richtlinien für die ärztliche Sterbebegleitung. In: Deutsches Ärzteblatt 90 (1993), S. B-1791f.

Bundesärztekammer: Richtlinien für die Sterbehilfe. In: Deutsches Ärzteblatt 76 (1979), S. 957–960.

Carrick, Paul: Medical Ethics in Antiquity. Philosophical Perspectives on Abortion and Euthanasia. Dordrecht 1985.

Catel, Werner: Grenzsituationen des Lebens. Beitrag zum Problem der begrenzten Euthanasie. Nürnberg 1962.

Cicero: Atticus-Briefe. Lateinisch–deutsch. Ed. Helmut Kasten. München 1959.

Cicero: Letters to Atticus. Edited by D. R. Shackleton Bailey. Vol. VI 44 B.C. 355–426 (Books XIV–XVI). Cambridge 1967.

Clark, Ronald W.: Charles Darwin: Biographie eines Mannes und einer Idee. Frankfurt am Main 1990.

Darwin, Charles: Die Abstammung des Menschen. Übersetzt von Heinrich Schmidt. Mit einer Einführung von Christian Vogel. 4. Auflage. Stuttgart 1982.

Deichgräber, Karl: Der Hippokratische Eid. 3. Auflage. Stuttgart 1972.

Deichmann, Marco: Vormundschaftsgerichtlich genehmigtes Töten durch Unterlassen? Monatsschrift für Deutsches Recht 49 (1995), S. 983–985.

Delden, Johannes J. M. van, Loes Pijnenborg, Paul J. van der Maas: The Remmelink Study. Two Years Later. In: Hastings Center Report 23 (1993), Heft 6, S. 24–27.

Deutscher Bundestag, Stenographisches Protokoll über die 51. Sitzung des Rechtsausschusses am Mittwoch, dem 15. Mai 1985 (Protokoll Nr. 51, 10. Wahlperiode). Maschinenschriftlich [Bonn 1985].

Diogenes Laertius: Leben und Meinungen berühmter Philosophen. Buch I–X. Aus dem Griechischen übersetzt von Otto Apelt. Unter Mitarbeit von Hans Günther Zekl neu herausgegeben [...] von Klaus Reich. Zwei Bände. 2. Auflage. Hamburg 1967.

Ditfurth, Hoimar von: Mord soll Mord genannt werden. Werner Catels fragwürdige Argumentation im Falle der Euthanasie. In: Die Zeit Nr. 30, 27. 7. 1962, S. 13.

Dodegge, Georg: Die Entwicklung des Betreuungsrechts bis Anfang Juni 1997. In: Neue Juristische Wochenschrift 50 (1997), S. 2425–2437.

Dörner, Klaus: Hält der BGH die „Freigabe der Vernichtung lebensunwerten Lebens" wieder für diskutabel? Überlegungen zum Urteil des BGH vom 13.9.1994. In: Zeitschrift für Rechtspolitik 29 (1996), S. 93–96.

Dreßen, Willi: Mord, Totschlag, Verbotsirrtum. Zum Wandel der bundesrepublikanischen Rechtsprechung in NS-"Euthanasie"-Prozessen. In: Hamann, Matthias und Hans Asbeck (Hrsg.): Halbierte Vernunft und totale Medizin. Zu Grundlagen, Realgeschichte und Fortwirkungen der Psychiatrie im Nationalsozialismus. Berlin, Göttingen 1997, S. 179–197.

Dyer, Clare: [News] Rheumatologist convicted of attempted murder. In: British Medical Journal 305 (1992a), S. 731.

Dyer, Clare: [News] High Court to rule on right to die case. In: British Medical Journal 305 (1992b), S. 732.

Dyer, Clare: [News] Law lords rule that Tony Bland does not create precedent. In: British Medical Journal 306 (1993), S. 413 f.

Ebbinghaus, Angelika und Gerd Preissler: Die Ermordung psychisch kranker Menschen in der Sowjetunion. Dokumentation. In: Aussonderung und Tod. Die klinische Hinrichtung der Unbrauchbaren, hrsg. vom Verein zur Erforschung der nationalsozialistischen Gesundheits- und Sozialpolitik. 2. Auflage. Berlin 1987, S. 75–107.

Edelstein, Ludwig: Ancient Medicine. Selected Papers. Edited by Owsei Temkin and C. Lilian Temkin. Baltimore 1967.

Edelstein, Ludwig: Der hippokratische Eid. Zürich, Stuttgart 1969.

Edmonds, John Maxwell (Hrsg.): The Fragments of the Attic Comedy after Meineke, Bergk, and Kock. Vol. III A/B. Leiden 1961.

Eisenbart, Bettina: Patienten-Testament und Stellvertretung in Gesundheitsangelegenheiten. Alternativen zur Verwirklichung der Selbstbestimmung im Vorfeld des Todes. Baden-Baden 1998.

Engels, Eve-Marie: Biologische Ideen von Evolution im 19. Jahrhundert und ihre Leitfunktionen. Eine Einleitung. In: dies. (Hrsg.): Die Rezeption von Evolutionstheorien im 19. Jahrhundert. Frankfurt am Main 1995, S. 13–66.

Entscheidungen des Bundesgerichtshofes in Strafsachen Bd. 32. Köln, Berlin 1984.

Entscheidungen des Bundesgerichtshofes in Strafsachen Bd. 40. Köln, Berlin 1995.

Erklärung der Kongregation für die Glaubenslehre zur Euthanasie. 5. Mai 1980 [deutsche Fassung], hrsg. vom Sekretariat der Deutschen Bischofskonferenz. Bonn 1980.

Faulstich, Heinz: Hungersterben in der Psychiatrie 1914–1949. Mit einer Topographie der NS-Psychiatrie. Freiburg i. Br. 1998.

Faulstich, Heinz: Von der Irrenfürsorge zur „Euthanasie". Geschichte der badischen Psychiatrie bis 1945. Freiburg im Breisgau 1993.

Fichtner, Gerhard: Die Euthanasiediskussion in der Zeit der Weimarer Republik. In: Eser, Albin (Hrsg.): Suizid und Euthanasie als human- und sozialwissenschaftliches Problem. Stuttgart 1976, S. 24–40.

Flavius Josephus: Jewish Antiquities [mit dem griechischen Text]. London 1951.

Flavius Josephus: Jüdische Altertümer. Übersetzt und mit Einleitung und Anmerkungen versehen von Heinrich Clementz. Bd. I/II [Erstausgabe um 1900]. 11. Auflage. Wiesbaden 1993.

Fletcher, Joseph: Morals and Medicine. The Moral Problems of the Patient's Right to Know the Truth, Contraception, Artificial Insemination, Sterilization, Euthanasia. Princeton/New Jersey 1954

Frankfurt, Oberlandesgericht, Beschluß vom 15. 7. 1998 (20 W 224/98).

Friedlander, Henry: Der Weg zum NS-Genozid. Von der Euthanasie zur Endlösung. Berlin 1997.

Fye, W. Bruce: Active Euthanasia. An Historical Survey of its Conceptual Origins and Introduction into Medical Thought. In: Bulletin of the History of Medicine 52 (1979), S. 492–502.

Gerkan, Roland: Euthanasie. In: Das monistische Jahrhundert 2 (1913), S. 169–173.

Gleispach, W. Graf von: Tötung. In: Gürtner, Franz (Hrsg.): Das kommende deutsche Strafrecht. Besonderer Teil. Bericht der amtlichen Strafrechtskommission. Berlin 1935, S. 254–266.

Gleispach, W. Graf von: Tötung. In: Gürtner, Franz (Hrsg.): Das kommende deutsche Strafrecht. Besonderer Teil. Bericht der amtlichen Strafrechtskommission. 2. Auflage. Berlin 1936, S. 371–388.

Gomez, Carlos F.: Regulating Death. Euthanasia and the Case of the Netherlands. New York 1991.

Gordijn, Bert: Euthanasie: strafbar und doch zugestanden? Die niederländische Duldungspolitik in Sachen Euthanasie. In: Ethik in der Medizin 10 (1998), S. 12–25.

Görgemanns, Herwig: Platon. Heidelberg 1994.

Gourevitch, Danielle: Suicide among the sick in classical antiquity. In: Bulletin of the History of Medicine 43 (1969), S. 501–518.

Graeser, Andreas: Die Philosophie der Antike 2. Sophistik und Sokratik, Plato und Aristoteles. München 1983.

Grubbe, Peter: Sterbehilfe. 200 Milligramm Morphium in die Vene. In: Stern, 15. 2. 1973, S. 126–128.

Gruchmann, Lothar: Justiz im Dritten Reich 1933–1940. Anpassung und Unterwerfung in der Ära Gürtner. München 1988.

Grünewald, Hans Isaak: Jüdische Wertung der Euthanasie. In: Hiersche, Hans-Dieter (Hrsg.): Euthanasie. Probleme der Sterbehilfe. Eine interdisziplinäre Stellungnahme. München, Zürich 1975, S. 37–51.

Haasnoot, K.J.P.: Entwicklung und Handhabung der aktiven Sterbehilfe in den Niederlanden. In: Europa gegen Euthanasie. Dokumentation einer Initiativ-Veranstaltung am 9. Mai 1996 in Bonn. Bonn 1996, S. 7–16.

Hackethal, Julius: Humanes Leben bis zuletzt. Für ein Selbstbestimmungsrecht des Patienten. Bergisch-Gladbach 1995.

Haeckel, Ernst: Die Lebenswunder. Gemeinverständliche Studien über Biologische Philosophie. Ergänzungsband zu dem Buche über die Welträthsel. Stuttgart 1904.

Haeckel, Ernst: Natürliche Schöpfungsgeschichte. Berlin 1868.

Haeckel, Ernst: Natürliche Schöpfungsgeschichte. Zweite, verbesserte und vermehrte Auflage. Berlin 1870.

Haffner, Sebastian: Ein Recht auf den Tod. In: Stern, 15. 2. 1973, S. 128.

Hamann, Matthias: Die Morde an polnischen und sowjetischen Zwangsarbeitern in deutschen Anstalten. In: Aussonderung und Tod. Die klinische Hinrichtung der Unbrauchbaren, hrsg. vom Verein zur Erforschung der nationalsozialistischen Gesundheits- und Sozialpolitik. 2. Auflage. Berlin 1987, S. 121–187.

Hannover, Staatsanwaltschaft, 2 Js 237/56: Vorermittlungsakten gegen Werner Catel.

Hegselmann, Rainer und Reinhard Merkel (Hrsg.): Zur Debatte über Euthanasie. Beiträge und Stellungnahmen. Frankfurt am Main 1991.

Heinrich, Hans Peter: Thomas Morus. 12.–14. Tausend. Reinbek bei Hamburg 1991.

Hemleben, Johannes: Darwin. 12. Auflage. Reinbek bei Hamburg 1996.

Henkelmann, Thomas: Viktor von Weizsäcker (1886–1957). Materialien zu Leben und Werk. Berlin, Heidelberg, New York 1986.

Henle, Franz: [Erwiderung auf Börner]. In: Das monistische Jahrhundert 2 (1913), S. 309–311.

Heyde-Anklageschrift [1959]: Generalstaatsanwaltschaft Frankfurt Js 17/59 (Expl.: Zentrale Stelle der Landesjustizverwaltungen Ludwigsburg).

Hiersche, Hans-Dieter: [Referat]. In: Verhandlungen des 56. Deutschen Juristentages Berlin 1986. Band II: Sitzungsberichte. München 1986, S. M 7-28.

Hilschenz, Eva: Die Sterbehilfe (Euthanasie). Diss. jur. Marburg 1936.

Hippokrates: Schriften. Übersetzt und […] herausgegeben von Hans Diller. Reinbek bei Hamburg 1962.

Hoche, Alfred: Ärztliche Bemerkungen. In: Binding, Karl und Alfred Hoche: Die Freigabe der Vernichtung lebensunwerten Lebens. Ihr Maß und ihre Form. Leipzig 1920, S. 43–62.

Hoffmann, Christoph: Der Inhalt des Begriffes ‚Euthanasie‘ im 19. Jahrhundert und seine Wandlung in der Zeit bis 1920. Berlin 1969.

Hossenfelder, Malte: Die Philosophie der Antike 3. Stoa, Epikureimus und Skepsis. München 1985.

Hufeland, Christoph Wilhelm: Die Verhältnisse des Arztes. In: Neues Journal der practischen Arzneikunde und Wundarzneiwissenschaft Bd. 16, 3. Stück (1806), S. 5–36.

Hufeland, Christoph Wilhelm: Makrobiotik oder die Kunst, das menschliche Leben zu verlängern. Hrsg. von Rolf Brück. Frankfurt am Main 1984.

Husebo, Stein und Eberhard Klaschik: Palliativmedizin. Berlin, Heidelberg 1998.

Jakobovits, Immanuel: Jewish Medical Ethics. 2. Ausgabe. New York 1975.

Jost, Adolf.: Das Recht auf den Tod. Sociale Studie. Göttingen 1895.

Jütte, Robert: Griechenland und Rom. Bevölkerungspolitik, Hippokratischer Eid und antikes Recht. In: ders. (Hrsg.): Geschichte der Abtreibung. Von der Antike bis zur Gegenwart. München 1993, S. 27–43.

Kaiser, Jochen-Christoph, Kurt Nowak, Michael Schwartz (Hrsg.): Eugenik, Sterilisation, „Euthanasie". Politische Biologie in Deutschland 1895–1945. Berlin 1992.

Kaminsky, Uwe: Zwangssterilisationen und „Euthanasie" im Rheinland. Köln 1995.

Kaßler, [?]: Das Recht auf Sterbehilfe (Euthanasie). In: Deutsche Juristenzeitung 20 (1915), S. 203 f.

Kayser, Godehard: Rechtsprechungsübersicht zum Betreuungsrecht. In: Praxis der Freiwilligen Gerichtsbarkeit 1 (1995), S. 173–177.

Kempten, Landgericht, Urteil vom 25. 5. 1995 (2 Ks 13 Js 13155/93).

Kerrl, Hans (Hrsg.): Nationalsozialistisches Strafrecht. Denkschrift des Preußischen Justizministers. Berlin 1933.

Kingman, Sharon: [News] Lords reject legalisation of euthanasia. In: British Medical Journal 308 (1994), S. 553 f.

Kissane David W., Annette Street, Philip Nitschke: Seven Deaths in Darwin: Case Studies under the Rights of the Terminally Ill Act, Northern Territory, Australia. In: The Lancet 353 (1998), S. 1097–1102.

Klee, Ernst: „Euthanasie" im NS-Staat. Die „Vernichtung lebensunwerten Lebens". Frankfurt am Main 1983.

Klee, Ernst: Was sie taten – Was sie wurden. Ärzte, Juristen und andere Beteiligte am Kranken- oder Judenmord. Frankfurt am Main 1986.

Klee, Ernst: Durch Zyankali erlöst. Sterbehilfe und Euthanasie heute. Frankfurt am Main 1990.

Klinkhammer, Gisela: Sterbehilfe in den Niederlanden. Euthanasie-Gesetzgebung vor der Erweiterung? In: Deutsches Ärzteblatt 92 (1995), S. B-2160.

Klohss, Karl Ludwig: Die Euthanasie oder die Kunst den Tod zu erleichtern. Berlin 1835.

Knaape, Hans-Hinrich: Kinderpsychiatrie und Euthanasie in Görden und Brandenburg. In: „Eugenik" und „Euthanasie" im sogenannten „Dritten Reich". Fachtagung des Diakonischen Werks der Ev. Kirchen in der DDR 28. 10.–1. 11. 1989 Hoffnungstaler Anstalten Lobetal (unveröffentlichtes Typoskript, o.O., 1990), S. 7–17.

Koch, Gerhard: Euthanasie. Sterbehilfe. Eine dokumentierte [!] Bibliographie. 2. unveränderte Auflage. Erlangen 1990

Koch, Hans-Georg: [Landesbericht] Bundesrepublik Deutschland. In: Materialien zur Sterbehilfe. Eine internationale Dokumentation, hrsg. von Albin Eser und Hans-Georg Koch. Freiburg im Breisgau 1991, S. 31–194.

Körtner, Ulrich H.J.: Bedenken, daß wir sterben müssen. Sterben und Tod in Theologie und medizinischer Ethik. München 1996.

Koop, Everett C.: The Case of Karen Quinlan [Erstdruck: 1976]. In: Baird, Robert M. und Stuart E. Rosenbaum (Hrsg.): Euthanasia. The Moral Issues. Buffalo 1989, S. 35–43.

Krannich, H.-W. und R. Heyde: „Statt rechtlicher Perfektion ärztliche Freiräume ausfüllen". Juristischer Rat in medizinischen Grenzsituationen. In: Niedersächsisches Ärzteblatt 71 (1998), Heft 6, S. 14–17.

Krohn, Wolfgang: Francis Bacon. München 1987.

Kudlien, Fridolf: Der antike Arzt vor der Frage des Todes. In: Der Grenzbereich zwischen Leben und Tod. Vorträge, gehalten auf der Tagung der Joachim-Jungius-Gesellschaft der Wissenschaften, Hamburg, am 9. und 10. Oktober 1975. Göttingen 1976, S. 68–81.

Kuhlmann, Andreas: Sterbehilfe. Reinbek bei Hamburg 1995.

Kuhse, Helga: Die ‚Heiligkeit des Lebens' in der Medizin. Eine philosophische Kritik. Erlangen 1994.

Küng, Hans: Menschenwürdig sterben. In: Jens, Walter und Hans Küng (Hrsg.): Menschenwürdig sterben. Ein Plädoyer für Selbstverantwortung. München 1995, S. 13–85.

Lampe, Dirk: Die Beiträge des Arztes Ewald Meltzer (Großhennersdorf) zur Debatte um Sterilisierung und Euthanasie (ca. 1914–1939). Diss. med. Hannover 1998.

Lecky, William Edward Hartpole: Sittengeschichte Europas von Augustus bis auf Karl den Grossen. Nach der zweiten verbesserten Auflage [...] übersetzt von H. Jolowicz. Bd. 2. Leipzig und Heidelberg 1871.

Lichtenthaeler, Charles: Der Eid des Hippokrates. Ursprung und Bedeutung. XII. Hippokratische Studie. Köln 1984.

Link, Stefan: Der Kosmos Sparta. Recht und Sitte in klassischer Zeit. Darmstadt 1994.

Löbsack, Theo: „Töten Sie mich, sonst sind Sie mein Mörder". In: „Die Zeit", 16. Februar 1973, S. 57 f.

Lohmann, Thomas: Euthanasie in der Diskussion. Zu Beiträgen aus Medizin und Theologie seit 1945. Düsseldorf 1975.

Maas, Paul J. van der, Johannes J. M. van Delden, Loes Pijnenborg, Caspar W. N. Looman: Euthanasia and other medical decisions concerning the end of life. In: The Lancet 338 (1991), S. 669–674.

Maas, Paul J. van der, Gerrit van der Wal, Ilinka Haverkate, [...] Dick L. Willems: Euthanasia, Physician-Assisted Suicide, and Other Medical Practices Involving the End of Life in the Netherlands, 1990–1995. In: The New England Journal of Medicine 335 (1996), S. 1699–1705.

Mansfeld, Jaap (Hrsg.): Die Vorsokratiker. Bd. I: Milesier, Pythagoreer, Xenophanes, Heraklit, Parmenides. Griechisch/deutsch. Stuttgart 1988.

Meineke, August (Hrsg.): Fragmenta Comicorum Graecorum. Vol. II: Fragmenta Poetarum Comoediae Antiquae Pars I. Berlin 1839 [Reprint Berlin 1970].

Meltzer, Ewald: Das Problem der Abkürzung „lebensunwerten" Lebens. Halle 1925.

Menander: Die Komödien und Fragmente. Eingeleitet und übertragen von Günther Goldschmidt. Zürich 1949.

Merkel, Reinhard: Tödlicher Behandlungsabbruch und mutmaßliche Einwilligung bei Patienten im apallischen Syndrom. In: Zeitschrift für die gesamte Strafrechtswissenschaft 107 (1995), S. 545–575.

Mitscherlich, Alexander und Fred Mielke (Hrsg.): Das Diktat der Menschenverachtung. Heidelberg 1947.

Möllering, Jürgen: Schutz des Lebens – Recht auf Sterben. Zur rechtlichen Problematik der Euthanasie. Stuttgart 1977.

More, Thomas: Utopia. in: ders.: The Complete Works. Bd. 4. Hrsg. von Edward Surtz und J. H. Hexter. New Haven, London 1965.

Morus, Thomas: Utopia. In: Der utopische Staat: Morus – Utopia. Campanella – Sonnenstaat. Bacon – Neu-Atlantis. Übersetzt und [...] herausgegeben von Klaus J. Heinisch. 109.–111. Tausend. Reinbek bei Hamburg 1991.

Multi-Society Task Force on PVS: Medical Aspects of the Persistent Vegetative State. Two Parts. In: New England Journal of Medicine 330 (1994), S. 1499–1508 und S. 1572–1579.

Nacimiento, Wilhelm: Das apallische Syndrom. Diagnose, Prognose und ethische Probleme. In: Deutsches Ärzteblatt 94 (1997), S. B 529–533.

Nietzsche, Friedrich: Die fröhliche Wissenschaft. In: ders.: Morgenröte. Idyllen aus Messina. Die fröhliche Wissenschaft. Kritische Studienausgabe, hrsg. von Giorgio Colli und Mazzino Montinari, Bd. 3. München und Berlin/New York 1988, S. 343–651.

Nietzsche, Friedrich: Also sprach Zarathustra I–IV. Kritische Studienausgabe, hrsg. von Giorgio Colli und Mazzino Montinari, Bd. 4. München und Berlin/New York 1988.

Nietzsche, Friedrich: Götzen-Dämmerung. In: ders.: Der Fall Wagner. Götzen-Dämmerung. Der Antichrist. Ecce homo. Dionysos-Dithyramben. Nietzsche contra Wagner. Kritische Studienausgabe, hrsg. von Giorgio Colli und Mazzino Montinari, Bd. 6. München und Berlin/New York 1988, S. 55–161.

Nipperdey, Thomas: Reform, Revolution, Utopie. Studien zum 16. Jahrhundert. Göttingen 1975.

Nowak, Kurt: „Euthanasie" und Sterilisierung im Dritten Reich. Göttingen 1977.

Ostwald, Wilhelm: [Einleitung zu] Gerkan, Roland: Euthanasie. In: Das monistische Jahrhundert 2 (1913), S. 169.

Ostwald, Wilhelm: [Epilog zu] Gerkan, Roland: Euthanasie. In: Das monistische Jahrhundert 2 (1913), S. 173f.

Ostwald, Wilhelm: Euthanasie. In: Das monistische Jahrhundert 2 (1913), S. 335–341.

Otlowski, Margaret: Voluntary Euthanasia and the Common Law. Oxford 1997.

Otto, Harro: Recht auf den eigenen Tod? Strafrecht im Spannungsverhältnis zwischen Lebenserhaltungspflicht und Selbstbestimmung. Gutachten D. In: Verhandlungen des 56. Deutschen Juristentages Berlin 1986. Band I: Gutachten. München 1986, S. D 1–109.

Paradys, Nicolaus: Rede […] über das, was die Arzneywissenschaft vermag, den Tod leicht und schmerzlos zu machen, bey Gelegenheit seines Abschieds von dem akademischen Prorectorat gehalten den 8. Februar 1794. Aus dem Lateinischen übersetzt von Johann Georg Klees. In: Neues Magazin für Aerzte Bd. 18, 6. Stück (1796), S. 560–572.

Penselin, Cora: Bemerkungen zu den Vorwürfen, Viktor von Weizsäcker sei in die nationalsozialistische Vernichtungspolitik verstrickt gewesen. In: Benzenhöfer, Udo (Hrsg.): Anthropologische Medizin und Sozialmedizin im Werk Viktor von Weizsäckers. Frankfurt am Main 1994, S. 123–137.

Peter, Jürgen: Der Nürnberger Ärzteprozeß im Spiegel seiner Aufarbeitung anhand der drei Dokumentensammlungen von Alexander Mitscherlich und Fred Mielke. Münster, Hamburg 1994.

Philo von Alexandria: Opera quae supersunt. Edidit Leopold Cohn. Vol. I. Berlin 1896.

Philo von Alexandria: Über die Geburt Abels und die Opfer, die er und sein Bruder Kain darbringen. In: ders.: Die Werke in deutscher Übersetzung, hrsg. von Leopold Cohn, Isaak Heinemann, Maximilian Adler und Willy

Theiler. Bd. III. 2. Auflage. Berlin 1962 [Nachdruck der Ausgabe Breslau 1919].

Platen-Hallermund, Alice: Die Tötung Geisteskranker in Deutschland. Aus der deutschen Ärztekommission beim Amerikanischen Militärgericht. 2. Auflage. Reprint der Erstausgabe von 1948. Bonn 1993.

Platon: Werke in acht Bänden. Griechisch und deutsch, hrsg. von Gunther Eigler, Bd. 4: Politeia. Der Staat. Bearbeitet von Dietrich Kurz. Griechischer Text von Émile Chambry, deutsche Übersetzung von Friedrich Schleiermacher. Darmstadt 1971.

Platon: Werke in acht Bänden. Griechisch und deutsch, hrsg. von Gunther Eigler, Bd. 3: Phaidon. Das Gastmahl. Kratylos. Bearbeitet von Dietrich Kurz. Griechischer Text von Léon Robin und Louis Méridier, deutsche Übersetzung von Friedrich Schleiermacher. Darmstadt 1974.

Platon: Werke in acht Bänden. Griechisch und deutsch, hrsg. von Gunther Eigler, Bd. 8: Teil 2. Nomoi 7–12. Gesetze Buch 7–12. Minos. Bearbeitet von Klaus Schöpsdau. Griechischer Text von Auguste Diès und Joseph Souilhé, deutsche Übersetzung von Klaus Schöpsdau und Hieronymus Müller. Darmstadt 1977.

Platon: Der Staat (Politeia). Übersetzt und herausgegeben von Karl Vretska. Stuttgart 1991.

Ploetz, Alfred: Die Tüchtigkeit unsrer Rasse und der Schutz der Schwachen. Ein Versuch über Rassenhygiene und ihr Verhältniss zu den humanen Idealen, besonders zum Socialismus. Berlin 1895.

Plutarch: Ausgewählte Biographien. Deutsch von Eduard Eyth. Bd. 6. Berlin-Schöneberg o.J.

Polybios: Geschichte. Gesamtausgabe in zwei Bänden. Eingeleitet und übertragen von Hans Drexler. Zürich 1961, S. 452.

Polybios: Historiae. Vol. II. Libri IV–VIII. Editionem a Ludovico Dindorfio curatam retractavit Theodorus Buettner-Wobst. Leipzig 1889 [Reprint Stuttgart 1962].

Potthoff, Thomas: Euthanasie in der Antike. Diss. med. Münster 1982.

Quirk, Patrick: Euthanasia in the Commonwealth of Australia. In: Issues in Law and Medicine 13 (1998), S. 425–446.

Rachels, James: Aktive und passive Sterbehilfe [Erstdruck: 1975]. In: Sass, Hans-Martin (Hrsg.): Medizin und Ethik. Stuttgart 1989, S. 254–264.

Reichsausschußkinder. Eine Dokumentation. In: Aly, Götz (Hrsg.): Aktion T 4 1939–1945. Die „Euthanasie"-Zentrale in der Tiergartenstraße 4. Berlin 1987, S. 121–135.

Reil, Johann Christian: Entwurf einer allgemeinen Therapie. Halle 1816.

Ries, Wiebrecht: Nietzsche zur Einführung. 5. überarbeitete Neuausgabe. Hamburg 1995.

Rieß, Volker: Die Anfänge der Vernichtung „lebensunwerten Lebens" in den Reichsgauen Danzig-Westpreußen und Wartheland 1939/40. Frankfurt am Main 1995.

Roberts, Carolyn S. und Martha Gorman: Euthanasia. A Reference Handbook. Santa Barbara 1996.

Röd, Wolfgang: Die Philosophie der Antike 1. Von Thales bis Demokrit. 2. Auflage. München 1988, S. 53–80 und S. 221–225.

Rost, Karl Ludwig: Sterilisation und Euthanasie im Film des „Dritten Reiches". Nationalsozialistische Propaganda in ihrer Beziehung zu rassenhygienischen Maßnahmen des NS-Staates. Husum: Matthiesen 1987.

Roth, Karl Heinz und Götz Aly: Das „Gesetz über die Sterbehilfe bei unheilbar Kranken". In: Roth, Karl Heinz (Hrsg.): Erfassung zur Vernichtung. Von der Sozialhygiene zum „Gesetz über Sterbehilfe". Berlin 1984, S. 101–179.

Saenger, H.: [Artikel] Selbstmord. In: Die Religion in Geschichte und Gegenwart. Handwörterbuch für Theologie und Religionswissenschaft. 3., völlig neu bearbeitete Auflage. Bd. 5. Tübingen 1961, Sp. 1675–1679.

Samuel, [?]: [Artikel] Euthanasie. In: Real-Encyclopädie der gesammten Heilkunde. Bd. 5. Wien, Leipzig 1886, S. 640 f.

Sandmann, Jürgen: Der Bruch mit der humanitären Tradition. Die Biologisierung der Ethik bei Ernst Haeckel und anderen Darwinisten seiner Zeit. Stuttgart, New York 1990.

Sandmann, Jürgen: Ernst Haeckels Entwicklungslehre als Teil seiner biologistischen Weltanschauung. In: Engels, Eve-Marie (Hrsg.): Die Rezeption von Evolutionstheorien im 19. Jahrhundert. Frankfurt am Main 1995, S. 326–346.

Schellong, Sebastian: Künstliche Beatmung. Strukturgeschichte eines ethischen Dilemmas. Stuttgart, New York 1990.

Schimmelpenning, G.W.: Alfred Erich Hoche (1865–1943). In: Nervenärzte. Biographien. Herausgegeben von Hans Schliack und Hanns Hippius. Stuttgart, New York 1998, S. 21–29.

Schlechta, Karl: Der Trend des Biologismus zur Weltanschauung im 19. Jahrhundert. In: Mann, Gunter (Hrsg.): Biologismus im 19. Jahrhundert. Stuttgart 1973, S. 1–9.

Schönke, Adolf: Strafgesetzbuch. Kommentar. 4., neubearbeitete Auflage. Freiburg i. Br. 1949.

Schmuhl, Hans-Walter: Rassenhygiene, Nationalsozialismus, Euthanasie. Von der Verhütung zur Vernichtung „lebensunwerten Lebens", 1895–1945. 2. Auflage. Göttingen 1992.

Schreiber, Hermann: Das gute Ende. Wider die Abschaffung des Todes. Reinbek bei Hamburg 1997.

Schultz, Ulrich: Dichtkunst, Heilkunst, Forschung: Der Kinderarzt Werner Catel. In: Reform und Gewissen. „Euthanasie" im Dienst des Fortschritts, hrsg. vom Verein zur Erforschung der nationalsozialistischen Gesundheits- und Sozialpolitik. Berlin 1985, S. 107–124.

Schulz, Zacharias Philippus: De Euthanasia Medica, Vom Leichten Todt. Halle, Magdeburg 1735.

Schungel, Wilfried: Alexander Tille (1866–1912). Leben und Ideen eines Sozialdarwinisten. Husum 1980.

Schweizerische Akademie der Medizinischen Wissenschaften (Hrsg.): Richtlinien für die Sterbehilfe. Basel 1976.

Seneca: Trostschrift an Marcia. In: ders.: Philosophische Schriften. Lateinisch und deutsch. Bd. 1. Dialoge I–VI. Übersetzt, eingeleitet und mit Anmerkungen versehen von Manfred Rosenbach. Darmstadt 1980.

Seneca: Über die Kürze des Lebens. In: ders.: Philosophische Schriften. Lateinisch und deutsch. Bd. 2. Dialoge VII–XII. Übersetzt, eingeleitet und mit Anmerkungen versehen von Manfred Rosenbach. Darmstadt 1983.

Seneca: An Lucilius, Briefe über Ethik 70–124, [125]. In: ders.: Philosophische Schriften. Lateinisch und deutsch. Bd. 4. Übersetzt, eingeleitet und mit Anmerkungen versehen von Manfred Rosenbach. 2. durchgesehene Auflage. Darmstadt 1987.

Sigerist, Henry E.: Anfänge der Medizin. Von der primitiven und archaischen Medizin bis zum Goldenen Zeitalter in Griechenland. Zürich 1963.

Singer, Peter: Praktische Ethik. Stuttgart 1984.

Singer, Peter: Praktische Ethik. Neuausgabe 1994.

Sluis, I. van der: The Movement for Euthanasia 1875–1975. In: Janus 66 (1979), S. 131–172.

Steinberg, Avraham: The Terminally Ill – Secular and Jewish Ethical Aspects. In: Israel Journal of Medical Science 30 (1994), S. 130–135.

Stemberger, Günther: Geschichte der jüdischen Literatur. Eine Einführung. München 1977.

Stemberger, Günther: Das klassische Judentum. Kultur und Geschichte der rabbinischen Zeit (70 n. Chr. bis 1040 n. Chr.). München 1979.

Stemberger, Günther: Einleitung in Talmud und Midrasch. 8. Auflage, München 1992.

Sternbuch, Josua: Medizinische Ethik im Judentum am Beispiel der Euthanasie. Diss. med. Zürich 1980.

Strabo: Erdbeschreibung in siebzehn Büchern. Verdeutscht von Christoph Gottlieb Groskurd. Teil 2: Buch VIII–XIII. Berlin 1831 [Reprint: Hildesheim, Zürich, New York 1988].

Strafgesetzbuch und Nebengesetze. Erläutert von Herbert Tröndle. 48. Auflage. München 1997.

Sueton: Opera Vol. I: De vita caesarum libri VIII. Recensuit Maximilianus Ihm [Reprographischer Nachdruck der Ausgabe von 1908]. Stuttgart 1978.

Sueton: Caesarenleben. Übertragen und erläutert von Max Heinemann. Mit einer Einleitung von Rudolf Till. 7. Auflage, im Rahmenteil bearbeitet von Reinhard Häussler. Stuttgart 1986.

Süssmuth, Hans: Studien zur Utopia des Thomas Morus. Ein Beitrag zur Geistesgeschichte des 16. Jahrhunderts. Münster 1967.

Surtz, Edward L.: The Praise of Wisdom. A Commentary on the Religious and Moral Problems and Backgrounds of St. Thomas More's Utopia. Chicago 1957.

Tacitus: Annalen. Lateinisch und deutsch. Herausgegeben von Erich Heller. Zürich und München 1982.

Thielicke, Helmut: Ethische Fragen der modernen Medizin. Mit besonderer Berücksichtigung der künstlichen Lebensverlängerung und der Organtransplantation. In: Langenbecks Archiv für klinische Chirurgie 321 (1968), S. 1–34.

Thomas von Aquin: Summe der Theologie. Zusammengefaßt, eingeleitet und erläutert von Joseph Bernhart. Dritter Band: Der Mensch und das Heil. 3. durchgesehene und verbesserte Auflage. Stuttgart 1985

[Tille, Alexander]: Volksdienst. Von einem Sozialaristokraten. Berlin und Leipzig 1893.

Tille, Alexander: Von Darwin bis Nietzsche. Ein Buch Entwicklungsethik. Leipzig 1895.

Timmermann: Das Thema Sterbehilfe in Thomas Morus' „Utopia". Bochum 1993.

Tolmein, Oliver: Tödliches Mitleid. Kritische Anmerkungen zum Urteil des Bundesgerichtshofes im „Kemptener Fall". In: Kritische Justiz 29 (1996), S. 510–524.

Triepel, Heinrich: [Artikel] Binding, Karl. In: Neue Deutsche Biographie. Bd. 9. Berlin 1972, S. 244f.

Tröndle, Herbert: [Referat]. In: Verhandlungen des 56. Deutschen Juristentages Berlin 1986. Band II: Sitzungsberichte. München 1986, S. M 29–53.

Uhlenbruck, Wilhelm: Die Altersvorsorge-Vollmacht als Alternative zum Patiententestament. In: Neue Juristische Wochenschrift 49 (1996), S. 1583.

Verhandlungen des 56. Deutschen Juristentages Berlin 1986. Band II: Sitzungsberichte. München 1986.

Verhandlungen des Deutschen Bundestages, 7. Wahlperiode. Stenographische Berichte Bd. 89. Bonn 1974.

Verhandlungen des Deutschen Bundestages, 7. Wahlperiode. Anlage zu den stenographischen Berichten Bd. 218. Bonn 1976.

Verhandlungen des Deutschen Bundestages, 8. Wahlperiode. Stenographische Berichte Bd. 104. Bonn 1977/1978.

Verhandlungen des Deutschen Bundestages, 8. Wahlperiode. Stenographische Berichte Bd. 106. Bonn 1978.

Wal, Gerrit van der und Robert J. M. Dillmann: Euthanasia in the Netherlands. In: British Medical Journal 308 (1994), S. 1346–1349.

Wal, Gerrit van der, Paul J. van der Maas, Jacqueline M. Bosma, [...] Piet J. Kostense: Evaluation of the Notification Procedure for Physician-Assisted Death in the Netherlands. In: The New England Journal of Medicine 335 (1996), S. 1706–1711.

Walter, Franz: Die Euthanasie und die Heiligkeit des Lebens. Die Lebensvernichtung im Dienste der Medizin und Eugenik nach christlicher und monistischer Ethik. München 1935.

Wauschkuhn, Eugen: Die Freigabe der Vernichtung lebensunwerten Lebens. In: Psychiatrisch-neurologische Wochenschrift 24 (1922/23), S. 215–217.

Weingart, Peter, Jürgen Kroll, Kurt Bayertz: Rasse, Blut und Gene. Geschichte der Eugenik und Rassenhygiene in Deutschland. Frankfurt am Main 1992.

Weißauer, Walther und Hans Wolfgang Opderbecke: Behandlungsabbruch bei unheilbarer Krankheit aus medikolegaler Sicht. In: Medizinrecht 13 (1995), S. 456–462.

Weizsäcker, Viktor von: „Euthanasie" und Menschenversuche. In: ders.: Gesammelte Schriften Bd. 7. Allgemeine Medizin. Grundfragen medizinischer Anthropologie. Frankfurt am Main 1987, S. 91–134.

Whitney, Charles: Francis Bacon. Die Begründung der Moderne. Frankfurt am Main 1989.

Wissowa, Georg: [Artikel] Aurelius Fulvus Boionius Arrius Antoninus. In: Paulys Real-Encyclopädie der classischen Alterthumswissenschaft. Bd. 2. Stuttgart 1896, Sp. 2493–2510.

Wittern, Renate: Die Unterlassung ärztlicher Hilfeleistung in der griechischen Medizin der klassischen Zeit. In: Münchner medizinische Wochenschrift 121 (1979), S. 731–734.

Wolf, Ernst: Das Problem der Euthanasie im Spiegel evangelischer Ethik. In: Zeit und Geschichte. Dankesgabe an Rudolf Bultmann zum 80. Geburtstag. Tübingen 1964, S. 685–702.

Wolfsdorf, Eugen: Euthanasie und Monismus. In: Das monistische Jahrhundert 2 (1913), S. 305–309.

Woodbine, George Edwards: [Artikel] Baldwin, Simeon Eben. In: Dictionary of American Biography Bd. 1. New York 1928, S. 544–547.

Wulf, Paul: Zwangssterilisiert. Biographische Notizen. In: Roth, Karl Heinz (Hrsg.): Erfassung zur Vernichtung. Von der Sozialhygiene zum „Gesetz über Sterbehilfe". Berlin 1984, S. 7–9.

Zielinski, D.: Anmerkung [zum Urteil des BGH im Kempten-Fall]. In: Arztrecht 30 (1995), S. 188–194.

Zimmermann, Mirjam: Geburtshilfe als Sterbehilfe. Zur Behandlungsentscheidung bei schwerstgeschädigten Neugeborenen und Frühgeborenen. Frankfurt am Main 1997.

Zimmermann-Acklin, Markus: Euthanasie. Eine theologisch-ethische Untersuchung. Freiburg, Wien 1997.

Zmarzlik, Hans-Günter: Der Sozialdarwinismus in Deutschland als geschichtliches Problem. In: Vierteljahreshefte für Zeitgeschichte 11 (1963), S. 246–273.

Personenregister

Adkins, Janet 158
Adorno, Theodor W. 66
Ahitofel 46
Alberti, Michael 70, 230
Antoninus Pius 68 f., 229
Antonius 19 f.
Apollon 29, 222
Apuleius 220
Aristophanes 15
Aristoteles 11, 24, 33 f., 223
Asklepios 29 f., 222
Atrott, Hans-Henning 189–193, 251
Atticus 19 f., 22
Augustinus 52
Augustus 20 f., 67 ff., 72, 229 f.
Aziz, Ph. 115, 237

Babad, Rabbi 45
Bacon, Francis 61, 66–72, 74, 76
Bacon, Nicholas 66
Baldwin, Simeon Eben 150, 244
Bauer, Fritz 132 f.
Beer, Max 99
Beleites, Eggert 216
Bentham, Jeremy 93, 168
Berg, Jan Hendrik van den 175
Berkenkamp, Hubert 114
Beschuetz, L. 230
Binding, Karl 54 f., 92, 95, 100–107,
  134, 234 ff.
Bland, Anthony 148 f., 243
Boeters, Gustav 235
Bohne, Gerhard 132 f.
Borchardt, [?] 106
Bormann, Albert 114
Börner, Wilhelm 99
Bouhler, Philipp 114, 120 f., 237,
  239
Brack, Viktor 114, 116, 119, 126,
  131

Brandt, Karl 112–116, 121, 125 f.,
  128, 131, 237, 239 f.
Bresler, Johannes 106
Bullar, Joseph 243

Cabet, Étienne 85
Caesar 19
Catel, Werner 115, 117, 133 f., 237,
  241
Chananja ben Teradjon 48
Cicero 19, 22
Claudius 35
Cnyrim, Heinz 114
Cox, Nigel 148, 243
Crinis, Max de 120, 122, 240
Cruzan, Nancy 154 ff.

Darwin, Charles 78–81, 84 f., 231,
  243
Deane, William 166
Dent, Bob 167
Diodorus Siculus 65
Diogenes Laertius 69
Ditfurth, Hoimar von 133 f.

Eberl, Irmfried 127, 239
Ebermayer, L. 105, 235
Eckert, Hermy 189, 191 f., 251
Eger, Salomon 48
Elster, Alexander 99, 234
Epikur 69
Epstein, Jechiel Michael 225
Erasmus von Rotterdam 66

Falk, Joschua 226
Feinstein, M. 48
Flavius Josephus 20 f.
Forel, Auguste 85
Forster, Albert 119
Frank, Hans 112